XIANDAI FUCHANKE
CHUZHI JINGYAO

现代妇产科处置精要

主编 李田 丁杰 李梦熊 冯娟 刘青 金月梅

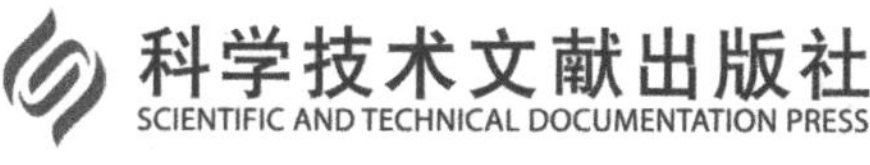

科学技术文献出版社
SCIENTIFIC AND TECHNICAL DOCUMENTATION PRESS
·北京·

图书在版编目（CIP）数据

现代妇产科处置精要 / 李田等主编. — 北京：科学技术文献出版社，2018.9
ISBN 978-7-5189-4780-5

Ⅰ. ①现… Ⅱ. ①李… Ⅲ. ①妇产科病—诊疗②妇产科病—护理 Ⅳ. ①R71
②R473.71

中国版本图书馆CIP数据核字(2018)第206007号

现代妇产科处置精要

策划编辑：曹沧晔　　责任编辑：曹沧晔　　责任校对：赵　瑗　　责任出版：张志平

出 版 者　科学技术文献出版社
地　　址　北京市复兴路15号　邮编 100038
编 务 部　(010) 58882938，58882087（传真）
发 行 部　(010) 58882868，58882870（传真）
邮 购 部　(010) 58882873
官方网址　www.stdp.com.cn
发 行 者　科学技术文献出版社发行　全国各地新华书店经销
印 刷 者　济南大地图文快印有限公司
版　　次　2018年9月第1版　2018年9月第1次印刷
开　　本　880 × 1230　1/16
字　　数　384千
印　　张　12
书　　号　ISBN 978-7-5189-4780-5
定　　价　148.00元

前　言

妇产科学是专门研究女性特有的生理、病理变化以及生育调控的一门临床医学学科，由妇科学和产科学组成。近年来，妇产科学与医学领域内的其他学科一样，在许多方面有了新的发展。本书的作者们根据各自工作岗位上多年来的临床经验和体会，结合国内外文献资料编写了此书。

本书主要论述了妇产科常见疾病的诊治，包括妇产科疾病的诊断与诊疗技术、生殖内分泌疾病、妊娠并发疾病及妇产科其他常见疾病等内容。本书内容既体现目前妇产科领域在诊疗技术上的新理论、新技术和新发展，又体现这些新技术对临床的实用、可用性。

全书内容丰富、翔实，重点突出，力求以循证医学证据材料为主，引导读者学习与研究，可供临床相关学科临床医师、科研人员参考使用，不当之处，敬请广大读者批评斧正。

编　者

2018 年 9 月

目　录

第一章

女性生殖生理

第一节　卵巢功能的旁分泌与自分泌调节

卵巢的功能主要是排卵和分泌性甾体激素。卵泡和卵母细胞的生长发育受内分泌、旁分泌和自分泌的作用，除促性腺激素和甾体激素等内分泌激素外，卵巢局部的旁分泌和自分泌的微环境参与了卵泡发育的整个过程。卵巢的自分泌、旁分泌调节因子的紊乱，还可能与多囊卵巢综合征（polycystic ovary syndrome，PCOS）及卵巢肿瘤的发生有关。

一、卵泡分化、排卵和黄体发生的分子基础

（一）原始卵泡的启动生长和分化

卵巢是由数以万计的卵泡组成。构成卵巢95%以上的卵泡是原始卵泡（primordial follicle）。原始卵泡是贮存卵子的主要场所。卵泡是卵巢的基本功能单位，是卵子分化、成熟和排放的场所。卵泡中除卵子外，主要由两类细胞组成，即颗粒细胞（GC）和膜－间质细胞（TC），它们合成和分泌雌激素和孕激素，维持雌性性征。

原始卵泡由一层扁平的原始GC和一个未分化的卵细胞组成，其寿命在人类可长达50余年。出生前的女婴卵巢中大约有几百万个原始卵泡，到青春前期通过闭锁只剩下大约几十万个卵泡。人类一生中大约排出400个成熟卵子，其余99%以上的卵泡伴随月经周期不同阶段闭锁。到目前为止，原始卵泡“启动”和“选择”生长的机制仍然不清楚。

美国Eppig实验室发现小鼠和牛原始卵泡中的卵细胞在离体条件下可以生长，为进一步研究原始卵泡生长启动的基因调控提供了重要思路。在原始卵泡生长启动中GC的分化和生长可能是关键。首先观察到它由扁平变为立方形并开始增殖，围绕其内的卵母细胞也开始生长。而在人类最后一组原始卵泡的启动迟到50年后，但有趣的是为什么一些原始卵泡能够启动生长，而其邻近的其他卵泡却保持静止，这种启动信号和选择机制是什么，至今还不清楚。近来研究认为，启动卵泡生长的因子来自卵巢本身，与卵巢外因子无关。垂体分泌的FSH在调节卵泡生长和GC分化中起重要作用，它可能是通过调节卵巢内在因子起作用。多种生长因子在离体下能直接刺激GC增生。Eppig等人证实，EGF能刺激卵丘－卵母细胞复合体生长。以PCNA为细胞增生指标，我们比较研究了EGF和干细胞因子SCF对新生大鼠原始卵泡生长启动的影响，发现两者对GC分化的影响远早于FSH，提示EGF和SCF受体在GC上的分化可能早于FSH受体（FSHR）。通过原位杂交分析证实，FSHR mRNA在大鼠出生后第六天的某些卵泡GC中才有表达，随后表达量逐渐增加，这也说明为什么FSH迟于EGF和SCF的作用，FSH只有到大鼠出生后第七天才对某些卵泡GC增殖有显著刺激作用。

原始卵泡细胞的分化可能还与激活素、孤儿受体（orphon receptor）等密切相关。这一作用可能是通过卵泡体细胞自分泌/旁分泌调控机制，与抑制素一起经双向调控FSHR和FSH基因表达实现的。FSHR和抑制素－α在初级卵泡GC开始表达，随卵泡发育而增高，提示初级卵泡GC表达的FSHR和抑

制素-α对其分化的早期调控起重要作用。我们对大鼠的实验也证明，抑制素-α从生后第五天的卵泡GC中开始表达，随后逐渐增加，在窦状卵泡期达到高峰。健康卵泡GC中抑制素αmRNA表达强，而卵细胞tPA活性弱；相反，闭锁卵泡卵细胞tPA活性高，而其GC表达的抑制素αmRNA弱，说明GC表达的抑制素α与卵细胞tPA活性有密切关系。孤儿受体是一类目前还未发现其配体的类固醇/甲状腺素受体超家族成员，TR3是一种"早期即刻表达基因"的产物，已发现在大鼠、小鼠和恒河猴生精细胞中表达，参与体内多种转录调控过程。TR3mRNA也在大鼠卵巢GC中表达，主要在发育早期增殖的GC中表达，在已分化GC中表达量很低，给新生幼鼠注射EGF可上调TR3mRNA表达。上述结果提示，EGF诱导TR3mRNA高水平表达可能与GC的生长与分化有关。我们最新研究发现，雄激素和其受体可能在调控原始卵泡启动生长过程中起关键性作用。在刚出生两天的小鼠卵巢中雄激素受体（AR）在原始卵细胞中强烈表达。在离体培养的两天小鼠卵巢中加入外源雄激素培养十天，可观察到大量原始卵泡启动生长，成为初级卵泡。进一步实验发现，雄激素受体与配体的结合，可通过激活卵细胞PI3-K/Akt/Foxo3a通路启动原始卵泡的生长。如在培养液中加入AR的阻断剂，其作用完全消失。但难以断定，在正常在体卵巢中，雄激素与其受体的相互作用是否是原始卵泡启动生长的真正原因，到目前为止，原始卵泡的启动生长和分化的资料仍然很少，对其分子机制的了解十分肤浅，还有待于进一步研究。

（二）优势卵泡与闭锁卵泡

在每个月经（性）周期，在垂体分泌的FSH和卵巢中一些未知因子的作用下，卵巢中有一组原始卵泡开始启动生长，但其他绝大部分原始卵泡仍处于静止状态，但在灵长类启动生长的这组原始卵泡只有一个卵泡最终成熟、排卵，称作优势卵泡。而一起启动生长的其他卵泡都在不同的发育阶段萎缩，这些卵泡称作闭锁卵泡。卵泡闭锁是通过一种特殊的细胞死亡方式，即细胞凋亡实现的。细胞凋亡是在生理状态发生的细胞自杀现象。从形态看，卵泡闭锁有两种类型，一种起始于GC，一种起始于卵细胞。在前一种闭锁中可观察到GC的DNA被激活的核内切酶切割成185～200bp不同倍数的DNA裂解片段，而在后一种闭锁中首先观察到卵细胞瓦解。有关卵巢细胞的凋亡及其调控机制详见笔者等刚发表的一篇综述论文。促性腺激素和卵巢自分泌/旁分泌因子对卵泡的正常生长和分化起决定性作用。有报道指出，GC表达的原癌基因bcl-2家族与抑癌基因家族相互作用对决定卵泡命运起重要作用。GC表达的抑制素、激活素以及卵泡抑素等局部因子通过FSH调节卵泡的分化命运。抑制素和卵泡抑素主要抑制垂体FSH分泌，而激活素可促进FSH分泌。抑制素和激活素属于TGF-β超家族成员，抑制素有两种：即抑制素A（α-βA）和抑制素B（α-βB）。激活素有3种，即激活素A（βA-βA），激活素B（βB-βB）和激活素AB（βA-βB）。卵泡抑素是由单个基因编码的富含半胱氨酸的单链糖蛋白，不属于TGF-β超家族成员，卵泡抑素通过与激活素的β亚基相连阻断其与受体的作用，从而抑制了激活素的生理作用；卵泡抑素虽然也与抑制素结合，但其亲和系数较低，起不到抑制抑制素的作用。离体实验证明，激活素有可促进GC增生和分化。敲除小鼠激活素Ⅱ型β受体，卵泡发育受阻于早期阶段；有报道指出，激活素促进小卵泡GC的FSH受体形成和P450芳香化酶活性，从而增加GC雌激素的产生。同时激活素能增强FSH诱导抑制素形成，抑制素α、βA的高量表达是健康卵泡的特征。一般认为，GC分泌的抑制素可通过血液循环长弧负反馈作用于垂体抑制FSH分泌；我们的最新研究表明，抑制素可通过自分泌机制直接抑制GC中FSHR表达，通过短弧调控机制抑制FSH对GC的功能。

在闭锁卵泡中，抑制素的表达水平明显下降。在卵泡发育早期，GC表达高量抑制素，而在卵母细胞中表达组织型纤溶酶原激活因子（tPA）mRNA，其mRNA因受抑制素的抑制，受到禁锢而不能翻译成tPA蛋白。可以设想，当排卵前垂体LH/FSH分泌峰出现后，GC表达的激活素有下降，此时抑制素分泌也显著降低，卵细胞的tPA mRNA解除禁锢而翻译成tPA，后者对于排卵前卵丘细胞扩散和使卵丘-卵母细胞与GC层的分离起决定性作用。此时表达的卵细胞tPA活性对卵细胞成熟和排卵可能起重要作用；同时也可推测，在非正常情况下，发育不同阶段的卵泡当卵泡内正常信息传递受阻，导致卵泡GC表达的抑制素下降，卵细胞中的tPA mRNA提前解除禁锢而翻译成tPA，产生蛋白水解作用，导致卵细胞瓦解，引发卵泡闭锁。这一过程可能在分化的卵泡各个时期都有发生，这可能是源于卵母细胞的卵泡闭锁发生的分子机制。实验证明，雌激素在决定优势卵泡的形成过程中起决定性作用。雌激素与FSH协同，一方面增加GC中LH受体分化，同时它又促进GC芳香化酶的合成，后者又进一步促进GC雌激素的合成，形成良性循环。可以设想，如果同时启动的一组原始卵泡其中有一个卵泡分泌比其他卵泡较多的雌激素，这个卵泡将进入良性循环状态，也只有这个卵泡的GC能表达出足够的LH受体，应答垂体LH分泌峰的作用而排卵；而与其一同生长的其他卵泡由于分泌较少的雌激素，在卵泡发育不同阶段走向闭锁。异卵双胎的发生机制从中可找到答案。在一起启动生长的原始卵泡在发育过程中设想有2个或多个卵泡产生完全相同量的雌激素，彼此难以相互抑制，并都能充分分化出LH受体，彼此不分上下都能接受LH刺激，并产生多排卵和多卵受精现象，因而出现多胞胎。多胞胎现象自然发生率是很低的。

（三）两种细胞两种促性腺激素学说

哺乳动物卵巢主要含有两类体细胞，即GC和构成卵泡壁的膜间质细胞（TC）。GC含有FSH受体，在发育后期在FSH和雌激素作用下也能分化出LH受体，而TC只含有LH受体。卵巢在FSH和LH作用下可合成雌激素、孕激素和雄激素。进一步研究发现，GC缺乏甾体激素合成通路中由孕激素转化为雄激素所必需的转化酶，不能由黄体酮转化为雄激素，因而GC的积累产物是黄体酮；而TC虽然能由黄体酮进一步转化为雄激素，但它缺少芳香化酶，不能进一步芳香化转化为雌激素。Armstrong和Forturce证实，TC在LH作用下所产生的雄激素可被GC利用，并在芳香化酶作用下转化为雌激素。刘以训等进一步证实GC产生的孕激素可被膜细胞利用转化为雄激素，GC和TC分别在FSH和LH作用下相互作用，作用产物的相互转换是卵巢雌激素形成的前提，这就是卵巢两种细胞两种促性腺激素学说。

（四）排卵

排卵有两个前提条件，在排卵前卵丘－卵母细胞复合体脱离GC层，游离于卵泡腔；卵泡壁特定部位的有限局部破裂。近百年来，已有许多假说试图解释卵泡的破裂机制。影响较大的假说有神经支配假说、卵泡内压学说、卵泡表面蛋白水解学说和炎症反应学说。前三种假说先后都被科学实验否定。炎症学说依据的事实是在排卵前卵泡要产生某些类似于“炎症”的现象，炎症反应是一个极其复杂的生理过程，可由许多与组织重建和改组相关的因素诱发，因果关系难以分清。排卵前后总伴随剧烈的组织重建和改组，伴随蛋白水解和血管发生，难以断定在这些“炎症”现象中，什么因子是卵泡破裂的真正因子。

Schochet远在20世纪初就提出纤溶与卵泡破裂相关的见解，可直到70年代，Beer等才通过实验证实纤溶酶可直接降解牛卵泡壁并可能与卵泡壁破裂相关。纤溶酶系统属丝氨酸蛋白水解酶，具有组氨酸（His）、门冬氨酸（Asp）和丝氨酸（Ser）组成的催化活性中心，具有广泛水解酶活性。其前体纤溶酶原可在纤溶酶激活因子（tPA，uPA）作用下，在其Arg560－Val561处断裂形成由二硫键连接的双链分子纤溶酶。纤溶酶主要是能过打开纤维蛋白分子的Arg－x和Lys－x键而降解细胞外基质（extracellular matrix，ECM）纤溶酶原激活因子（PA），PA有两种，即组织型PA（tPA）和尿激酶型PA（uPA）。tPA、uPA和它们的抑制因子PAI－1和PAI－2参与许多生理和病理过程，如肿瘤发生、细胞迁移、组织重建和改组、伤口愈合、乳腺增生、子宫内膜周期性变化、胚胎植入和精子发生等。激活因子和抑制因子基因在某种特定细胞中的特异作用，是由在细胞上控制它们转录和表达的激素特异受体或因子决定的。PA和PA抑制因子表达产物（蛋白）分泌出来后，立即与其细胞表面受体或细胞间质或细胞表面结合蛋白结合。这种结合一方面局限作用时间，延长半衰期，而且可使它们的作用强度提高200～300倍。PA在细胞间或细胞表面上的局部蛋白水解作用受到它们的特异抑制因子的调控和制约，以便保证在非常特异和定向地完成局部细胞外基质（ECM）降解时，不危害邻近的细胞和组织，而且能迅速恢复其功能。ECM是构成卵泡骨架的基本成分，它在细胞间形成了一个复杂的动态变化网络系统。ECM不仅是组织结构上的支持要素，而且在连接细胞与细胞、组织与组织，介导细胞间的信息传导，调节细胞增殖、发育、迁移和代谢过程中起重要作用。因此，由PA系统所调控的ECM降解的改变将会广泛影响机体的各种生理和病理过程。

卵泡壁破裂伴随着卵巢各类细胞一系列在生理、生化和形态上的协同变化，给猴和大鼠注射PMSG，刺激卵泡生长，再注射HCG诱发排卵。在激素处理的不同时间，取出卵巢，分离GC、TC，并测定tPA、uPA和抑制因子PAI-1表达的变化。GC中的tPA而不是（uPA），在排卵前达到高峰，在排卵后即刻下降，说明GC中tPA与排卵密切相关，泡膜细胞（TC）主要产生PAI-1，同样受促性腺激素调控。在促性腺激素作用下，GC中的tPA和TC中的PAI-1基因在时间和空间上的协同表达，导致GC中的tPA活性在排卵前达到高峰，在tPA峰值前和排卵后、TC中的PAI-1活性出现两次高峰，以局限和阻止排卵前后高量的tPA对邻近卵泡可能发生的伤害作用。tPA和PAI-1的协同表达和相互作用使排卵卵泡形成局部蛋白水解流“窗口域”，对卵泡的局限定向破裂起重要调控作用。卵丘-卵细胞复合体脱离GC细胞层，取决于卵丘细胞扩散。我们的实验发现卵细胞也表达tPA，它也受促性腺激素同步调节，并证明与卵细胞成熟和卵丘细胞扩散有关。上述事实说明，tPA和PAI-1在卵巢不同细胞中的协同表达可诱发排卵。人们可能要问：①能引发GC tPA基因表达的激素或物质能否诱发排卵？②抑制GC tPA或促进卵泡PAI-1表达的化合物能否抑制排卵？③tPA和PAI-1是否在有排卵现象的哺乳动物卵巢中普遍存在？我们的系列实验证实了GnRH在离体下也像HCG一样，刺激大鼠GC和卵细胞tPA表达，并在排卵前达到前峰。FSH也能诱发GC和卵细胞tPA基因表达VIP也能刺激离体GC，卵丘和卵细胞tPA的表达。注射吲哚美辛可完全抑制HCG和GnRH诱发的排卵；抑制排卵前GC所分泌的tPA峰，而对uPA无影响；向卵巢内局部注射tPA抗体或纤溶酶抗体，可显著抑制HCG诱发的排卵。但PA系统可能有种族差异性。根据上述资料，提出了排卵机制的新学说。

（五）黄体发生和萎缩

黄体（CL）是在排卵后，由残留的颗粒细胞和泡膜-间质细胞分化形成的一个暂时性内分泌腺器官，主要分泌黄体酮，维持妊娠。黄体发生和萎缩调控机制是生殖研究的一个重要方面，但至今未取得明显进展。大鼠和恒河猴GC和TC都能表达tPA、uPA和PAI-1。了解黄体细胞是否也能表达这些分子以及它们在黄体形成和萎缩过程中所起的作用是一个十分有趣的问题。将恒河猴黄体抽提液与蛋白A-琼脂糖4B小株温育，在小株上预先包被正常兔血清或抗tPA或uPA抗体，免疫沉淀后检测上清中PA的活性。在包被正常兔血清的实验组上清中发现有tPA、uPA活性，经tPA抗体沉淀后上清中仅存在有uPA活性，而经uPA抗体沉淀后上清中只有uPA活性。恒河猴黄体的2种PA，分子量分别与人的tPA和uPA相同，同时也发现PAI-1的存在。在妊娠和假孕大鼠的GL中也鉴出tPA、uPA和PAI-1。实验证明，恒河猴和大鼠早期发育的CL主要分泌uPA，而tPA活性很低；当CL开始萎缩时，黄体酮突然下降，并伴同tPA急剧上升，而uPA却降至最低水平。在tPA峰前还出现一个PAI-1分泌高峰。tPA、uPA和PAI-1 mRNA在CL中的定位和含量的变化，与其蛋白活性的变化完全一致。实验证实，uPA可能与黄体发生，而tPA与黄体萎缩有重要关系。

为肯定tPA对黄体萎缩的直接作用，在离体下观察了tPA和uPA抗体对大鼠和恒河猴CL分泌黄体酮的影响。培养液中加tPA，可使CL细胞孕酮下降54%；相反，加入tPA单抗以中和内源产生的tPA，CL孕酮的分泌增加100%。这种影响在恒河猴的实验中也得到证实。与此相反，uPA对CL细胞合成孕酮的能力无任何影响，提示uPA可能在黄体形成初仅对血管的发生起重要作用。已证明PRL和LH对大鼠黄体功能的维持有协同作用，在培养的恒河猴CL细胞中，LH似乎有抑制tPA而刺激孕酮产生的作用。两种激素协同可进一步增加孕酮产生并完全抑制tPA的合成。而对uPA无明显影响。黄体除分泌孕酮外，还分泌其他甾体激素和各种肽类促黄体因子。它们可作为旁分泌或自分泌因子调节黄体的功能。进一步实验证明，干扰素-γ和肿瘤坏死因子TNF-α除抑制黄体孕酮分泌外，可明显刺激tPA的产生。但其作用机制还不清楚，最新研究证明，甾体合成敏感调节蛋白（StAR）是黄体重要的功能指标，IFN-γ和TNF-α也明显抑制StAR的表达。热休克蛋白-70（HSP-70）表达在黄体萎缩过程中突然增加，并能抑制StAR的表达和CL孕酮产生；除PA-PAI-1系统外，细胞因子、$PGF_{2\alpha}$、PDF-70、抑制素和激活素，通过自分泌或旁分泌作用影响StAR的表达，是调节黄体萎缩的重要机制。

二、卵巢自分泌、旁分泌调节因子

（一）TGF－β超家族生长因子

TGF－β广泛分布于各种不同组织和不同物种中，这个超家族成员包括有：抑制素、激活素、卵泡抑素、转化生长因子β（transforming growth factor－β，TGF－β）、AMH、BMPs、GDFs等。

1. 抑制素、激活素和卵泡抑素　抑制素由组成因子的亚单位不同，在女性生殖系统中主要有抑制素A（$\alpha\beta_A$）和抑制素B（$\alpha\beta_B$），由卵巢颗粒细胞和泡膜细胞分泌，对卵泡的发育起自分泌和旁分泌的作用，在卵泡发育中，窦前卵泡颗粒细胞即开始分泌抑制素B，在卵泡早中期占优势，FSH降低前达高峰。窦前卵泡不分泌抑制素A，到窦卵泡的卵泡颗粒细胞同时分泌抑制素A和B，但是，血抑制素A在卵泡晚期才上升并与LH同时达到高峰，排卵后迅速下降，黄体中期再上升达最高峰，后逐渐下降至基础水平，提示抑制素A可能与优势卵泡的生长有关。抑制素可抑制垂体分泌FSH的作用，并能增强卵泡细胞对LH的反应性，刺激雄激素合成的关键酶细胞色素P450c17的表达及活性，促进雄激素的产生。

激活素在卵泡液中主要有激活素A（$\beta_A\beta_A$）、激活素AB（$\beta_A\beta_B$）、激活素B（$\beta_B\beta_B$）。激活素β_AmRNA在优势卵泡的颗粒细胞、膜细胞及黄体细胞均有表达，在小闭锁卵泡颗粒层弱表达。而激活素β_BmRNA在小闭锁卵泡的颗粒细胞中大量存在，但在优势卵泡中不存在。激活素通过与其特异受体结合而发挥生理效应，激活素受体分为Ⅰ型和Ⅱ型，Ⅰ型受体包括ActRⅠA和ActRⅠB，Ⅱ型受体包括ActRⅡA和ActRⅡB。激活素通过增加颗粒细胞对FSH的反应促进卵泡发育，降低雄激素合成并促进卵母细胞成熟。

卵泡抑制素（follicostatin，FS）主要由卵巢颗粒细胞，是激活素和抑制素结合蛋白，卵泡抑素与激活素β亚单位结合，阻止激活素与其受体结合，从而拮抗激活素诱导的FSH受体和E_2生物合成，FS过表达使卵泡发育暂停并降低了卵母细胞发育。抑制素、激活素和卵泡抑素三种多肽通过反馈调节促性腺激素的分泌及以自分泌/旁分泌方式，调节卵巢产生甾体激素并促进卵泡的发育、卵母细胞的成熟，控制优势卵泡和闭锁卵泡的形成。

2. 抗米勒管激素　抗米勒管激素（anti－mullerian hormone，AMH）是目前发现的唯一一个对原始卵泡向初级卵泡的转化进行负调节的因子，AMH的表达仅限于性腺，由生育年龄女性的颗粒细胞表达，随着年龄的增长血AMH的浓度逐渐下降，绝经后测不出。始基卵泡的前颗粒细胞不表达AMH，当始基卵泡募集进入生长池，颗粒细胞开始表达AMH。AMH表达的最高水平在大的窦前卵泡和小的窦状卵泡（直径≤4mm）中，在闭锁卵泡的膜细胞、卵母细胞和卵巢间质细胞中不表达AMH，随着卵泡发育增大AMH的表达逐渐消失，在≥8mm的卵泡中几乎不表达，仅限于卵丘颗粒细胞的极微弱的表达。

AMH可通过抑制FSH对卵泡发育的募集起调节作用，FSH激活颗粒细胞增生和激素的合成，诱导颗粒细胞中的芳香化酶活性，促进雌二醇（E_2）的合成与分泌，并诱导和维持颗粒细胞的黄体生成素（LH）受体的表达。而AMH可抑制颗粒细胞的芳香化酶mRNA的表达，降低LH受体的数目从而控制卵泡的优势选择。AMH具有调节卵细胞的减数分裂，抑制颗粒细胞增生和卵细胞的成熟，抑制了始基卵泡发育的起始，即抑制了生长卵泡募集的起始。

与排卵正常女性相比，PCOS患者血清及卵泡液AMH水平均较高，升高的AMH血清水平损害了卵母细胞的生长和胚胎质量。最近的研究发现PCOS患者中升高的卵泡液AMH浓度损害了卵母细胞的质量和成熟度，其分子机制目前尚不明确。然而也有相反的研究发现，PCOS患者中，卵泡液高AMH浓度组较低浓度组的受精率、移植率及临床妊娠率均较高。在排卵正常女性中，卵泡液中AMH浓度仅仅与卵母细胞的质量和移植率呈正相关，而与受精率、胚胎卵裂率及胚胎形态无关，但也有研究显示IVF中，低AMH水平使受精率下降，胚胎发育率受损，流产率增高。

3. 骨形成蛋白　骨形成蛋白（bone morphogenetic proteins，BMPs）家族成员参与卵泡/卵母细胞生长发育的调节。其受体包括BMPR－ⅠA、BMPR－ⅠB及BMPR－Ⅱ，这些受体表达于颗粒细胞及卵母细胞中。原始卵泡的卵巢间质细胞和前泡膜细胞产生的BMP－4和BMP－7促使原始卵泡向初级卵泡转化。BMP－15 由早期的卵母细胞产生，能刺激颗粒细胞增殖。窦卵泡发育期颗粒细胞产生的 BMP－2、BMP－5、BMP－6 和膜细胞产生的 BMP－2、BMP－4、BMP－7 以及来自于卵母细胞的 BMP－6、BMP－15具有促进颗粒细胞增生、维持卵泡生存、发育，能抑制颗粒细胞 FSH 受体表达，防止 FSH 诱导的孕酮产生从而防止卵泡过早黄素化的作用。

4. 生长分化因子－9　人初级卵泡中的卵母细胞表达生长分化因子－9（growth differentiation factor，GDF－9），但原始卵泡中的卵母细胞不表达 GDF－9，GDF－9 的受体为 BMP 受体Ⅱ，表达于颗粒细胞。GDF－9 调控早期卵母细胞发育，它既可直接促进颗粒细胞的增生和分化，同时又可通过拮抗 FSH 对颗粒细胞的正性作用，精确地调节颗粒细胞的增殖和分化。体外培养人卵巢经 GDF－9 作用后，原始卵泡减少，初级和次级卵泡明显增加。GDF－9 在窦卵泡的发育中也起到了关键作用，通过调节促性腺激素的作用发挥生理作用，具有与 BMP－15 和 BMP－6 相似的作用，能抑制 FSH 刺激孕酮和雌激素的产生，减少由 FSH 诱导的 LH 受体的形成。GDF－9 还同时具有抑制 P450 芳香化酶的活性。BMP－15 和 GDF－9均由卵母细胞分泌，在大多数卵泡发育期常共同表达，GDF－9 基因突变小鼠生殖表型与 BMP15 基因突变相似，因此推测 BMP－15 和 GDF－9 形成异源二聚体发挥协同的作用的同一功能的信号单位。

5. TGF－β　卵巢细胞能产生 3 种 TGF－β 同分异构体，分别为 TGF－β_1、TGF－β_2、TGF－β_3，在窦前卵泡及以后的发育卵泡中均有表达。在人类的颗粒细胞和泡膜细胞中均有表达，Ⅰ和Ⅱ型 TGF－β 受体广泛存在各种组织中。TGF－β 在卵巢的作用与激活素 A 相似，能刺激 FSH 受体的表达，放大 FSH 诱导的芳香化酶的活性、抑制素的产生、孕酮的产生和诱导 LH 受体产生，抑制膜细胞 P450c17 的表达和雄激素产生。TGF－β_3 除了在窦卵泡发育中起重要作用外，对黄体的形成和维持具有重要作用。TGF－β_3 介导了泌乳素促黄体作用和抑制黄体细胞凋亡的作用。

（二）胰岛素样生长因子

胰岛素样生长因子（insulin－like growth factors，IGFs）主要是由肝脏分泌的一种多功能性细胞增殖调控因子，具有促有丝分裂、促分化、抗凋亡的作用。卵巢是肝脏外合成 IGF 的场所之一，IGFs是卵巢功能重要的调节因子系统之一，包括对卵泡生长、成熟、排卵或闭锁以及甾体激素形成的调节。这一系统包括：2 个配体 IGFⅠ和 IGFⅡ；2 型受体 IGFⅠ型受体和 IGFⅡ型受体；主要有 6 种 IGF 结合蛋白（insulin－like growth factor binding－protein，IGFBP1－6）。最近在硬骨鱼上发现了新的 IGF 配体 IGFs。

循环 IGF－Ⅰ水平随增龄而增高，青春期达高峰，以后逐渐下降，到 60 岁时下降约 40%。而血 IGF－Ⅱ水平在青春期后处于稳定水平。人类血液中 IGF－Ⅱ浓度是 IGF－Ⅰ的2～3 倍。正常妇女月经周期中血清 IGF－Ⅰ和 IGF－Ⅱ浓度无周期性变化。IGF－Ⅰ和 IGF－Ⅱ的生物活性和有效性受体液中 IGFBPs 的调节，体液中大部分 IGFs 与多种 IGFBP 结合。IGFBP 主要在肝脏生成，颗粒细胞及膜细胞均表达IGFBP。IGFBP 与 IGF 的亲和力高于 IGFR，它们与 IGFs 结合后使其失活，游离 IGFs 减少，从而抑制 IGFs 的生理作用。

IGF－Ⅰ有促进颗粒细胞和卵泡膜细胞的细胞增生、卵泡发育及雄激素和雌二醇分泌的作用。El－Roeiy 等发现 IGF－ⅠmRNA 及相应的蛋白质分布于小卵泡（4～6mm）的卵泡膜细胞中，IGF－ⅡmRNA 及相应的蛋白质分布于所有卵泡的卵泡膜细胞和颗粒细胞中，而在小卵泡的卵泡膜细胞中含量略低。IGF－Ⅰ对不依赖于促性腺激素作用早卵泡期的发育可能起了更为重要的作用，促使原始卵泡向窦卵泡期转化并诱导颗粒细胞 FSH 受体表达。卵泡内存在 IGF－Ⅰ与 FSH 的正反馈回路，IGF－Ⅰ具有放大 FSH 的作用。IGF－Ⅱ能调节 FSH 刺激窦前卵泡的生长和分泌 E_2，体外实验证实 FSH 能刺激窦前卵泡 IGF－ⅡmRNA 及相应的蛋白质合成增加，以 E_2 占优势的卵泡液中含有高浓度的 IGF－Ⅱ，IGF－Ⅱ抑制局部 IGFBP－2 的生成，并促进 IGFBP－4 水解酶水平增高，使 IGFBP－4 降解增加，导致卵泡液中高浓度的游离 IGF－Ⅱ，增高的 IGF－Ⅱ通过 IGFR－Ⅱ，以自分泌调节的方式，放大 FSH 刺激 GC 的 E_2 合成。而非优势卵泡的 FF 中 IGF－Ⅱ浓度较低，IGFBP－4、IGFBP－2 含量较高，IGF－Ⅱ生物利用度下降，不能放大 FSH 促颗粒细胞 E_2 生成的作用，导致发育受阻及闭锁。IGF3 mRNA 在早卵泡期表达相对较低，然而在成熟卵泡中高表达；IGF3 mRNA 主要表达于卵泡壁细胞中，而在卵母细胞中表达较低，可促进卵母细胞的成熟。在依赖于促性腺激素作用的卵泡发育后期，IGF 具有协同和放大促性腺激素作用，诱导芳香化酶和 LH 受体的表达，协同 LH 诱导生殖泡破裂，并促进黄体颗粒细胞合成雌激素和孕激素。

IGFBP 参与了窦卵泡发育、成熟和黄体形成的整个调节过程。在正常妇女及 PCOS 患者的小卵泡（4～6mm）未测得 IGFBP－1 mRNA，而在优势卵泡的颗粒细胞中大量存在，与卵泡大小、E_2 水平呈正相关，且排卵前卵泡液中浓度高于血清的 4.5 倍，至黄体后期下降预示黄体的衰竭。IGFBP－2、IGFBP－4 mRNA 及其蛋白大量存在于小卵泡及闭锁卵泡的 GC 及卵泡膜细胞中，尤其是雄激素占优势的卵泡。随着卵泡的增大，IGFBP－2、IGFBP－4 表达逐渐下降，在 E_2 占优势的卵泡中几乎测不出。IGFBP－3 mRNA 及其蛋白在正常妇女的健康小卵泡、闭锁卵泡及 PCOS 卵泡的 FF 中无明显差异，均占优势，但在优势卵泡的卵泡液中其浓度明显下降，而正常妇女血液中 IGFBP－3 却不随月经周期而变化。IGFBP－5 mRNA 无论在健康小卵泡还是 PCOS 的卵泡的各类细胞中均有中等量的表达，在优势卵泡的间质细胞中大量表达。整个黄体期的黄体存在 IGFBP1～6 mRNA 及其蛋白，黄体中期 IGFBP－2、IGFBP－4、IGFBP－5 呈高表达，而 IGFBP－3、IGFBP－6 无显著差异。IGFBP－4 与 IGFs 具有高度的亲和力，是 IGFs 作用的一种潜在抑制剂。

（三）Kit ligand（KL）和 c－Kit

Kitligand（KL）（Kit 配体），是酪氨酸激酶受体的配体。c－Kit 是 Kit 基因编码的一个受体蛋白。KL 和 c－Kit 对原始生殖细胞的生存、迁移、增生和卵泡发育均有作用，参与了卵泡早期发育中的许多事件，如原始卵泡生长的启动、卵泡膜细胞和卵泡腔的形成等，对出生前后胎儿卵巢上的原始卵泡存活十分重要。

KL 主要表达于颗粒细胞、上皮细胞、间质细胞等，在发育阶段卵泡有高表达，处于原始卵泡和初级卵泡的颗粒细胞表达较低，在卵母细胞也有表达。KL 通过与卵母细胞的相应受体 c－Kit 结合，从而启动并促进卵母细胞的发育。此外，KL 也可以通过与基质/间质细胞和壁细胞上的 c－Kit 结合，刺激间质细胞、壁细胞的生长发育。KL 的缺失将使原始卵泡向初级卵泡转化发生障碍。

在卵泡发育晚期 KL 的表达进一步增加而且分布发生改变，大鼠的小窦卵泡中卵丘细胞的表达高于壁层颗粒细胞，但经 HCG 诱导卵母细胞发生减数分裂后表达量进一步发生改变，卵丘细胞表达量显著下降，甚至测不出，而壁层颗粒细胞呈高水平表达。推测 KL 对减数分裂的启动有抑制作用。体外实验也证明加入重组 KL 的培养的卵母细胞减数分裂被阻滞。LH 峰的出现可能降低了与卵母细胞毗邻的卵丘颗粒细胞 KL 的产生，从而启动减数分裂。GDF－9、BMP－15 等具有抑制毗邻卵丘细胞产生 KL 的作用。KL 与 BMP－15 相联系形成负反馈环，调节卵泡的发育，BMP－15 能够刺激颗粒细胞 KL mRNA 的表达，而 KL 反过来能够抑制卵母细胞 BMP－15 的表达，应用抑制性抗体阻断 c－Kit 将会明显抑制 BMP－15 促颗粒细胞有丝分裂的活性，这三者之间形成的反馈联系可能在早期卵泡的发育过程中起着重要的作用。

（四）促神经生长素生长因子家族

脑来源的促神经生长因子（BDNF）、神经生长因子（NGF）、NT－3 和 NT－4/5 是促神经生长素（NT）家族的主要成员，是一类促进神经系统生长分化的细胞因子，不止存在于神经系统中，同时也存在于人类卵巢中，具有促进卵子的生成及卵母细胞中细胞质成熟的作用。通过高亲和受体 Trk（原肌球蛋白受体激酶，tropomyosin receptor kinases）和低亲和受体 p75 发挥作用。研究发现，NGF 基因缺失小鼠卵巢初级和次级卵泡显著减少，而原始卵泡无明显变化，进一步分析颗粒细胞分裂活性显示，NGF 基因缺失小鼠颗粒细胞增生显著降低。因此推测 NGF 可能通过促进颗粒细胞增生来启动原始卵泡的生长。NT4 mRNA 主要表达在卵原细胞和原始卵泡的颗粒细胞，而卵母细胞表达相对较少，NT4 蛋白主要表达在颗粒细胞，而 Trk 受体蛋白见于各个发育阶段的卵母细胞，提示在人原始卵泡发育关键时期，卵母细胞与体细胞之间存在着信息传递途径，并且很可能对原始卵泡的生长发动起着非常重要的调节作用。

（五）血管内皮生长因子

血管内皮生长因子（vascular endothelial growth factor，VEGF）是内皮细胞特异性的有丝分裂原，能引起血管通透性的增加，是血管生成的先决条件和基础。VEGF 有 5 种不同的蛋白形式：VEGF 121、VEGF 145、VEGF 165、VEGF 189 和 VEGF 206。VEGF 受体属于跨膜酪氨酸激酶受体，包括 fit - 1（fins - like tyrosine）与 KDR（kinase - insert domain receptor）及 VEGFR - 3/fit4。VEGF 在卵巢中表达于颗粒细胞和膜细胞中，也存在于卵泡液中，在血管发生、卵泡血管化、卵泡内氧合作用中其重要作用，最终影响了卵泡成熟，卵母细胞质量，受精及胚胎发育完善。

在人类卵巢周期中，原始卵泡、初级卵泡均无 VEGF 表达，当次级卵母细胞进入第 2 次减数分裂后，VEGF 在颗粒细胞及卵泡膜细胞出现表达，并随卵子成熟表达增强；随着黄体的形成，VEGF 在颗粒黄体细胞表达渐强，至胚胎植入时最强。当受孕失败黄体退化期 VEGF 表达逐渐减弱，在闭锁卵泡中未见表达。

在接受 IVF 的正常排卵女性中，低血清和卵泡液 VEGF 水平改善卵巢反应，最终增加获卵率，改善受精率及妊娠率，升高的卵泡液 VEGF 水平使卵母细胞质量下降，降低受精率及妊娠率。PCOS 患者中的高卵泡液 VEGF 浓度导致不成熟卵增加，受精率下降。然而也有相反的研究显示高卵泡液 VEGF 浓度产生较多优质的 MⅡ期卵母细胞，在 PCOS 患者中，研究显示高卵泡液 VEGF 水平延长了 HCG 作用，最终产生了高质量的卵母细胞和胚胎，改善受精率。

（六）表皮生长因子

表皮生长因子（epidermal growth factor，EGF）具有强烈促进细胞分裂作用，与其受体 EGFR 连接后发挥广泛的生物学效应，刺激机体内多种类型组织细胞的生长、增殖和分化。EGF 主要存在小卵泡内：在直径为 1 ~ 2mm 的小卵泡中 EGF 浓度明显高于直径在 3 ~ 4mm 的卵泡，而在 3 ~ 4mm 卵泡的浓度也显著高于直径为 5 ~ 6mm 的卵泡。EGF 对细胞质成熟、卵母细胞成熟、第一极体的形成和胚泡破裂也具有重要的调节作用，EGF 对卵母细胞的促成熟作用在一定程度上受到卵巢内卵泡抑素和激活素的调节。

人类和其他哺乳动物的 IVM 研究发现 EGF 可刺激卵丘细胞扩增并使卵母细胞核及细胞质成熟，使其由 MⅠ期进入 MⅡ期，显著促进了受精和胚胎发育，然而也有其他研究显示卵泡液中的 EGF 水平与卵母细胞成熟呈负相关。PCOS 患者中，卵泡液中的 EGF 水平较正常排卵女性中高，EGF 阻止窦卵泡生长及 PCOS 患者中卵泡发育暂停。卵泡液中 EGF 的水平与卵母细胞质量及胚胎发育能力是否相关仍是个未知数。另外，EGF 样因子，比如双向调节素（amphiregulin，Ar）、β 细胞素（betacellulin），肾上腺素能调节剂（epiregulin epigen，Ep）等通过自分泌和旁分泌的机制促进了卵母细胞的成熟，双向调节素及肾上腺素能调节剂在大鼠上发现可促进卵丘扩增及卵母细胞成熟的，LH 促进这两种因子的合成，但需要被解聚素（disintegrin）及金属蛋白酶（metalloproteinases）家族分解激活。

（七）白血病抑制因子（LIF）

LIF 是类种分化诱导因子，具有低亲和性和高亲和性两种类型的受体，所克隆的 LIF 受体与 LIF 以低亲和性结合，而 LIF 受体与其信号传递亚单位 GP130 结合后，便与 LIF 以高亲和性结合。在卵巢 LIF 主要表达于原始卵泡、初级卵泡的颗粒细胞和腔前卵泡的卵母细胞。对新生小鼠卵巢体外培养发现 LIF 具有 KL（Kit 配体）样作用，促进原始卵泡向初级卵泡转化；LIF 还能诱导颗粒细胞表达 KL，而对原始卵泡的颗粒细胞生长增殖没有直接影响。由此推测 LIF 可能通过促进颗粒细胞产生 KL，间接启动原始卵泡的募集。

研究表明，在行体外受精 - 胚胎移植（IVF - ET）患者的卵泡液中存在 LIF，经过 HCG 治疗后，成熟卵泡内的颗粒细胞产生的 LIF 增多，并显著高于未成熟卵泡，胚胎质量与 LIF 浓度呈正相关，说明 LIF 可能参与卵泡的最后成熟。

（八）成纤维细胞生长因子

成纤维细胞生长因子（fibroblast growth factor，FGF）是一类促进细胞生长，组织修复和转化的因子，可直接促进原始卵泡募集，可促进颗粒细胞增殖，同时颗粒细胞分泌的 FGF 经旁分泌途径，影响卵泡内膜细胞血管的发生。在人原始卵泡内 FGF 主要见于卵母细胞，而颗粒细胞内未见表达；在发育中的窦前卵泡的颗粒细胞有表达，发育中的窦前卵泡的泡膜细胞有微弱表达，可调节 FSH 的功能，FGF 受体表达于卵泡的颗粒细胞。体外培养新生小鼠卵巢发现，经 FGF 作用后的新生小鼠卵巢原始卵泡减少，初级卵泡增加。

（九）细胞因子家族

包括了白介素（IL1 －35）、非白血性白血病抑制因子、肿瘤坏死因子 α、sFas 及 sFas 配体（sFasL）等。卵巢中，这些因子存在于卵泡液中，通过旁分泌及自分泌的形式发挥作用。

1. 白介素 白介素是由粒细胞分泌的一组细胞因子，目前研究发现有 IL－1、IL－2、IL－6、IL－8、IL－11、IL－12 等，在卵泡生成、排卵及黄体功能上发挥不同的作用。卵泡液 IL－12 水平与受精率相关，PCOS 患者中，低的 IL－12 水平及高的卵泡液 IL－13 水平，降低了卵母细胞成熟率，受精率及妊娠率，然而并无统计学差异。

2. 肿瘤坏死因子－α（TNF－α） TNF－α 是一个多功能的激素样多肽，在细胞增殖，分化，卵泡成熟，甾类激素合成及凋亡中起作用，表达于卵巢颗粒细胞，膜细胞，卵母细胞及黄体上。TNF－α 降低卵母细胞的成熟，在 IVF 治疗的患者中，TNF－α 降低卵母细胞质量，降低受精率，胚胎发育及妊娠率。

3. sFas 和 sFasL sFas 和 sFasL 是属于 TNF 亚家族的跨膜蛋白，分别有抗凋亡及前凋亡作用，sFasL 与其受体结合后促进凋亡，sFas 与 sFasL 结合后，抑制了 sFasL 介导的凋亡途径。sFas 可在血清，输卵管及卵泡液中被检测到，卵泡液中 sFas 水平与 IVF 中卵母细胞成熟率正相关。研究显示 PCOS 患者中，sFas－sFasL 系统包含在膜细胞和颗粒细胞的凋亡中，PCOS 患者在二甲双胍治疗后抗凋亡作用增强，因为血清中 sFas 水平增加，而 sFasL 水平降低。颗粒细胞 DNA 片段减少，因此增加了种植率和临床妊娠率。

（十）纤溶酶原激活因子和抑制因子

纤溶酶原激活因子（plasminogen activator，PA）引起细胞外基质蛋白水解而抑制因子（plasminogen activator inhibitor，PAI）调节这一过程。卵巢上 PA 和 PAI 所调控的局部定向纤维蛋白水解在生殖生理中具重要作用。排卵前卵泡上组织型 tPA 及 PAI－1 调控蛋白水解引起优势卵泡破裂排卵；早期生殖卵泡上尿激酶型 uPA 和 PAI－1 的协同表达调节细胞增殖和迁移；早期黄体组织中 uPA mRNA 表达的增加伴有黄体酮分泌，而晚期黄体上 tPA 和 PAI－1 表达的增加则与黄体酮产生明显减少有关；PA 系统可能以自分泌/旁分泌方式调控黄体发育。

（十一）肾素－血管紧张素系统

卵巢中存在肾素－血管紧张素系统（renin－angiotensin system，RAS），促性腺激素调节卵巢 RAS 的表达。血管紧张素Ⅱ（angiotensinⅡ，AngⅡ）是 RAS 的重要生物活性八肽，通过与颗粒细胞上 AngⅡ受体结合调节卵巢甾体类固醇生成、黄体形成及刺激卵母细胞成熟和排卵。AngⅡ二型受体（AT2）能介导颗粒细胞凋亡，调节闭锁卵泡。

（十二）雌激素与孕酮

卵泡的颗粒细胞、泡膜细胞和黄体细胞均有雌激素受体的表达。在卵泡生长早期，颗粒细胞在 FSH 作用下合成 E_2，继而在 FSH 和 E_2 双重作用下，雌激素能增加细胞间缝隙连接和促进窦腔形成，增多颗粒细胞的雌激素受体。同时促进颗粒细胞 LH、FSH 受体表达，增强芳香化酶活性的作用，促进 E_2 合成。

排卵后孕酮发挥了更重要的作用，孕酮激活卵巢细胞胞膜或附近的孕酮受体（nuclear progesterone receptor，PGR－A，PGR－B）除通过 cAMP 促进卵母细胞成熟外，在促性腺激素高峰形成后，颗粒细胞表达 PGR，孕酮能增加颗粒细胞蛋白激酶 G（protein kinase G，PKG）的活性，以保持细胞内低浓度

游离 Ca^{2+}，抑制颗粒黄体细胞的有丝分裂和凋亡，即控制细胞增殖但同时抑制细胞凋亡；抑制雌激素的分泌，增强孕酮的分泌。

三、卵巢自分泌、旁分泌调节的意义

卵巢作为排卵、分泌性激素的器官在月经周期中受神经及激素的调控发生相应的周期性变化。下丘脑－垂体－卵巢轴与卵巢内免疫活性细胞及卵巢细胞产生的激素、肽、细胞因子等相互作用，以内分泌、旁分泌、自分泌形式调控卵巢功能。卵巢中这些因子的表达受促性腺激素的调控，并反馈调节促性腺激素，这些因子之间也能相互调节，如此构成卵巢功能的复杂的调节机制。卵巢自分泌、旁分泌方式在一些疾病发挥重要调节作用，卵巢自分泌、旁分泌调节机制等尚有很多不清楚。这些问题更深入的研究将有助于揭示相关疾病的病因，为治疗开辟新的途径。

（李　田）

第二节　子宫内膜血管内皮生长因子的自分泌调控

一、VEGF 及其受体的分子结构

血管内皮生长因子（vascular endothelial growth factor，VEGF）又名血管通透性因子（vascular permeability factor，VPF），是 1989 年 Ferrara 等首先从牛垂体滤泡星状细胞中纯化的同源二聚体糖蛋白，分子量为 30～60kD。VEGF 是一种肝素结合因子，具有强烈的促血管内皮细胞有丝分裂及血管通透性作用。由于基因剪切方式的不同，形成五种 mRNA，分别翻译为由 121、145、165、189、206 个氨基酸组成的 5 种 VEGF 蛋白质亚型。由于基因 8 个外显子组成的不同赋予 VEGF 蛋白与肝素结合的能力不一样。$VEGF_{121}$ 以可溶性形式存在，没有结合肝素的特性；$VEGF_{165}$ 50%～70% 与肝素结合；$VEGF_{206}$ 和 $VEGF_{189}$ 则完全呈结合形式，几乎测不出游离部分。通过血浆酶的作用可使 $VEGF_{165}$ 和 $VEGF_{189}$ 从其结合部位释放出来，形成一种分子量为 34kD 的二聚体，并具有 VEGF 的全部活性。结合状 VEGF 亚型可作为储存形式，需要时释放其有效成分。人的子宫内膜中的 VEGF 亚型主要为 $VEGF_{121}$。

跨膜受体 flt－1（the fms－like tyrosine，flt－1）和 KDR（kinase insert domain－containing receptor）是 VEGF 的特异性受体，属于酪氨酸激酶受体（receptor tyrosine kinase，RTK）三型。根据已知 flt－1cDNA 的序列推测该受体含有 1 338 个氨基酸，分子量约 180kD。KDR 受体包含 1 356 个氨基酸，分子量 200kD，两类受体均含有一个跨膜区，7 个免疫球蛋白样结构域和一个细胞内激酶插入区，在氨基酸序列上有 33% 的同源性，flt－1 与 KDR 信号转导特点有所不同：表达 KDR 的转染细胞对 VEGF 的刺激表现为化学趋化和丝裂反应，并引起强烈的酪氨酸磷酸化，而 flt－1 缺乏上述反应，而且酪氨酸磷酸化作用较弱。VEGF 与两种受体的结合部位不同，flt－1 主要与 VEGF 酸性氨基端结合；KDR 与 VEGF 的碱性氨基端结合。VEGF 基因与 KDR 结合的序列突变，VEGF 促细胞有丝分裂作用消失；VEGF 基因与 flt－1 结合的位点突变，VEGF 可诱导正常的有丝分裂。还有一种可溶性受体 sflt，由flt－1mRNA 剪切不同所致，相似于 flt－1 蛋白但没有胞膜区和细胞内激酶插入区，这一可溶性受体具有与 VEGF 完全结合的高亲和力，但不能介导 VEGF 的生物学作用，从而认为其有拮抗 VEGF 的作用。

二、VEGF 的生物学功能

（一）血管生成作用

体外实验表明 VEGF 通过与内皮细胞上的 flt－1、KDR 受体结合使受体自身磷酸化。从而激活丝裂原活化的蛋白激酶，调节 Ca^{2+} 内流，促进内皮细胞的有丝分裂、细胞迁移。血管生成另一重要环节是细胞外基质的降解和内皮细胞表面整合素的诱导。VEGF 刺激出芽的内皮细胞上整合素 $\alpha_v\beta_3$ 表达，抗 $\alpha_v\beta_3$ 抗体抑制了血管生成。这些整合素与玻连蛋白（vitronectin）、纤维素（fibrin）、纤连蛋白（fibronectin）和骨桥蛋白（osteopontin）结合。VEGF 上调组织纤溶酶原激活因子（tPA）和尿激酶纤溶酶原激活因子（uPA）及其受体的表达，tPA 和 uPA 将纤溶酶原转化为纤溶酶，在水解内皮细胞基底膜，增加血管通透性中起重要作用；VEGF 可迅速促进血管通透性，其能力是组胺的 5 000 倍；VEGF 刺激内皮细胞释放一氧化氮（NO）扩张血管从而可诱导兔和猪发生低血压。VEGF 还诱导另一血管扩张剂前列环素的释放；VEGF 与另一重要的血管生成因子——成纤维细胞生长因子（FGF）有协同作用，抗 FGF 抗体抑制了 VEGF 诱导的 tPA 和 uPA 在牛微血管内皮细胞的表达，而纤溶酶原抑制因子（PAI－1）表达增加，同样抑制 VEGF 的作用也削弱了 FGF 的作用。

（二）促非内皮细胞增生的作用

在部分非内皮细胞如肿瘤细胞、视网膜色素细胞、滋养层细胞等中也检测到 flt－1 和 KDR 两种受体的高度表达，体外实验 VEGF 可以促使这些细胞增生，因此有人认为 VEGF 及受体可能直接与肿瘤细胞、滋养叶细胞的生长分化及视网膜病变发病有关。

三、VEGF 及其受体在子宫内膜中的表达与调控

体内大部分血管一经发育完全即保持高度的稳定性，但是子宫内膜的血管却具有独特性，在功能层子宫内膜中腺体、间质等组分呈现周期性变化的同时内膜血管亦发生周期性增生、弯曲、断裂和修复。VEGF 作为血管内皮细胞的丝裂原及血管通透性因子与血管功能密切相关，其与子宫内膜血管周期性变化及胚胎着床的关系日益受到人们的重视。1993 年 Charnock－Jones 首次报道 VEGF mRNA 存在于子宫内膜腺上皮、血管内皮细胞。2001 年 Moller 首先应用免疫组化技术证实 VEGF 及其受体 flt－1、KDR 存在于子宫内膜腺上皮、间质细胞及血管内皮细胞。北京大学第三医院应用免疫组化和原位杂交技术对月经周期子宫内膜进行了系统的研究，观察到 VEGF 及其受体 flt－1、KDR 不仅存在于人子宫内膜血管内皮细胞，而且也丰富地存在于腺上皮细胞。VEGF 在子宫内膜血管内皮和腺上皮细胞中的表达呈明显周期依赖性，增生早期表达最低，增生中晚期表达增强，分泌期表达更强，月经期 VEGF 含量最高；flt－1 在子宫内膜血管内皮细胞和腺上皮细胞中的表达趋势也呈相同的规律，不同的是 flt－1 含量自分泌中期起明显升高；而 KDR 在腺上皮细胞和血管内皮细胞中的表达在增殖中期迅即增加表达很强，持续至月经期。

（1）血管内皮细胞 VEGF 的自分泌调节：VEGF 及其受体在血管内皮细胞的表达形式与子宫内膜功能层血管的周期性改变相一致。月经期子宫内膜脱卸后，子宫内膜再生同时血管亦新生，增殖早期的血管壁薄且较直，至增殖中晚期血管增生延长，管腔增大，分泌期血管开始呈螺旋状，扩张更明显，我们的研究显示整个月经周期子宫内膜中血管数目未见增加，但血管腔面积及内皮细胞层面积分泌期增加，说明月经周期子宫内膜血管的增生是在原有血管基础上的扩增，而不同于胚胎期时的血管发生。VEGF 作为血管内皮细胞丝裂原与此增生过程密切相关。VEGF 以自分泌方式与子宫内膜血管内皮细胞增生相关，同时提示雌孕激素对其生成的调节作用。雌、孕激素受体分布在子宫内膜血管内皮细胞中，因而 VEGF 及其受体的生成可能与雌孕激素对子宫内膜的总调控有关。分泌期子宫内膜血管内皮细胞高表达 VEGF 及其受体可促使血管通透性增加。已知分泌期尤其是分泌中期子宫内膜间质水肿最为显著，此期间质松散可能对胚胎着床有利。动物实验亦显示，在兔围着床期 VEGF 及其受体在内膜高表达。因此认为 VEGF 是胚胎和有容受性子宫内膜血管之间的一个局部信号，在植入期诱导血管通透性和后继的血管化过程。flt－1、KDR 在内膜血管内皮细胞上表达方式略有不同，KDR 表达时相早于 flt－1。flt－1、KDR 介导的生物学效应不同。敲除 KDR 基因的小鼠，会导致血管内皮细胞早期发育和分化缺陷。而敲除 flt－1 基因后，前体细胞可以分化为内皮细胞，但这些细胞不能形成血管。因此 KDR 的作用可能与增殖中期血管起始修复、新生关系密切，而 flt－1 可能与维持正常血管内皮细胞功能及增加血管通透性利于胚胎着床相关。VEGF 及其受体在经期内膜血管内皮细胞表达最强，这与月经前螺旋小动脉收缩和痉挛引起的组织缺氧可能有关，因而是一种反应性增加。体外实验显示缺氧明显刺激子宫内膜间质细胞 VEGF 的含量。VEGF 基因启动子中含有缺氧反应元件，缺氧上调 VEGF 的表达是通过激活 VEGF 启动子上的一个缺氧诱导因子（hypoxia－inducible factor，HIF－1）结合序列实现的，缺氧刺激 HIF－1α 的释放，其与 HIF－1β 形成二聚体，与 VEGF 上游的 HIF 结合位点结合，促进 VEGF 的转录；此外，3'

非转录区包含两个顺式活化稳定区，这样能促进 VEGF mRNA 的转录和增加其稳定性。动物实验提示 flt-1、KDR 亦受缺氧调节，经期内膜脱卸相对缺氧的状态刺激 VEGF 生成，从而对子宫内膜血管增生和修复可能起作用。VEGF 增加基质金属蛋白酶的表达，从而利于降解内膜基质、对内膜的剥脱和重塑均有促进作用。

（2）腺上皮细胞 VEGF 的自分泌调节：人类子宫内膜腺上皮细胞中也存在 VEGF 自分泌调节系统。已知人子宫内膜腺体在增殖早期短小而直，通过活跃增生过程腺体变长，组织切片上在增殖晚期可见细胞呈假复层现象。分泌期腺体明显弯曲，分泌早期由于糖原丰富而形成核下空泡，分泌中期出现顶浆分泌。VEGF 及其受体尤其是 KDR 在增殖中期含量的生成增加与此时腺体增生过程相伴随。因而对腺体的增生过程起促进作用。有研究认为 VEGF 与表达 KDR 的细胞结合，引起细胞形态变化，胞膜皱褶增加，肌动蛋白合成增强，有丝分裂增多，具有趋化性等。而 VEGF 及其受体主要是 flt-1 在分泌期，尤其是分泌中期，内膜腺上皮细胞中含量进一步生成增加与分泌期腺体分泌功能也是伴随的。可能 VEGF 对内膜腺上皮细胞通透性也有类似增强，从而有利于胚泡的着床。VEGF 及其两种受体在月经期子宫内膜腺上皮细胞中含量也最丰富，提示与血管内皮细胞相似的周期依赖性变化，这可能均受雌、孕激素及月经期缺氧的调节。雌激素可快速刺激离体培养的人和在体动物子宫内膜细胞 VEGF 的分泌，雌激素对 VEGF 表达的快速调节提示 VEGF 基因是内膜对性激素反应最主要基因之一，在 VEGF 启动子区发现对雌激素反应的序列，未发现对孕激素反应的元件。孕激素对 VEGF 的调节作用存在分歧，有学者认为孕激素刺激 VEGF 的表达，另有人认为孕激素对 VEGF 有降调节作用。可溶性受体 sflt 在增殖早期、中期比分泌期高 2~3 倍，说明 VEGF 在受体水平调节植入窗。VEGF 及其受体 flt-1、KDR 在反复流产患者蜕膜、滋养层细胞、血管内皮细胞的表达降低。

（3）VEGF 在间质细胞的表达：VEGF 及其受体在内膜间质细胞的含量低，在巨噬细胞、颗粒细胞的表达较强，在分泌中晚期及月经期阳性细胞数增多。临近月经内膜开始崩溃，此时巨噬细胞、颗粒细胞中的自分泌和旁分泌作用也介入内膜脱卸。

（李　田）

第二章

妇产科超声诊断

第一节　妇科超声诊断

妇科超声检查主要针对盆腔内生殖器，包括子宫、双卵巢、双输卵管、阴道。正常超声可显示部分为：子宫、双卵巢、阴道上2/3部分，而阴道下1/3和输卵管在正常情况下，前者因耻骨联合遮挡，后者因肠道气体干扰不能显示。

经腹部超声进行盆腔脏器检查，需膀胱适度充盈，在充盈膀胱良好透声区的后方，纵切面子宫呈倒置梨形（图2-1），因子宫表面大部分覆盖一层腹膜，超声可见围绕子宫表面似为一层线样反光强的包膜，为子宫浆膜层。下方为较厚的中等回声的肌层，中央部分为宫腔呈线样回声，围绕宫腔线的为子宫内膜，其回声的强弱和厚度随月经的周期而变化。子宫总体表现为边缘光整，轮廓清晰，光点均匀。宫体与宫颈相连处可见一轻微角度，此处为子宫峡部，即子宫内口所在水平。经阴道超声检查时，因探头更接近子宫，图像清晰度更好，肌层回声及宫腔、内膜回声显示清晰（图2-2）。

子宫的大小常因不同的发育阶段，经产妇与未产妇及体形的不同而有生理差异。在实际工作中，子宫体最大值一般为未产妇三径之和不超过15cm，经产妇子宫三径之和不超过18cm。

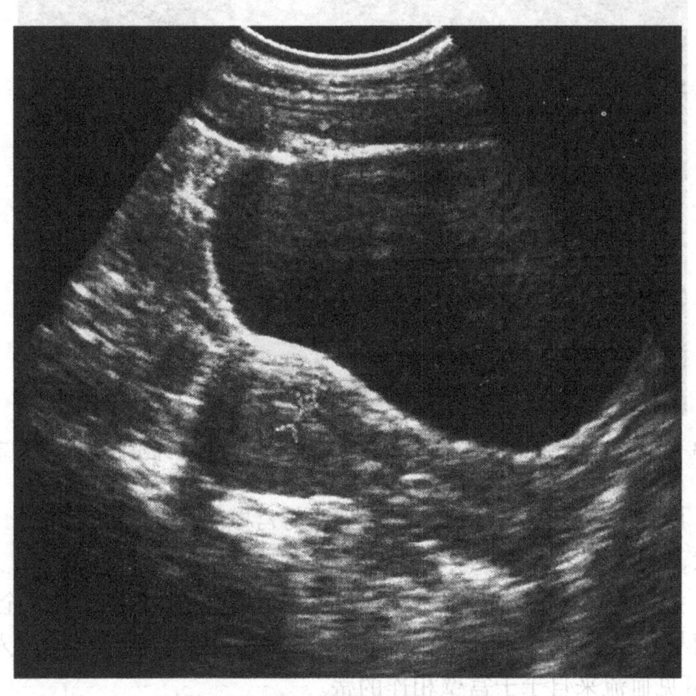

图2-1　经腹超声检查纵切面子宫

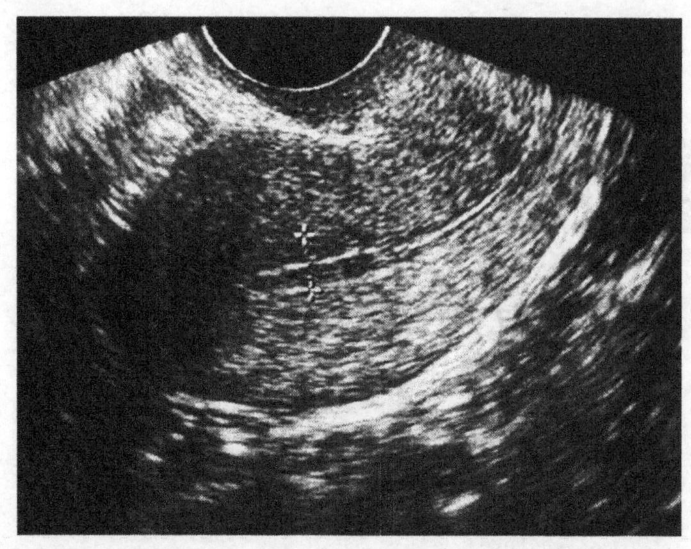

图 2-2　经阴道超声检查纵切面子宫，肌层、内膜和宫腔线显示清晰

一、子宫肌瘤

（一）子宫肌瘤的超声表现

1. 子宫外形改变　除较小的肌壁间和黏膜下肌瘤，浆膜下肌瘤和宫颈肌瘤外，根据肌瘤的大小、数目、部位及生长方式不同，子宫有不同的外形改变。

（1）子宫浆膜下肌瘤：瘤体向子宫体表面突起，子宫形态改变（图 2-3）。

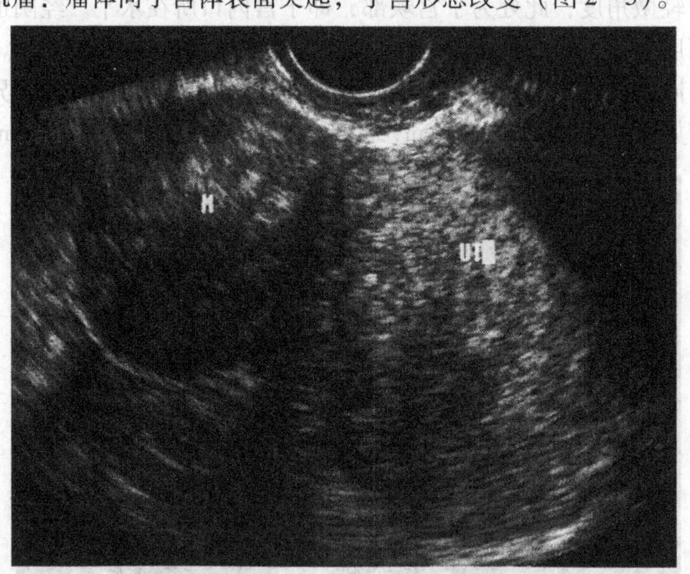

图 2-3　子宫浆膜下肌瘤。UT：子宫；M：前壁低回声向外突起，为浆膜下肌瘤

（2）肌壁间肌瘤：肌瘤主要位于子宫肌层内，肌瘤与宫壁之间界线较清晰，可见假包膜，CDFI 显示血流多呈半环或环状，较大肌瘤后方衰减。

（3）黏膜下肌瘤：瘤体突向子宫腔内，使子宫腔回声弯曲变形。当肌瘤完全突向宫腔时，宫腔内出现实质性占位，肌瘤与宫腔内膜之间有低回声裂隙。带蒂的黏膜下肌瘤可以突入宫颈管内，形成颈管内实质性占位，CDFI 可见血流来自于子宫壁相连的蒂。

2. 肌瘤回声　根据肌瘤内结缔组织纤维多少及有无变性，肌瘤回声常见有以下 3 种。

（1）回声减弱型：最为常见，瘤体回声比子宫回声弱，呈实质性低回声。

（2）回声增强型：比子宫回声增强，肌瘤内纤维组织相对较丰富。瘤体周围常可见到低回声环，为假包膜；也有较大的肌瘤呈栅栏样回声增强。

（3）混合型：肌瘤回声不均质，可见大小不等的低回声、等回声及稍强回声光团混合，其后方回声衰减。

（二）子宫肌瘤变性的超声表现

在不同的体质状况下肌瘤会有变性，常见的子宫肌瘤变性的超声表现如下。

（1）玻璃样变和囊性变：又称透明变性，最常见，这是由于肌瘤中心部位距假包膜的营养血管较远，血管不足造成的。肌瘤漩涡状结构消失被均匀透明样物质取代，超声表现为变性部分回声明显偏低，失去漩涡状结构（图2-4）。子宫肌瘤玻璃样变进一步发展，细胞坏死液化即发生囊性变，玻璃样变和囊性变可间杂发生。

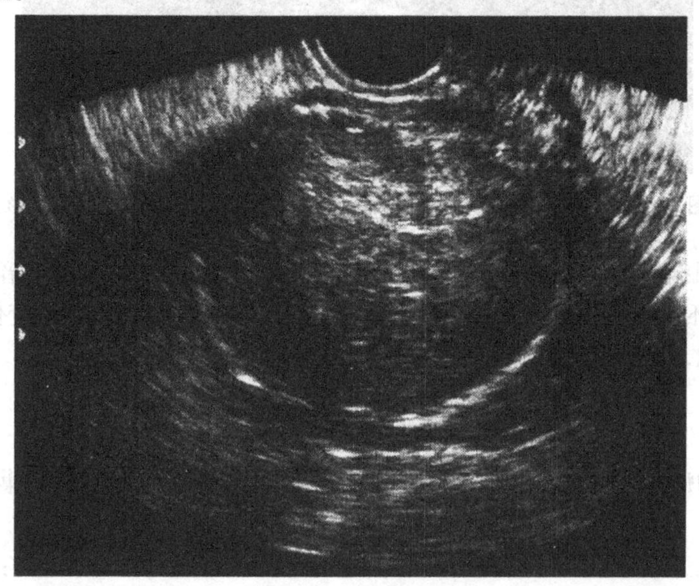

图2-4　子宫肌瘤玻璃样变。回声明显偏低，失去漩涡状结构

（2）红色样变：是肌瘤的一种特殊类型的坏死，可能与肌瘤内小血管退行性变造成的血栓、出血、溶血有关。

（3）钙化和脂肪变性：肌瘤血液循环障碍后，可以有脂肪变性，超声表现为均质的强回声（图2-5），进一步钙盐沉着，声像图上可以出现散在斑状、环状或团状的较强回声，后方有声影（图2-6）。

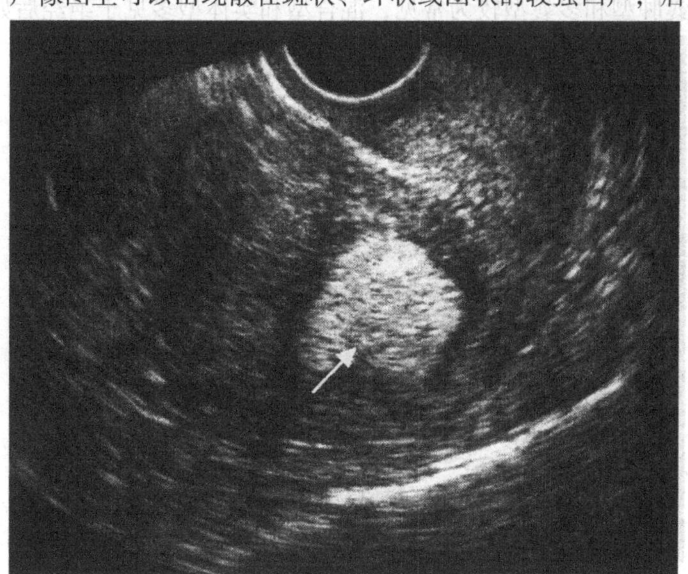

图2-5　子宫肌瘤脂肪变性。箭头：均质强回声的脂肪变性，后方无声影

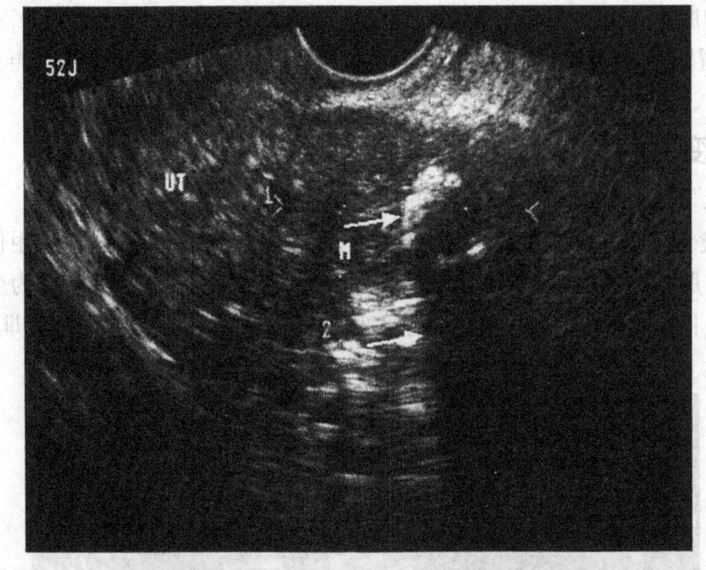

图2-6 子宫肌瘤钙化。M：肌瘤；箭头：斑状钙化回声，后方声影

（4）肉瘤样变：肌瘤在短期内迅速长大，内回声杂乱复杂，间有不规则的暗区或低回声，边缘不规整，CDFI除原有的环状或半环状血流外，内部血流丰富，不规则，血流阻力变低，RI大多小于0.4。结合声像图和临床表现，应高度怀疑肌瘤恶性变。

二、子宫内膜异位症

子宫内膜异位症的病变具有广泛性和多形性的特征，常见侵犯的部位是卵巢、子宫肌层、宫骶韧带、盆腔腹膜等。

卵巢子宫内膜异位又称卵巢“巧克力”囊肿，超声表现根据不同表现可分为：

（1）囊肿型：囊内呈细密光点回声，随探头可出现光点轻微飘动现象（图2-7）。

（2）多囊型：细密光点中见数条光带将囊肿分隔成多房，隔上或见血流。

（3）混合型：细密光点中见散在偏强回声（图2-8）。

（4）实体型：由于血流机化和纤维沉着超声可呈典型实质性图像，常不易与卵巢肿瘤区别（图2-9）。

卵巢子宫内膜异位囊肿型和多囊型较为常见，混合型和实体型多见于绝经后妇女。

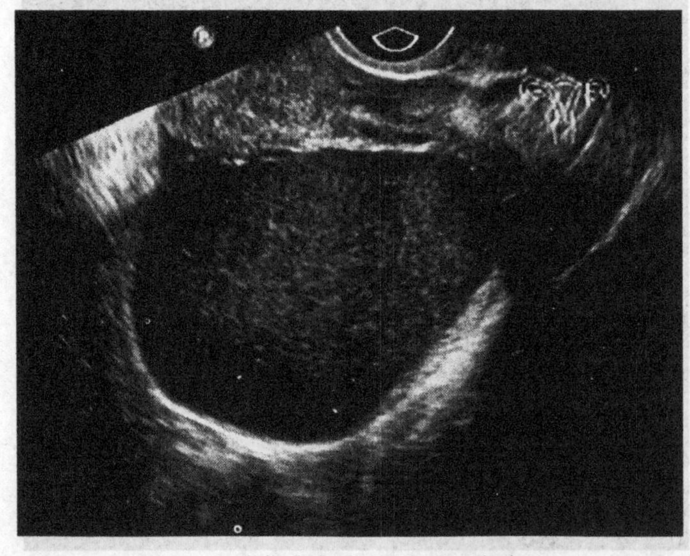

图2-7 卵巢内膜异位症囊肿（囊肿型）

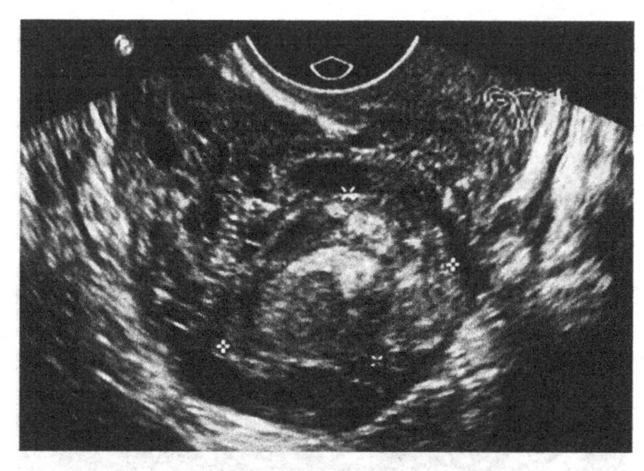

图 2－8　卵巢内膜异位症囊肿（混合型）

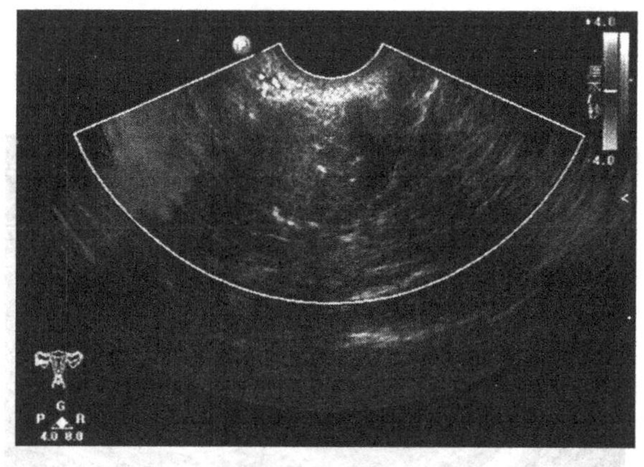

图 2－9　卵巢内膜异位症囊肿（实体型）

子宫内膜异位症彩色多普勒表现为：囊肿壁上可见少许血流信号，可记录到中等阻力（RI 为 0.5 左右）、低速（PSV 为 15cm/s 左右）血流频谱。一般囊内无血流信号。若囊肿内有分隔，隔上可见少许血流信号。

当子宫内膜腺体及间质侵入子宫肌层时，称为子宫腺肌病。子宫呈球形增大，三径之和常大于 15cm，因侵犯后壁较为常见，宫腔内膜线“前移”，肌层回声普遍增高，呈分布不均粗颗粒状，有时后方栅栏状衰减使子宫肌层回声普遍降低（图 2－10）。病灶与正常肌层之间没有清晰的边界。彩色多普勒超声表现子宫病灶内血流较正常肌层增多，弥散分布，较杂乱，无包膜，环状血流。

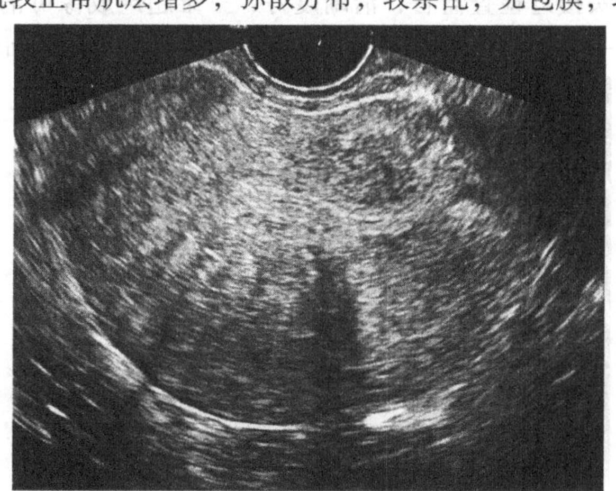

图 2－10　子宫腺肌病病灶位于子宫后壁

三、异位妊娠

输卵管妊娠本位型是指输卵管妊娠位于管腔内，未破裂前。

1. 输卵管妊娠的超声表现　具体如下。

（1）子宫正常大或略大，子宫腔内无妊娠囊、胎体或胎心等特征性回声，可有内膜增厚。

（2）子宫旁或卵巢旁可见到边缘模糊不清的混合性包块回声，大多为增粗的输卵管，为环状回声（图 2－11），周边可有血流，但大多为增粗输卵管的营养血流，少见妊娠绒毛血流。输卵管妊娠本位型包块内见妊娠囊，胎儿存活，可见心搏。子宫直肠窝可见半月形无回声区，为盆腔积液。

2. 输卵管妊娠间质部　输卵管间质部妊娠仅占输卵管妊娠的 2%～4%。但因输卵管间质部是输卵管子宫肌层内部分，如妊娠诊断、治疗不及时，子宫肌层破裂，将严重出血，则危及患者生命。

输卵管间质部妊娠声像图特征为：

（1）子宫不对称增大，一侧宫底部膨隆，其内探及孕囊或不均质包块，与宫腔不相通，围绕的肌层不完全（图 2－12）。

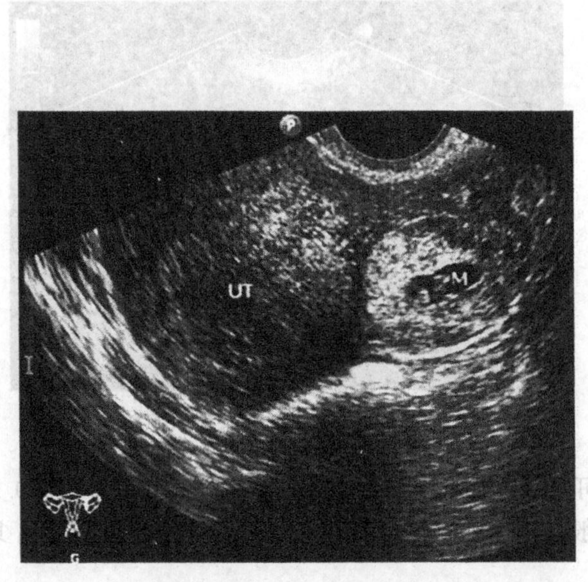

图 2 -11　本位型输卵管妊娠，包块内见妊娠囊、胚芽，未见心搏。UT：子宫；M：本位型输卵管妊娠包块

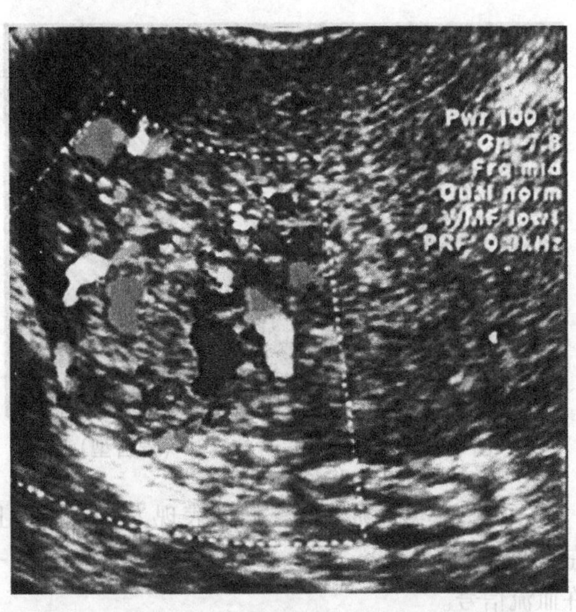

图 2 -12　一侧宫底部膨隆，探及不均质包块

（2）彩色多普勒显示妊娠囊周围血液较丰富。

（3）阴道三维超声因探头接近检查器官，清晰度好，三维超声成像可清晰形象地显示子宫腔，显示宫角与包块的关系（图 2 -13）。其在子宫间质部妊娠诊断中具有较高的临床应用价值。

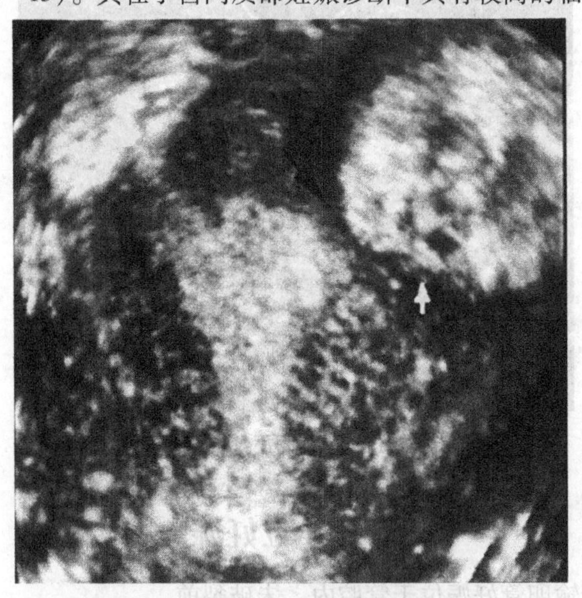

图 2 -13　输卵管间质部妊娠阴道三维超声图

子宫间质部妊娠的超声诊断中，主要与宫角妊娠鉴别。宫角妊娠也是一种少见的异位妊娠，超声鉴别有时较困难。宫角妊娠是指受精卵种植在子宫的角部，宫角妊娠与输卵管间质部妊娠不同，其受精卵附着在输卵管口近宫腔侧，胚胎向宫腔侧发育生长而不是向间质部发育。超声除看见子宫不对称增大、一侧宫底部膨隆外，主要鉴别是宫角妊娠包块与宫腔相通，且全层肌层包绕。三维超声在鉴别诊断上有较大帮助（图 2 -14）。

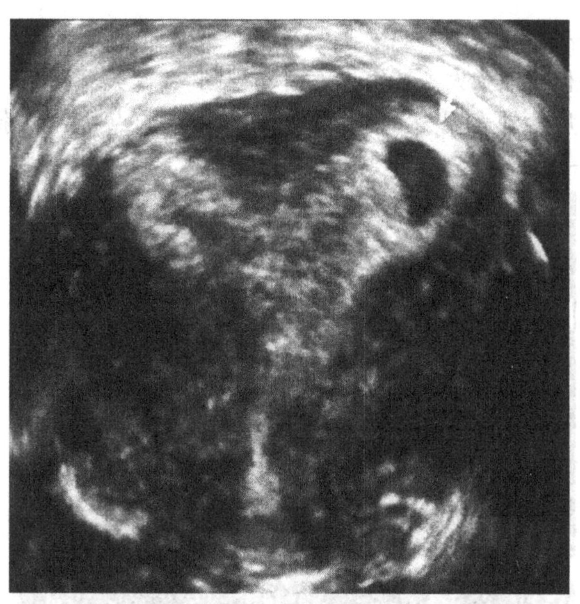

图 2－14　宫角妊娠的三维超声图。箭头：胚囊位于宫角处，与宫腔线之间未见“间质线”

四、完全性葡萄胎

滋养叶细胞增生，胎盘绒毛间质水肿形成大小不等的水泡，相互间有细蒂相连成串，形如葡萄状，故名葡萄胎。

声像图表现：子宫增大，大多大于停经月份，宫腔内无胎儿，充满无数大小不等的水泡，其界面反射形成“雪片状”或“蜂窝状”回声（图 2－15）。有时在宫腔内可见不规整形液性暗区，为宫腔积血或残余的绒毛膜囊。卵巢常见单侧或双侧黄素囊肿，中等大小，多房分隔。其房内为回声暗区。

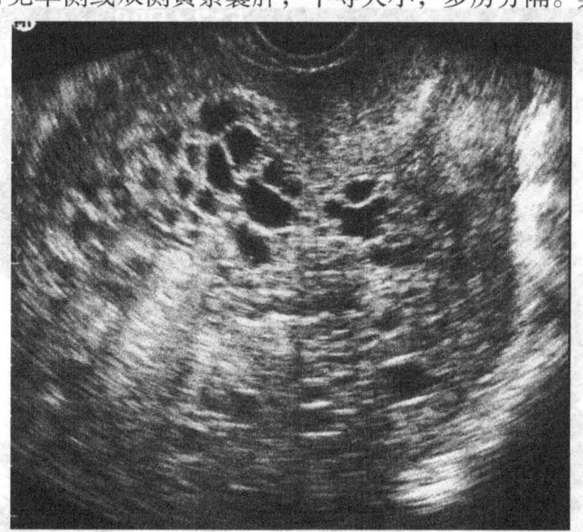

图 2－15　完全性葡萄胎。宫腔内充满大小不等的“蜂窝状”回声

五、侵蚀性葡萄胎和绒毛膜癌

侵蚀性葡萄胎是指葡萄胎组织侵入子宫肌层局部或转移至子宫外，其子宫外转移又名“转移性葡萄胎”。因具有恶性肿瘤的生物学行为而命名。侵蚀性葡萄胎来自良性葡萄胎，多数在葡萄胎清除后 6 个月内发生，尤其是葡萄胎清除后 2 ~ 3 个月为多见。典型的侵蚀性葡萄胎超声和临床诊断并不困难，其临床鉴别很大程度上取决于前次妊娠史、临床病程以及血 HCG 的增高程度。但某些临床病例需要多种实验室检查方法综合分析，甚至最后需手术后病理检查诊断。

侵蚀性葡萄胎超声主要表现有：

（1）子宫正常大或不同程度地增大，子宫形态可不规则。

（2）宫腔或子宫肌层内病灶处表现为界面较多，见不规则的点状、条索状、团状、海绵状或蜂窝状回声，无明显边界（图2－16）。

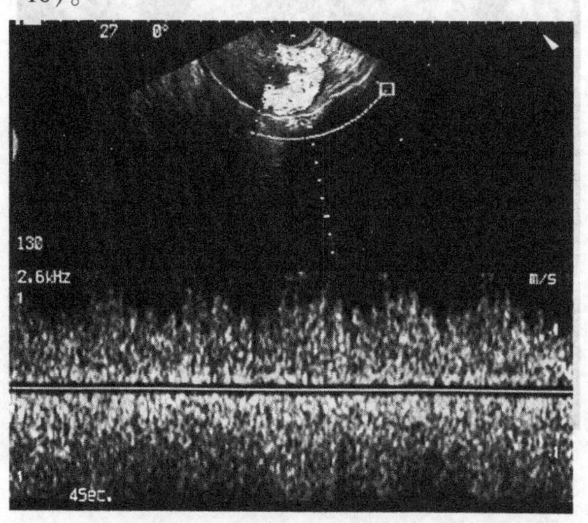

图2－16　侵蚀性葡萄胎动静脉瘘频谱，包络线毛糙状

（3）病灶侵及宫旁时，可在子宫旁出现不规则肿块，无包膜并向周围侵入。

（4）二维可见的海绵状或蜂窝状回声为扩张的血管，CDFI显示病灶处血流信号极其丰富，呈网状或湖泊状血流（图2－17），因滋养肿瘤细胞以侵蚀血管为主，造成血管动静脉之间的交通，故表现为动静脉交流形成和涡流的存在，彩色斑斓，RI极低，大都在0.2～0.4，动脉血流频谱明显包络线毛刺状，显示较高舒张期多普勒频谱或动静脉瘘频谱。盆腔静脉明显扩张，大多表现静脉波形（图2－18）。

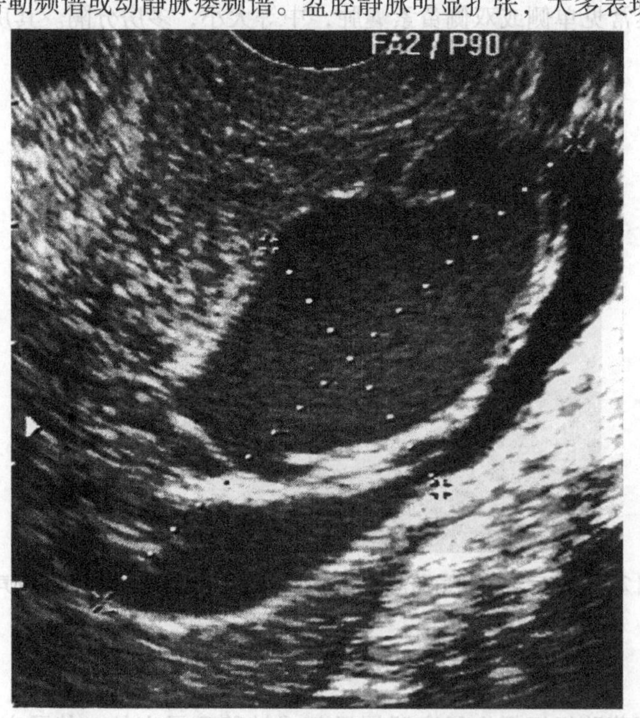

图2－17　侵蚀性葡萄胎宫旁病灶呈“湖泊状”

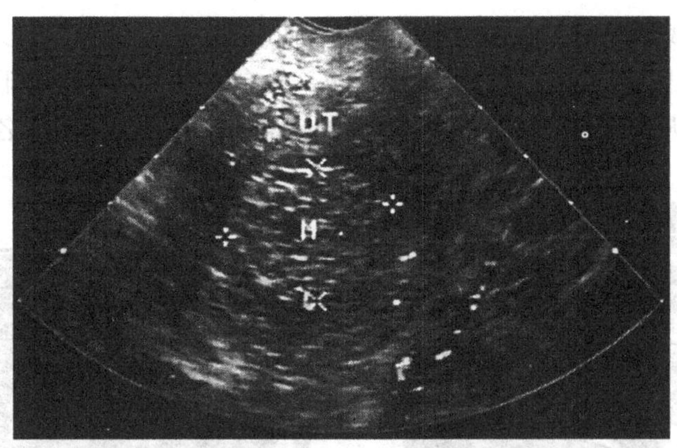

图2－18 盆腔静脉明显扩张，大多表现静脉波形

六、卵巢肿瘤

超声检查从影像学的角度判断，肿块为囊性、混合性或实质性，肿块和周围组织的关系，从而推断包块的来源和包块性质。

1. 卵巢成熟畸胎瘤 卵巢成熟畸胎瘤是生殖细胞肿瘤的一种，又称“皮样囊肿”（dermoid cyst），为良性肿瘤。占卵巢肿瘤的10%～20%，卵巢成熟畸胎瘤内可含外、中、内三个胚层的组织，如向单一胚层分化，将形成高度特异性畸胎瘤，如卵巢甲状腺肿。

卵巢成熟畸胎瘤超声表现因各种胚层组织成分不同而不同，表现多种多样，特异性较强。形态上多呈圆形或椭圆形，包膜较厚。大多在边缘上见正常卵巢组织回声。内部回声大致可分为成团型（图2－19）、弥散光点型（图2－20）、类实质型、脂液分层型和多种回声型5种类型。

彩色多普勒超声在肿块内部及边界较难探及血管。由于畸胎瘤内部回声与肠曲相似，且混于肠曲中，超声下容易漏诊。

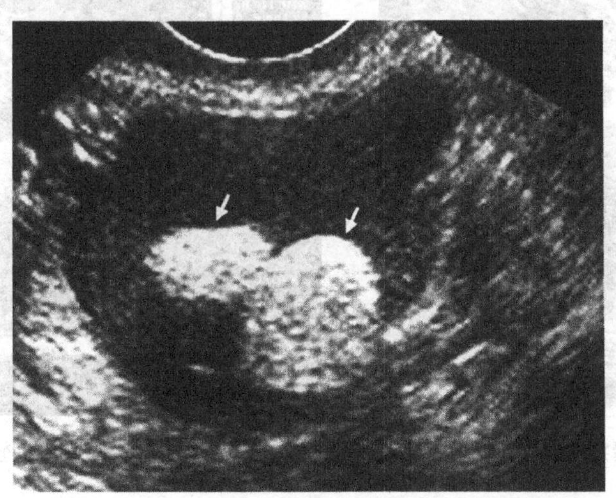

图2－19 成熟畸胎瘤囊内强光团，为皮脂回声

2. 卵巢肿瘤超声特征 就卵巢来源的包块，它在影像上有一些共性的表现。

（1）单纯的单房性囊肿几乎都是良性的，而多房性卵巢囊肿，尤其当发现其中有实质性区域或中隔有不规则的增厚区时，恶变的可能性大。

（2）囊实混合性肿瘤可以是良性的，也可以是恶性的；后者常伴有腹腔积液，超声表现为囊性肿瘤腔内伴有较大的实质性暗区，也可以表现为实质性病变中伴有散在的囊性区。

（3）实质性肿瘤可以是良性的，也可能是恶性的。良性实质性肿瘤声像图显示肿瘤形态规则，边缘光滑完整，内部回声呈分布均匀的散在细小光点，均匀性、透声性能良好者，可有后方回声轻度增强效应。而恶性实质性肿瘤声像图为：肿瘤形态多不规则，轮廓模糊，边缘回声不整或中断，厚薄不均

(图 2－21)；内部回声强弱不一，可呈弥漫分布的杂乱光点或融合性光团，或均匀性回声内出现不规则暗区（图 2－22)，后方无回声增强效应或有轻度衰减，并有粘连性腹腔积液征。

(4) 彩色多普勒超声从包块血供（图 2－23）的丰富程度及血流指数等各项指标也可帮助判断卵巢包块的良恶性。

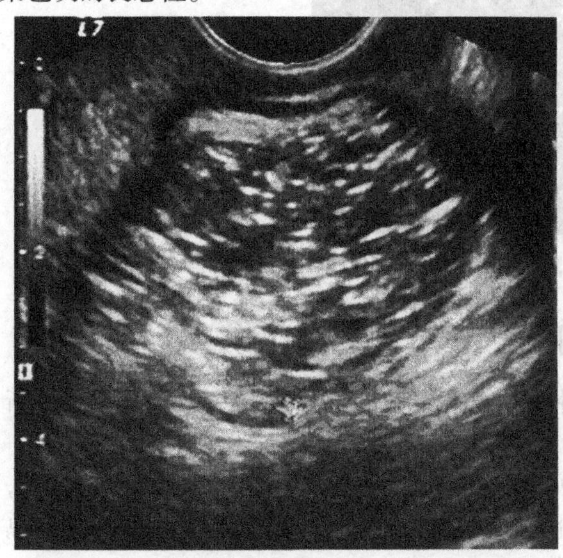

图 2－20　畸胎瘤（短线状回声，为毛发回声）

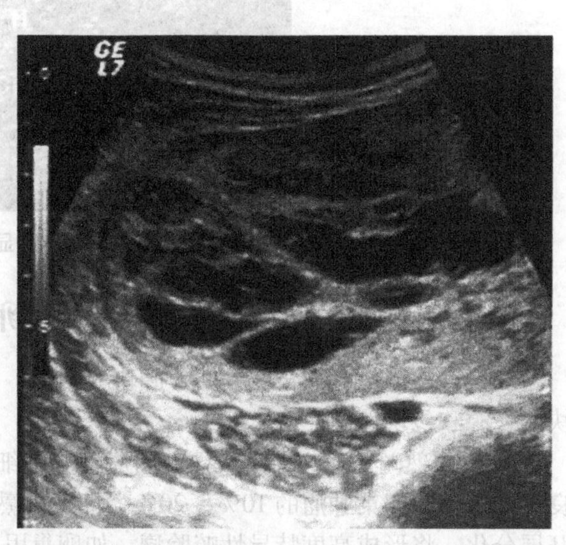

图 2－21　卵巢恶性混合性生殖细胞肿瘤，含无性细胞瘤、内胚窦瘤及未成熟畸胎瘤成分

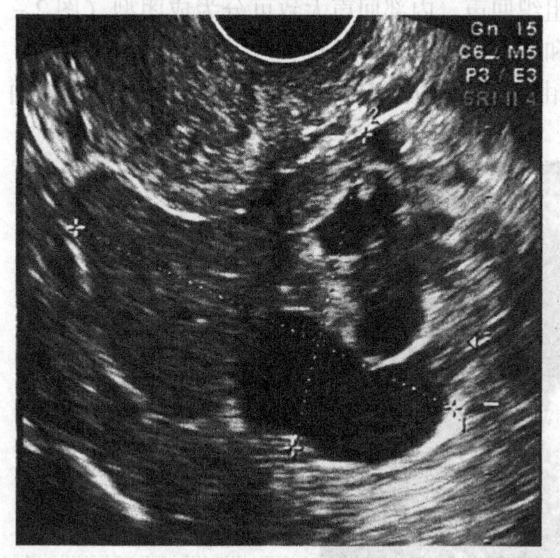

图 2－22　浆液性囊腺癌，囊实性包块，不规整外形

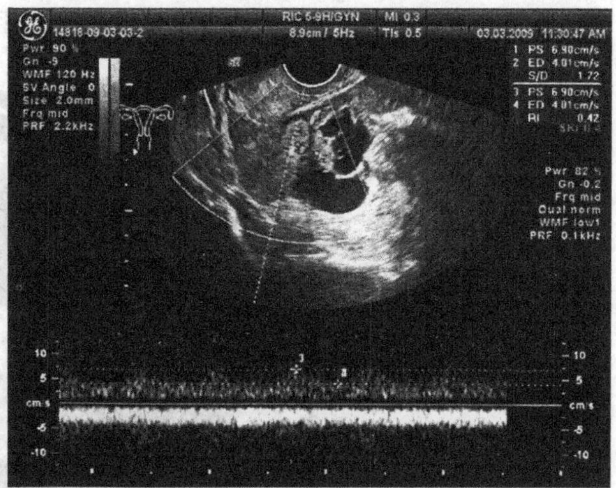

图 2－23　卵巢恶性肿瘤较为丰富血流，低阻力

（李　田）

第二节　计划生育科的超声诊断

中国已婚育龄妇女 IUD 的放置率为 68.6%，超声检查逐步取代放射检查，超声对全金属节育器的反射敏感，对硅胶加金属等类材料制成的节育器敏感性相对减低。二维超声通过几个切面扫查，结合操作者的工作经验，可大致了解宫内节育器的情况。

一、宫内节育器的定位

超声 IUD 检查首先要观察子宫内是否存在 IUD，如子宫内显示 IUD，需测量 IUD 上缘至宫底浆膜层距离及 IUD 下缘至宫颈内口的距离；子宫前壁和后壁的厚度之和；IUD 上缘到宫腔底部距离；子宫内膜线的长度（图 2－24）。

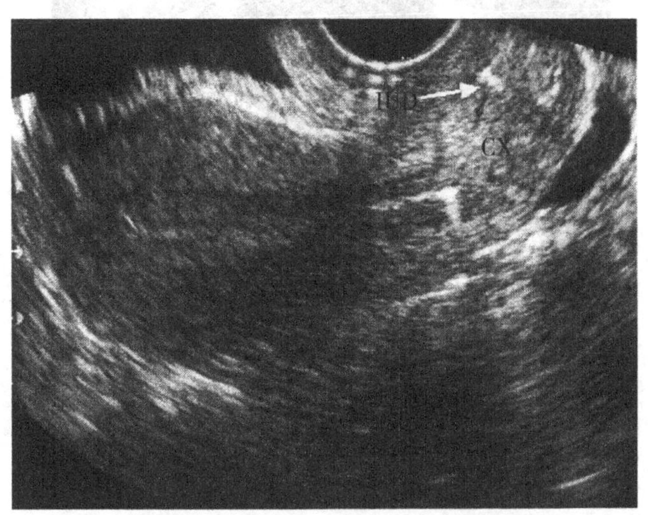

图 2－24　宫内节育器下移位于宫颈管内

二、IUD 宫腔内异常

IUD 宫腔内异常的表现包括 IUD 下移与带器妊娠，IUD 变形（图 2－25）、成角、断裂、嵌顿及穿孔等。超声能及时发现 IUD 在宫内有无下移、嵌顿。对于 IUD 变形的诊断，二维超声检查虽然可以通过探头的旋转及方向的改变来显示 IUD 的全貌，但由于 IUD 所含金属成分，声阻抗大，易产生多重反射，大部分 IUD 形态不能完整地显示出来，无法明确 IUD 是否变形或断裂。近年来开展的三维超声对 IUD 的形态及变形、扭曲、断裂可做出诊断，基本不存在误诊和漏诊（图 2－25，图 2－26，图2－27）。

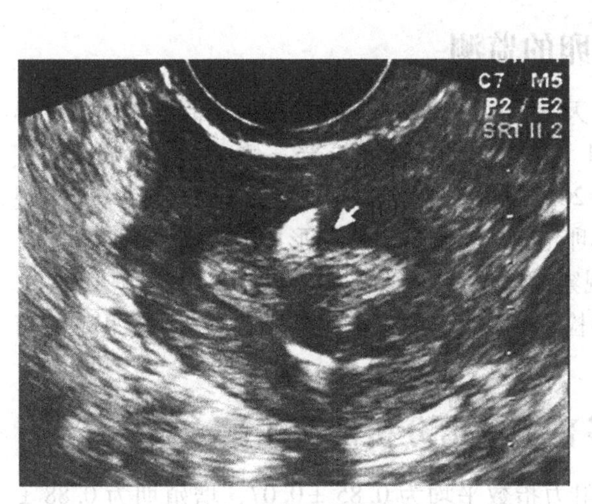

图 2－25　宫内节育器宫腔内变形

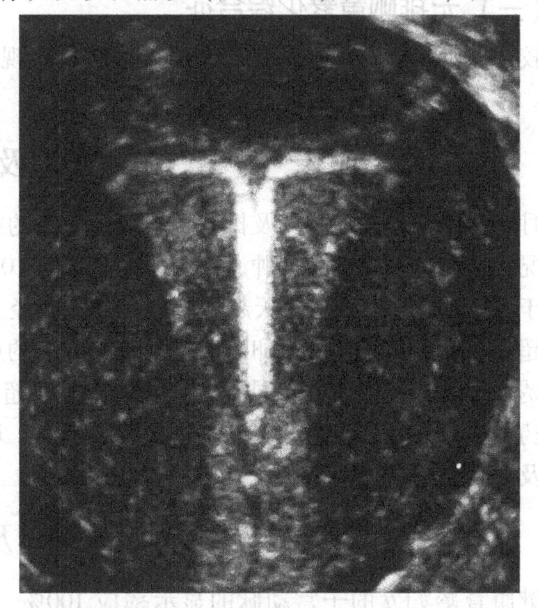

图 2－26　三维超声成像后显示的宫腔形态和节育器形态位置

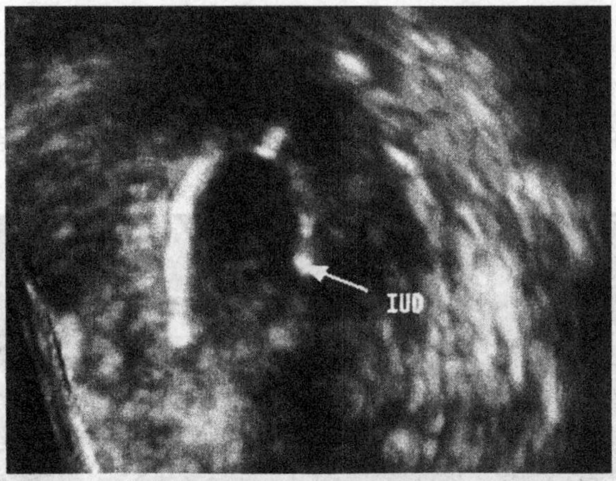

图 2－27　宫内节育器断裂后三位成像图，断裂节育器呈倒置“U”形。IUD：宫内节育器

（李　田）

第三节　不孕不育的超声诊断

一、无排卵周期卵巢、卵泡发育的一些现象

（一）卵泡不发育

连续动态观测均无明显的卵泡或持续存在小于 1cm 卵泡，无周期性变化。

（二）不排卵而形成卵泡囊肿

动态追踪观测的卵泡，直径达到 20cm 仍不排卵，继续发展形成卵泡囊肿。超声表现为壁薄，囊内液清，后壁增强效应的囊性块，5～6cm 直径较常见。

（三）无排卵黄素化综合征

较小卵泡、滞留卵泡或持续生长卵泡均可表现为不排卵，囊性暗区内有稀细的光点和稀疏网络状回声。

二、卵泡及排卵的监测

月经周期监测卵泡发育及排卵：于月经周期的第 5 天超声观察卵巢的基础情况，排除已有的卵巢异常情况，如卵巢非赘生性囊肿、残余卵泡等。第 10～11 天开始卵泡的发育，当一侧卵巢的优势卵泡直径大于等于 15mm 时，可每天超声观察，卵泡直径大于 20mm 时，基本为成熟卵泡。因排卵是瞬间的现象，超声观察到的大多是排卵以后的现象，追踪的成熟卵泡消失，皱缩，血体形成，后陷凹内液体。

诱发卵泡的监测根据不同药物的不同特点，超声观察的时间和内容也不同，如用 HMG 诱发排卵，除用药前检查外，要注意卵泡的多少和生长速度，增加检查的密度，注意卵巢的大小以及腹腔积液的情况，及时发现卵巢过度刺激现象。

三、不孕不育中 CDFI 及多普勒频谱分析的应用

健康育龄妇女的子宫动脉的显示率应 100%，其阻力指数平均为 0.85 ±0.07，增殖期为 0.88 ±0.05，黄体期为 0.84 ±0.06。卵巢动脉一般在月经的第 9 天有舒张期血流，第 21 天左右达高峰。有优势卵泡侧卵巢血流较丰富，血流阻力较低。黄体血流为低阻力的黄体新生血管血流，早孕 3 个月内，黄体支持胚胎的发育，故黄体血流一直存在直到妊娠 3 个月以后。

如子宫动脉在舒张期无血流灌注或者 RI 升高，表示子宫血流贫乏，常常是不孕症的一个原因。改

善灌注后可怀孕。卵巢血流异常表现为卵泡期和黄体期阻力无下降，甚至无血流，会造成体内的激素低下。黄体期血流缺乏或阻力升高，可提升黄体功能异常，是流产和习惯性流产的原因。但卵巢动脉显示与仪器的灵敏度、正确的操作和检查者的熟练程度有关，其评价激素仅可做参考。

（李 田）

第四节 彩色多普勒超声和三维超声

一、正常妊娠血流

正常胎儿的发育需要充足的氧和营养物质的供给，而此依赖于良好的子宫 - 胎盘（utero - placent）、胎儿 - 胎盘（fetoplacental）循环。彩色多普勒超声检查提供了一种研究子宫 - 胎盘、胎儿 - 胎盘循环的无创伤的体测方法，可更直接地了解胎盘发育，观察胎儿宫内情况。

子宫肌壁的血供与其下的胎盘绒毛植入是相互影响的，绒毛滋养层的发育对胎儿生长发育起着决定性的作用。在正常妊娠时，胎盘附着处子宫肌层的螺旋动脉被滋养层合体细胞侵蚀，在孕 20 ~ 22 周螺旋动脉肌层全部剥脱，肌层消失，降低了螺旋动脉水平的阻力，使绒毛血管灌注增加，同时，绒毛迅速发展成三级绒毛，具有很高的表面积/容积比率，有利于膜的交换、营养物质的转送，这种解剖和生理的发展有利于胎儿发育的需要。

正常妊娠时，孕 6 周后可测出胎儿腹主动脉血流；8 周后可测出脐血流，12 周后出现脐血流的舒张期血流；9 周后可出现脑血流，11 周后在颞骨平面可看见大脑中动脉（图 2 - 28）、大脑后动脉、基底动脉及其形成的 Willis 环。

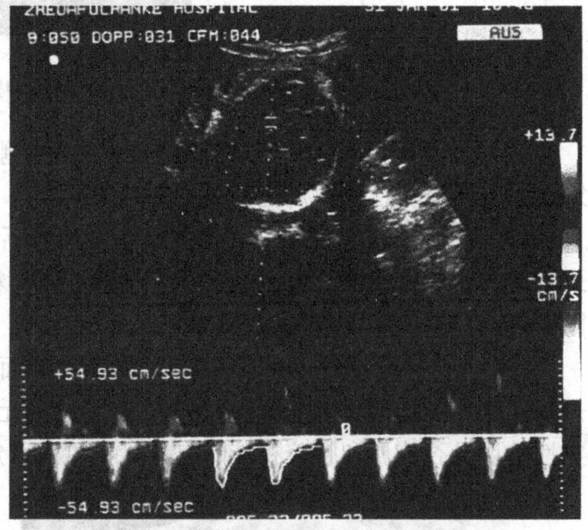

图 2 - 28 妊娠 32 周，胎儿大脑中动脉频谱

正常妊娠的胎儿 - 胎盘循环也有相关的频谱及一定的规律性。通向胎盘的子宫动脉频谱为一种充填型的较子宫动脉阻力降低的频谱，从 26 孕周起，血流频谱 S/D < 2.7，RI 也随妊娠周数而下降。胎盘床内子宫胎盘动脉频谱为较典型的低阻力型频谱，RI < 0.4，主要反映母体的微循环情况，正常情况下该频谱无多大改变。有学者测脐动脉 S/D，孕 30 周后持续大于 3，子宫动脉孕 26 周后持续大于 2.6，且有舒张期切迹存在，则妊娠期高血压疾病、IUGR、胎儿宫内窘迫、死胎、早产的发生率明显提高。子宫动脉血流对高危妊娠预测敏感性为 68%，特异性为 69%；子宫动脉加脐动脉预测高危妊娠阳性率为 93%，阴性率为 91%。

二、异常的妊娠血流

子宫动脉、胎盘血管、脐血管的 RI 较正常范围增高或出现无舒张期血流、逆向血流，均提升胎儿宫内危险，后二者出现胎儿有可能在 24 ~ 48 小时内死亡。这些血管的 S/D 比值异常的出现，一般认为较 NST 异常出现为早。孕 36 周以上的 S/D < 2.2，胎儿较安全，大于 2.5 时应密切随访，大于 3 时应严密监护积极处理。在 IUGR、妊娠期高血压疾病、胎儿宫内窘迫、胎儿畸形以及子宫肌瘤、盆腔包块时也有此现象。

大脑中动脉在妊娠中后期被应用于了解胎儿宫内窘迫的程度，其 RI 在后期呈负增长，代偿性血流增加，重新分配以保护脑、心等重要器官。其在正常范围内不能反映胎儿窘迫。大脑中动脉 RI/脐动脉 RI 比值更能反映胎儿宫内情况。正常时应大于 1，如小于 1 则表示胎儿宫内窘迫。

三、三维超声

三维成像技术近年来发展迅速，前景看好。随着计算机技术的发展，计算机容量和运行速度的改进，实时三维的重建，为三维立体空间信息提供了更加丰富的内容，弥补了二维超声成像的不足。

（一）妇科的应用

（1）卵巢囊性或囊实性肿瘤的囊壁及囊内容物的观察：肿瘤重新成像图像更清晰、直观、立体感强，切面更均匀，不易遗漏壁内的乳头状物且能更明确观察肿瘤侵入的深度（图2－29）。二维超声对不孕症的患者能正确地辨认黄体，但观察卵丘结构很困难，三维超声能清晰、快速地确认。

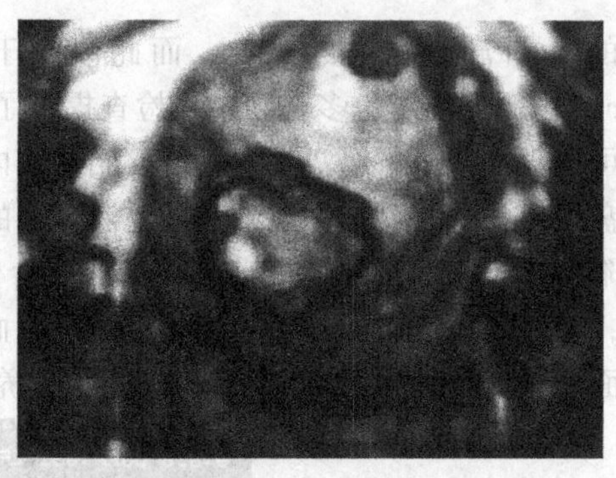

图2－29　卵巢囊肿壁上实质性突起三维超声图

（2）体积的测定：三维超声对肿瘤体积的测定有二维超声所不可及的优势，这对肿瘤良恶性的判定、手术指征及疗效的判定是很好的参考指标。

（3）畸形子宫及宫腔内容物的诊断：成像后的宫腔可清晰地显示其走向、双侧输卵管开口、与宫颈管的关系及宫腔内赘生物的大小、位置、蒂部粗细等情况，可与宫腔镜相媲美（图2－30，图2－31，图2－32）。

（4）妇科肿瘤良恶性判定：在二维超声断面形态学的基础上，三维超声诊断卵巢恶性肿瘤的标准是观察病变区域的囊实性、内壁是否光滑、有无乳头状物、囊壁厚（>3mm）薄（<3mm）的情况、实性肿块是否均质和腹腔积液的有无。其可为判定提供有价值的诊断依据。

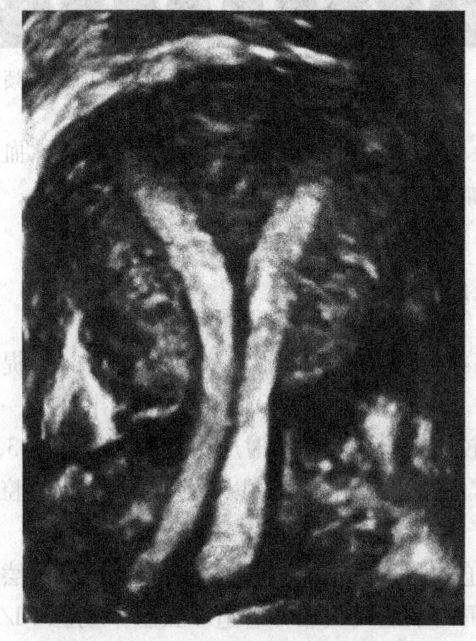

图2－30　完全纵隔子宫三维超声图

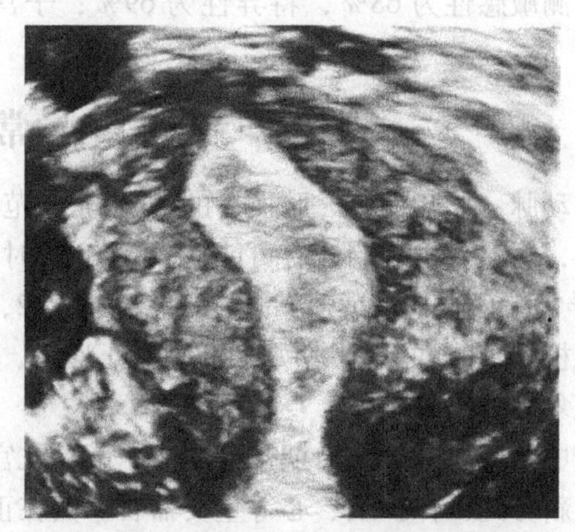

图2－31　单角子宫三维超声图

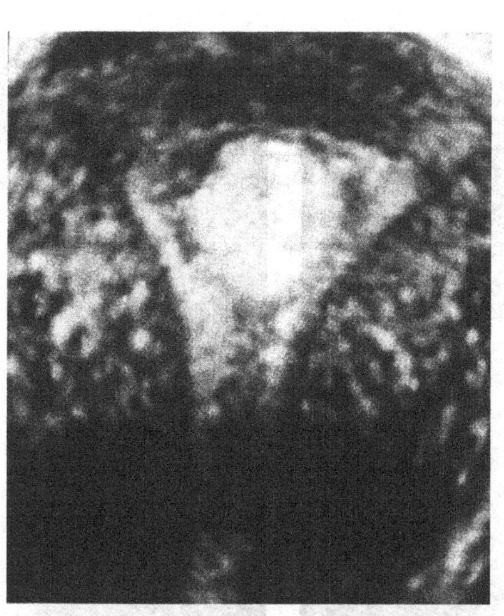

图 2－32　子宫内膜息肉三维超声图

（二）产科的应用

（1）胎儿面部的观察：胎儿面部的观察主要针对一些先天性面部畸形和染色体异常的胎儿面部异常（图 2－33，图 2－34）。三维超声比二维超声可清晰观察胎儿面部解剖和相互关系。胎儿唇部的观察对 24 周以后的胎儿，二维和三维超声无明显差别，24 周以前的胎儿唇部的观察，三维超声能确诊 93% 的胎儿正常唇部，二维超声为 68%。

（2）胎儿骨骼的观察：胎儿脊柱和胸廓先天性畸形较常见，胎儿脊柱和胸廓肋骨为不同的曲线结构，二维超声很难完整地显示整个结构，三维超声的透明成像功能能不受胎儿体位的影响清晰地观察脊柱和胸廓的连续性和结构的曲率（图 2－35，图 2－36）。

（3）各孕龄胎儿各器官的成像：孕 5～40 周各期的胎儿均可成像，8～13 周时可获得完整的胎儿图像，妊娠晚期羊水较少，探测成像较困难。

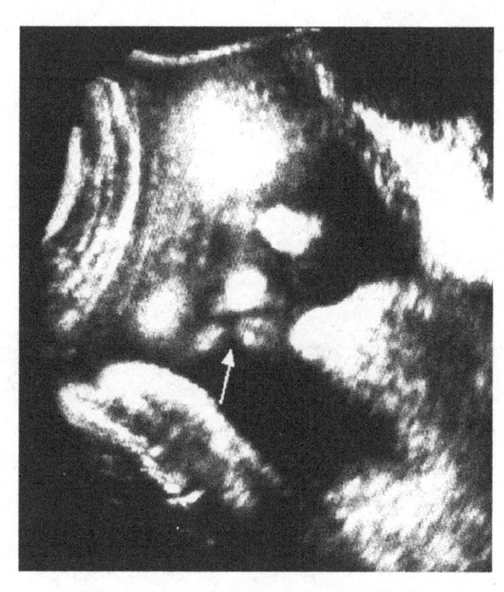

图 2－33　胎儿唇裂三维成像图

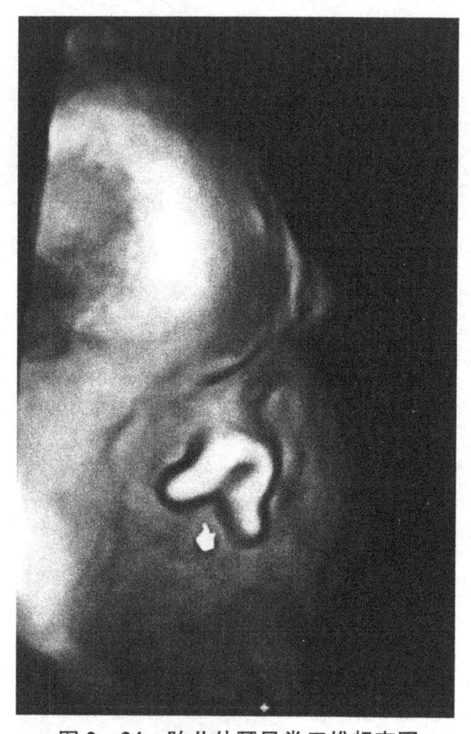

图 2－34　胎儿外耳异常三维超声图

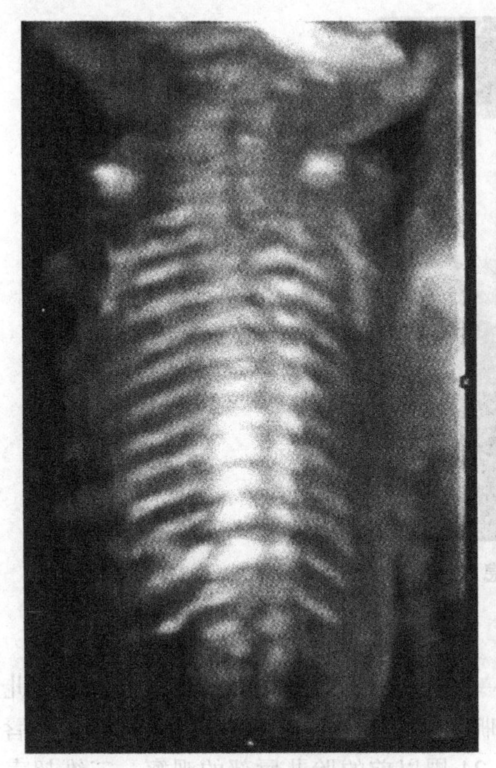

图 2-35　胎儿脊柱颈胸段三维超声图

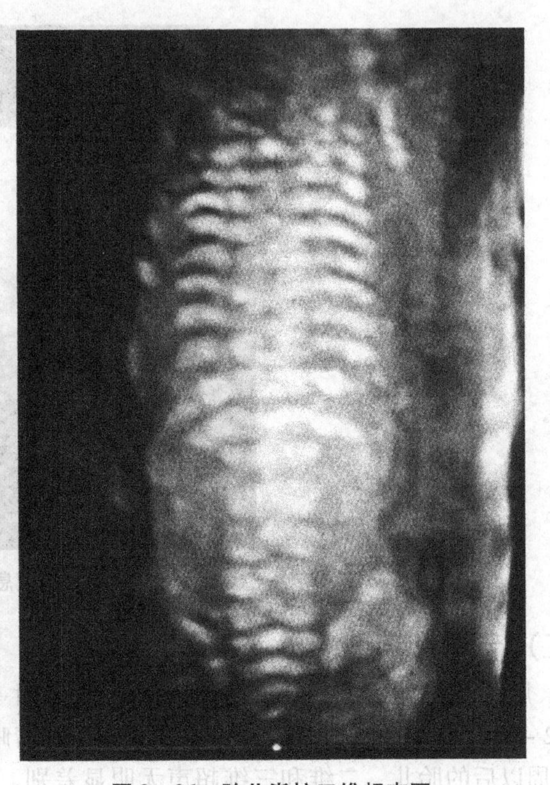

图 2-36　胎儿脊柱三维超声图

（丁　杰）

第三章

宫腔镜诊疗技术

第一节 概述

1869 年 Pantaleoni 在人体做第 1 例宫腔镜检查，开创了宫腔镜诊断宫内病变的先河，但是受当时生产力水平低下的影响，宫内光线传导不良，宫腔不能适度膨胀，宫腔内出血妨碍视野，镜体直径偏大，不易置入宫腔等问题阻碍了宫腔镜的应用，该技术的发展十分缓慢，直到进入 20 世纪以来，随着器械的微型化，冷光源的问世，持续灌流取代单向灌流膨宫，宫腔镜技术才逐渐完善起来，尤其是近 20 年来，手术宫腔镜的诞生为某些妇科疾病的治疗带来了划时代的变革。1986 年 Nd：YAG 激光子宫内膜去除术被 FDA 认可，但很快激光就被电外科手术所替代，1989 年 FDA 正式批准使用宫腔电切镜，为今天的妇产科医生创新了诊治手段。随之成像技术也日新月异地向前发展，集成电路晶片（couple charge device，CCD）的发明，解决了摄像机的微型化问题，可与目镜连接，将图像呈现在电视屏幕上，大大提高了图像的清晰度，缓解了术者通过目镜观察宫腔图像，进行操作时颈背部的疲劳感。为宫腔镜电切术专门设置的液体膨宫泵可设定压力和流速，使手术在满意的膨宫和清晰的视野下进行，其液体回收器可精确计算出水和入水间的差值，能有效地预防 TURP 综合征，使得今天的宫腔镜技术简单、安全和有效。宫腔镜检查是现代诊断宫腔镜病变的金标准，宫腔镜手术以其低创伤比值和高效价比，被誉为微创外科成功的典范。

（丁　杰）

第二节 设备与器械

自 1869 年 Pantaleoni 应用原始宫腔镜借助烛光和凹面反射镜，在人类活体上检查了第一例绝经后阴道流血者发现宫颈息肉以来，其后一百余年，不少学者致力于探索宫腔内奥秘的研究。但由于子宫的生理解剖特点和器械、光、电系统的缺陷，效果不够理想。直至 20 世纪 70 年代，随着纤维光学仪器、冷光源的出现及膨宫方法的改进，宫腔镜的研制和应用又重新受到重视并迅速发展。

20 世纪 90 年代初，新颖的电视宫腔镜系统应用于临床，现代电视宫腔镜系统，基本上由宫腔镜及器械（包括诊断用、治疗用和宫腔电切镜）、照明系统、膨宫及灌流系统、电视成像系统和动力系统（高频电烧、激光等）等几部分组成。“工欲善其事，必先利其器”，得心应手的光学视管、器械，明亮清晰的图像系统，良好的膨宫，再加上安全方便的动力系统是顺利开展宫腔镜诊疗工作的前提和基础。

（一）动力系统

又称能源系统，宫腔镜最常用的能源有高频电和激光两种，与宫腔镜下通过手控器械操作相比，其应用更拓宽了宫腔内手术的种类和范围。

1. 高频电流发生器　提供切割组织和（或）电凝血管的电流。一般低频电流引起肌肉、神经刺激，高频电流不刺激肌肉、神经，不会引起心室纤颤，但可使组织升温，炭化、汽化产生凝固、切开。这种电流通常达数百赫兹。电流集中通过组织产生焦耳热，其热量使细胞水分蒸发，随着水分蒸发，组织阻抗进一步加大，产生热量增多，引起组织蛋白变性、干燥，产生凝固效应，温度进一步升高组织产生炭化，引起弧光放电使组织汽化，产生切开效果。宫腔镜手术是在液体中进行，阻抗较高，因此，必须配置具有功率显示和回流电监测系统的大功率电流发生器。现代的电源发生器均备有报警系统，使用时安全可靠。但术前仍应认真检查高频电流发生器的连接部位，如电极板放置是否妥当，有无接触不良或电线脱落，以免灼伤患者。近代奥林巴斯生产的 UES－30 智能型高频电流发生器，可依组织阻抗变化而由电脑控制进行输出的自动调节，而不必人为调节。这一技术确保电刀不论遇到何种组织，均能保持同样的切割和止血效果。输出功率数字量化显示，具有开机自检系统，自动待机系统，回路不良报警、输出过载报警、输出过时报警功能，报警时自动停止输出，确保了手术安全。因在液体环境下其能量衰减较在空气环境下更大，因此 UES－30 专设有液体环境下的组织切割模式（版面显示 URO），使其可确保在液体环境下具有同空气环境下一样的快速有效的切割。

2. Nd：YAG 激光　用于宫腔内治疗的激光为钕钇石榴石（neodymium－yttrium aluminium garnet，Nd：YAG）激光，由于这种激光具有被紫色组织吸引的特性，接触组织时可产生凝固效应，使其下方及周围组织蛋白质变性、失活，这种效应非常适用于破坏子宫内膜，因而特别适合实施子宫内膜去除术。但这种激光是波长为 1 064mm 的红外光谱，为不可见光，需要在 He－Ne 光的引导下才能达到需治疗区域，比 CO_2 激光具有更大的功率更强的穿透性和组织破坏能力。激光光纤通过宫腔镜上的手术孔道传递能量，激光进入宫腔后再通过液体介质传导作用于病变部位，而且激光在液体介质中不发生能量衰减。

通过激光光纤实施子宫内膜去除术以外的其他宫腔内手术时，必须避免使用“裸露”的光纤进行操作，以减少对组织的凝固深度。目前，一种新型的喷射光纤已经问世，这种激光可防止光束分散，在切割的同时对周围组织的凝固极为表浅，通过这种光束可进行子宫纵隔及宫腔粘连分离术，切除有蒂黏膜下肌瘤。还有一种光纤在 Nd：YAG 的石英纤维前端镶嵌蓝宝石头，这种特殊的蓝宝石顶端在操作时需要在液体或气体介质中冷却。相比而言，作宫腔镜激光手术用液体膨宫介质较气体介质更为安全，但使用的液体介质必须具有很强的冷却效应，安全只是相对而言，使用不当同样出现灌流液吸收过量。如果采用能够制冷的气体，包括 CO_2，使用不当时，也有发生空气栓塞的可能。总之，对镶嵌蓝宝石顶端的激光光纤，必须进行高流速的液体或气体交换以冷却其顶端，进行热交换介质的流速大约需要 1L/min，在宫腔内决不能使用非制冷气体或通过空气冷却。

（二）照明系统

由于宫腔内手术使用的光学视管外径较小，需要极强的光照才能使视野清晰。目前内镜用光源是将一块隔热玻璃插在光源与灯泡之间，所以进入光缆的光线虽有很强的光亮度，但所含热量的成分很少。因此，习惯上称之为“冷光”源。常用冷光源灯泡有卤素灯、金属卤素灯及氙灯。高色温光源产生高亮度，色彩还原真实，图像清晰。氙灯因其色温高接近自然光，灯泡的寿命长，更适用于内镜照明，是宫腔镜理想的光源。

1. 冷光源

（1）OLYMPUS CLV－S30 光源：大功率 300W 氙灯光源，备有手动及自动调光方式，保持最佳照明，并有高亮度模式使光量提高近 2 倍，同时装备有 150W 卤素备用灯，以便当主灯熄灭时，自动转换到备用灯泡处，以便完成必要操作。多功能，除宫腔镜镜外还可用于其他多种 OLYMPUS 内镜，有灯泡使用情况记录表。防水面板设计简洁明快，便于清洁。光源亮度量化显示。

（2）OLYMPUS CLD－S 光源：功率金属卤素灯光源，亮度高，色温接近自然光。灯泡寿命长，消耗曲线平滑。多功能，除宫腔镜镜外还可用于其他多种 OLYMPUS 内镜，可自动调光，也可手动调光。有备用灯（150W 卤素灯），保证安全。

（3）CLH－250 光源：大功率，250W 卤素，亮度高，色温好。多功能，除宫腔镜外还可用于其他 OLYMPUS 内镜。调节亮度方便，直观。有备用灯泡（250W）。

2. 导光束　也称光缆，由一捆两端可弯曲的光学纤维组成，具有高质量的光传送功能，光缆使内镜和光源相连接，是摄像成像系统的一部分。当光线经一个介质传到另一个介质时，在界面上可看到反射和折射现象。如果入射光线不折射到第二介质中，而是完全反射回原介质，称此现象为全反射，导光束就是应用具有全反射特性的光导纤维组成的。

为了达到纤维束全反射的目的，目前玻璃纤维均用燧石作核心纤维，其外涂以一层冕玻璃，称被覆层，被覆层解决了光的绝缘问题，因为燧石玻璃的折射率高于冕玻璃，因此照射在燧石玻璃内表面的光线全被反射到对侧内表面，冕玻璃作为被覆层，解决了所谓的绝缘问题，使光不至于泄漏，经过反复的全反射，光线由纤维的另一端射出。每根光导纤维直径 10～25μn，每根光缆含光导纤维万根以上，光导纤维有折断可能，其损坏可以在白天检查光缆时发现，损坏的纤维表现为黑点。为了延长光导纤维的寿命，建议：①轻拿轻放；②避免使光缆折成锐角；③手术完成后，光缆应妥善地从内镜上拆下来，并与光源连接直至冷却。

（三）膨宫及灌流系统

OLYMPUS 液体膨宫机：为全自动高精度控制的液体膨宫机。可预设宫腔内压力，流量，液面落差，多种预设值存储，自动监测液体流失量，超过预设值报警，确保安全。在进行子宫内膜切除术时尤为重要。一般入水压力设定 80～100mmHg，流速每分钟 200～400mL。

（四）电视成像系统

1. 成像系统　是将内镜图像经摄像机头摄像，图像处理器分析处理后，将图像显示于监视器上。包括 CCD（电荷耦合器）摄像机、录像机及监视器等部件。摄像机的传感器能够把真正的物像转变为电子图像，显示在显示屏上。当前所有应用的摄像机都装备了 CCD 传感器。这种传感器不能分析色彩。于是图像必须通过棱镜或颜色过滤器分成原色。可以用单 CCD 传感器处理图像的所有组成部分，或用三 CCD 传感器，每一个传感器独立处理一种原色。无论摄像机的性能如何，产生的电子信号是由 RGB 3 原色组成。每一种颜色要求一条独立的电缆。某些监视器有独立的 RGB 输入，然而大多数监视器只有单个输入。为了使全部图像能够在一条电缆上传送，所有的信息需要合成一种“复合”信号。在中国，宫腔镜摄像机是 PAL 制信号。

目前应用的摄像机大多数有 VIDEO 及 Y/C 输出，高档者有 RGB 输出。

摄像机的灵敏度以勒克斯表示，勒克斯的值与摄像头的敏感性成反比。因此，10 勒克斯的摄像头比 15 勒克斯的摄像头清晰，摄像机的勒克斯值越低，要得到满意图像需要的光线越低。

摄像机的清晰度以像素值表达，它决定传感器的精确度．并由组成图像的点数决定。图像拥有的像素量越大，图像的清晰度越好。因此，最早的 150 000 像素的低分辨率摄像机在后来的几年里被高分辨率摄像机取代，这种高分辨率摄像机正常拥有 400 000～450 000 像素的单 CCD 传感器和 1 000 000 像素以上的三 CCD 传感器。

摄像机的清晰度由摄像头水平扫描线的数量表示，数值越大，清晰度越高。单 CCD 传感器的摄像机约有 300 线以上，三 CCD 传感器的摄像机可以有 600 线以上。

摄像机产生的电视图像包含称之为“噪声”的东西。噪声在图像上以细颗粒的形式出现，尤其在暗区或红色区明显。摄像机噪声的量可以用信号/噪声比衡量，用分贝表示（S/N 比）。比率越高，图像的噪声越小。

一些摄像机装备有能够在弱光条件下显像的系统。这一系统通过自动增加摄像机的增益工作，从而提高图像的明亮度。但是有一个强光源要比摄像机自动增益功能好得多。

最后，摄像机一般装备有自动快门即摄像功能够调整快门速度以适应光线条件。这些快门通常在 30～10 000 之间调节，允许摄像机在所有光线条件下应用。如果应用这样的摄像机，那么要一个可调节的光源就没有必要了。

摄像机的镜头大多数都有焦距 20～40mm 的透镜，通常是 110°视角，35mm 焦距。透镜允许得到全屏图像。某些摄像机有调焦功能，使图像更加放大，甚至在用小径镜或窄角镜时，仍能获得全屏图像。如果 35mm 透镜通常足够达到全屏图像。调焦的应用意味着光的高度消耗。因此，如果应用调焦的摄像机，就要求有更强的光源。手术宫腔镜通过录像监视器实施，高清晰度的摄像机可将宫腔内的图像还原在监视器上，助手及手术室其他工作人员都可通过监视器了解手术经过以便配合手术，而且也非常便于全体医生探讨和总结手术技巧。新型的宫腔内摄像系统能够使视野更为广泛，图像更加清晰，对病变组织的观察和辨认更为详细，术者也不必通过细小的光学视管观察宫腔，缓解了术者进行操作时颈背部的疲劳感，明显地降低了医生的劳动强度。

OLYMPUSOTV－SX2 配备了先进新型的 3CCD 系统，使其分辨率大于 780 线，保证了完美的图像质量。每个 CCD 按其颜色特性只会摄入 RGB3 原色的其中一种。这 3 种信号在摄像机内单独进行处理，以确保色彩还原平衡真实，如肉眼所视，世界首创摄像头免调焦，永保视野清晰。免去您调焦烦恼。10 勒克斯数字处理器使信噪比大于 62 分贝，清晰图像大幅地减轻视觉疲劳。世界首台 CF 电保护级别摄像头减少电泄漏。

2. 监视器　在观察系统中，监视器是一个重要的组成部分。应按摄像系统的分辨率选择监视器，但关键是能够反映所用摄像机的质量，监视器的水平扫描线的数量至少必须与摄像机提供的线的数量相等，最好是监视器分辨率大于摄像系统分辨率。监视器的大小要求是非常主观的，尺寸大小和清晰度是两个不同的概念，可依个人嗜好选择 14～20 英寸的监视器。一般认为一架 44cm（18 英寸）对角线的监视器可做高质量手术。

摄像机是外科医生的眼睛。因此，应配置最好的摄像设备。

3. OTV－S7 数字摄像系统　是 OLYMPUS 公司推出的数字摄像系统，具有很高的信噪比。分辨率高，色彩还原真实。标准摄像头具有弯型和直型，分别用于宫腔镜、腹腔镜，可选配各种适配器，应用于不同内镜，为了适应现代微创外科的灭菌要求更开发出可高温高压灭菌的摄像头。高分辨率摄像头，47 万像素，确保画面清晰自然。具有“2X”双倍感光度功能，并新添加了自动测光功能，在各种条件下确保画面亮度适合。具有宽景深显示功能，使远景/近景均清晰明亮。应用范围广，可接奥林巴斯内镜各种带有硬性接口的光学视管（腹腔镜、宫腔镜、电切镜、纤维镜等）。两种调光方式，电子快门调光和调光电缆调光，确保图像始终保持最佳亮度。具有三级轮廓强调及白平衡功能。可按使用者的习惯，调整色彩配比。对不同光源适应性极强，可根据选配的光源设定相应参数。防水面板设计，简洁明了，易于操作，便于清洁。摄像头安全防水，可浸泡熏蒸消毒。具有专业用红、绿、蓝（RGB）输出，同时具备 Y/C（S－视频），视频等多路输出。并集成数字图像捕捉系统进行数码记录。此外，除标准摄像头外，OLYMPUS公司还专门为 OTV－S7 接宫腔镜设计开发了轻型摄像头，直接光学视管，摄像头重仅 45g。

（丁　杰）

第三节　麻醉

子宫腔镜术已被广泛应用于各种各样的妇产科学疾病的诊断与治疗。宫腔镜技术的进步和检查、手术器材的快速发展，使得经宫腔镜手术的适应证在数量上和种类上有所增加。宫腔镜手术刺激虽仅限于宫颈扩张及宫内操作，但由于支配子宫的内脏神经主要来自于 T_{10}～T_{12}、L_{12}、L_2 的交感神经等及 $S_{2,3,4}$ 的副交感神经组成的盆神经丛，易导致全身反应，如人流综合征（RAAS）。即心动过缓、心律失常、血压下降、恶心呕吐、胸闷、面色苍白、大汗等征象。

宫腔镜手术操作只限于子宫腔内，且手术时间较短，无须全身麻醉。随着人们生活质量以及知识水平与认识水平的提高，越来越多的患者要求在安静、平稳、无痛状态下度过围术期。因此，宫腔镜手术麻醉的方法及选择取决于：

（1）诊断镜或手术治疗镜用光学纤维镜还是硬镜。

（2）非住院患者还是住院患者。

（3）患者精神心理状态能否合作。

（4）患者对麻醉的要求。

（5）手术医师的要求及手术操作的熟练程度。

（6）手术时间长短。

宫腔镜手术麻醉的术前访视和麻醉评估见腹腔镜手术麻醉。

（一）表面麻醉

即用穿透性强、作用快的局部麻醉药用于子宫颈管内或注射到宫腔内的表面麻醉方法。药物一般用0.5%～1%地卡因或2%利多卡因，采用棉棒宫颈管填塞法或宫腔内注射法。虽然表面麻醉能缓解扩宫时疼痛和全身不良反应，但不能较好地缓解宫内操作时的神经反射症状，因为它不能安全阻断黏膜下层，肌层对压迫、牵拉及电切、凝时热效应的神经反射。但此法与安定镇痛麻醉复合可用于宫腔镜活检、检查及TCRP等创伤较小的局部手术麻醉。

（二）宫颈旁神经阻滞

宫颈旁神经阻滞分别于宫颈4、8、10点距宫口外缘0.5cm处，进针约3cm，各注射0.5～1mL 2%利多卡因，能使92%的患者宫口松弛，且RAAS发生率明显降低。理论上高浓度、大容量宫颈旁神经阻滞效果较好，但存在注射痛及全身中毒反应。也不能安全消除宫底及宫体的神经反射。

（三）硬膜外麻醉及蛛网膜下隙阻滞

硬膜外麻醉分连续硬膜外麻醉和单次硬膜外麻醉。是目前使用较广泛且熟练的麻醉方法。可根据手术时间长短及术者技术熟练程度随意调控麻醉时间和麻醉平面。其优点在于：①穿刺成功后阻滞完善，可控性好；②减少应激反应，减少血压升高和心动过速的发生；③可改善胃肠蠕动，减少腹胀，因交感神经阻滞可致副交感神经张力增加；④术中保持患者清醒，能及时告知宫腔手术中可能发生的不良反应，如TURP综合征；⑤术后恶心呕吐和嗜睡减少；⑥还可用于术后镇痛治疗。但也有其缺点，因麻醉操作技术要求较高，而失败率较高；麻醉起效时间较长，并有发生全脊麻之可能。特别在妇科手术麻醉中有部分患者凝血功能障碍，血流动力学不稳定或脊柱畸形应属麻醉禁忌。而蛛网膜下隙阻滞，虽操作简便，阻滞完善，但不适合非住院患者，且对血流动力学影响较大，特别是青壮年，术后头痛发生率较高，临床上较少应用。

（四）全身麻醉

宫腔镜手术操作只限于子宫腔内，且手术时间较短，无须全身麻醉。但随着人们生活质量以及知识水平与认识水平的提高，越来越多的患者要求在安静、平稳、无痛状态下度过围术期。一般选用静脉全身麻醉。麻醉药物应选择作用时间短，苏醒快，镇痛效果好，不良反应少的全身麻醉药物。以往较多采用亚麻醉剂量的氯胺酮，其镇痛效果可达80%～90%，但也不能完全抑制RAAS，且增加肌张能力而不易扩宫；呕吐，口腔、呼吸道分泌物较多，易导致上呼吸道梗阻及误吸，还可有兴奋、躁动及噩梦，造成患者心理伤害，目前亦较少应用。

1. 静脉全身麻醉　随着近几年来新的静脉全身麻醉药的开发应用，临床麻醉医师在选择全身麻醉药物时可根据患者状况灵活掌握。目前较常用的有依托咪酯、丙泊酚，而国外较多采用单剂量阿芬太尼和舒芬太尼等，这些药物不良反应相对较少，安全可靠，苏醒快。特别是阿芬太尼类，镇痛完善，镇痛与意识分离，术毕很少感觉疼痛，术中亦无任何记忆，作用时间短，但大剂量时均有一过性呼吸抑制，多数能自行缓解。

（1）依托咪酯（etomidate）：依托咪酯系咪唑类衍生物，临床应用0.1～0.3mg/kg，7～14分钟自然苏醒，无精神不良反应，但呕吐发生率较高，且有注射部位痛及体动，并有抑制肾上腺皮质功能，如与小剂量芬太尼合用，且镇痛完善，苏醒快，不良反应明显减少。

（2）丙泊酚（propofol）：丙泊酚具有起效快，作用时间短，恢复迅速而平稳，同时有一定的抗呕吐作用。常用剂量2.5～3mg/kg，能维持8～10分钟。如首次剂量后再3～4mg/（kg·h）静滴维持，可随意延长麻醉时间而不影响苏醒时间。但亦有一过性呼吸、循环抑制。因此，要求麻醉医师应具备辅助通气设备和技术条件。

（3）舒芬太尼、阿芬太尼（alfentanil）：也属一种强效阿片类镇痛药，与芬太尼作用比为8∶1，起效和作用维持时间是芬太尼的1/3，无蓄积，对心血管影响小，镇痛与意识分离，常用量30～50μg/kg镇痛维持15～20分钟。常根据患者年龄、体重、一般状况联合麻醉。

（4）丙泊酚与舒芬太尼复合静脉全身麻醉：在宫腔镜手术麻醉中，常用异丙芬1～1.5mg/kg联合舒芬太尼0.1～0.2μg/kg，能满足手术要求，镇静镇痛作用强，对生命体征抑制轻，偶有呼吸暂停及心动过缓和低血压，可自行缓解和对症处理治疗。

（5）丙泊酚－阿片类药靶控输注（target controlled infusion，TCI）：随着计算机技术的发展，1992年Kenny等研制出计算机辅助滴定静脉麻醉药，微机控制的输液泵。是以血浆或效应室的目标为调控指标，同时可以显示目标血药浓度，效应室药浓度，给药时间和累计剂量，并可限制最高剂量。目前丙泊酚－阿片类药靶控输注已广泛应用于临床麻醉和镇痛。常用TCI输注系统有两种：即Diprifusor和Fresenius base primea。它是可以同时进行镇痛－镇静药等双通道或多通道的靶控输注。当今常用丙泊酚－瑞芬太尼靶控输注；丙泊酚0.8μg/L和瑞芬太尼0.2～2μg/L，有较好的镇痛、镇静作用，也适合年老体弱及多并发症患者的检查和手术治疗。

（6）氯胺酮（ketamine）：有较强的镇痛作用，宫腔镜手术时常用剂量0.3～1.3mg/kg，稀释后静注，此亚麻醉剂量对呼吸影响小，苏醒快，但有肌紧张、呕吐、呼吸道分泌物增多，兴奋和噩梦等缺点。

2. 喉罩通气静脉全身麻醉　喉罩作为一种通气工具，已广泛用于宫、腹腔镜手术的麻醉。尤其第三代双管喉罩（ProSeal－LMA）。此喉罩置入相对简单，很少出现呼吸道损伤，喉罩对气道几乎无刺激，易于维持血流动力学稳定，应激反应轻微，患者易耐受，异物感小，置入刺激轻，呛咳少，分泌物少，不出现喉头水肿、声带损伤、喉返神经麻痹等并发症；术后咽喉痛的发生率较气管插管低；麻药用量减少。

许多经宫腔镜手术如子宫黏膜下多发肌瘤、宫腔严重粘连、子宫内膜电切术、先天性子宫阴道纵隔等，由于手术时间较长，为了确保有效通气，在静脉全身麻醉的基础上插入喉罩，既能保证有效通气，降低反流误吸之可能，还能进行机械通气或吸入麻醉。

有必要时应实施气管内插管全身麻醉，以确保患者安全。

（五）宫腔镜手术中监测

宫腔镜手术麻醉的特殊性在于麻醉医师应知晓宫腔镜手术可能发生不良反应（如TURP综合征）和手术操作的并发症，通过监测分析生理参数及其变化，能尽早发现问题，判断问题的严重性，提供早期诊断和识别病情转归依据。并为手术医师对并发症的进一步处理提供更好的麻醉支持和生理保障。

1. 常规监测

（1）心电图：特别是对老年人或患有先天或后天性心脏病患者，应常规监测。麻醉和手术中电切或电凝对心肌电生理亦有一定的影响，可尽早地了解是否有心肌缺血、心律失常等节律变化。

（2）血压：血压由心输出量、血容量和周身血管阻力所决定，特别是椎管内麻醉后，可致相对容量不足而导致低血压；而用液体膨宫时若手术时间长，灌注压高可出现高血容量性高血压。一旦出现高、低血压，麻醉医师应尽早查找原因，以便作出正确处理。

（3）脉搏氧饱和度监测：能发觉低氧性缺氧和搏动性血流，并能连续了解肺内气体交换，氧合血红蛋白饱和度和中心氧合状态。妇科患者有相当一部分行宫腔镜手术时均伴有贫血，如Hb在5～6克时，氧含量不足却氧饱和度满意；低血压时或心泵功能低下，搏动性血流降低，而氧饱和度可能正常。因此，对诊断贫血性缺氧和早期低血压时存在价值和意义差。

（4）心前区或食管内听诊：可以监测心音、呼吸频率和通气情况，但不能识别呼吸类型。如用气体膨宫时，易导致气体栓塞，通过此法可即早发现，当听诊发现呼吸音和心音有异常时应立即停止手术，及时处理。

2. 特殊监测

（1）电解质监测：主要是血钠浓度监测。由于98%的渗透压是由电解质提供的，而钠几乎占了一半。当血钠浓度<125mmol/L，即感恶心不适；若低于110～120mmol/L时，即感头痛乏力，反应迟钝；<110mmol/L即可抽搐、昏迷。宫腔镜下子宫肌瘤切除时，若膨宫压大于100cmH_2O大灌注流量或患者处于低血压状态时易发生稀释性低钠血症，为防治急性水中毒提供可靠依据。

（2）血糖监测：宫腔镜手术膨宫介质有三种。目前常用5%葡萄糖，术中定时快速测定血糖浓度十分必要。一旦血糖异常升高，提示冲洗液或膨宫液吸收。

（3）中心静脉压监测：如 CVP 增高，说明有效血容量增多，而且 CVP 的变化比血压变化早。因此，可作为稀释性低钠血症的先兆征象。但其敏感性非同监测 PCWP，如根据 PCWP 的监测指导治疗会更安全。

（4）无创性血管外肺水监测：任何原因引起毛细血管壁滤过变化和毛细血管内外静水压与胶体渗透压差变化，均可导致肺水肿，采用心阻抗血流图（ICG）监测胸腔液体指数（TFI）用以区分心源性或非心源性水肿。

（丁　杰）

第四节　膨宫介质和灌流系统及 TURP 综合征

宫腔的充分膨胀和清澈无血是宫腔镜检查和治疗的重要条件。最常用的膨宫介质包括二氧化碳气体（CO_2）、低黏度液体（如甘氨酸、葡萄糖、甘露醇或山梨醇、生理盐水）、高黏度液体（如右旋糖苷-70）。高黏度液体因其存在严重的过敏反应，已严禁使用。宫腔镜电切手术极类似于经尿道前列腺切割手术，大量液体膨宫介质（灌流液）可以从术中开放的静脉吸收入血，而且子宫不同于膀胱，是一个有一定厚度和潜在腔隙的器官，需要很高的膨宫压力。另外，子宫壁比膀胱壁具有更丰富的血液供给，因此宫腔镜手术中灌流液吸收更强于前列腺切割手术，故同样会产生经尿道电切前列腺综合征（transurethral resection of prostate，TURP），导致低钠血症的发生，如不及时正确纠正，会进一步引起心血管系统损害，严重的神经、精神异常，甚至发生死亡，是内镜电切手术严重的并发症。

理想的灌流液的其他特征包括等渗性、高清晰度、灌流液吸收引起的血浆及细胞外液的增加是暂时的且尽可能减少。另外，灌流液也不应该在手术器械上产生结晶现象。

随着宫腔镜手术的发展，妇科腔镜医生也面临 TURP 的问题，因为在多数情况下，灌流液入量可达 600～1 200mL。正因为高黏度和低黏度的灌流液吸收引起的病理生理变化生理完全不同，所以必须高度重视不同灌流液吸收入血引起的各种病生理改变，以预防、诊断及治疗这一并发症。

（一）膨宫介质

1. 气体膨宫介质——二氧化碳（CO_2）　CO_2 是一种无色液体，它使用简便，如果有适当的气体膨宫机，其安全性就有所保障。Lmderman 和 Mohr 报道了 1 200 余例使用 CO_2 膨宫行宫腔镜检查无并发症发生。气体膨宫机可持续注气，预设压力后，气体流速可自动调整到最适程度。如果压力增大，流速自动降低，避免了压力过高引起的并发症。CO_2 膨宫最大流速为 100mL/min，最大宫腔压力为 200mmHg，最适宜的流速为 40～60mL/min，最适宜压力为 40～80mmHg。

腹腔镜的气腹机禁用于宫腔镜，气腹机是以 L/min 提供腹腔压力，远远高于宫腔镜时膨宫的流速（mL/min）。CO_2 膨宫并发症的产生主要是由于气体膨宫机使用不当造成输卵管破裂、输卵管积水和隔破裂（9/38）。心律不齐和心搏骤停也有报道，可能是由于大量 CO_2 吸收造成的。但动物实验模型证实其安全范围很广泛，大量的 CO_2 进入腹动脉几乎不会导致心血管的并发症，但是内镜医生仍应牢记使用最低流速达到最适宜的膨宫效果。动脉瓣缺损和肺动脉增高 CO_2 栓塞的危险性，使 CO_2 从左心房直接进入右心房，这时应使用其他膨宫介质。

2. 低黏度灌流液　宫腔镜术中使用低黏度的灌流液，包括甘氨酸，糖类如甘露醇和山梨醇也易产生 TURP 综合征，据报道其发病率最高达 50%，最低达 5%。

（1）甘氨酸（$CH_2 \cdot NH_2 \cdot COOH$）：甘氨酸是一种溶于水的单氨酸，常用浓度为 1.5%，属低渗非电解质溶液，其渗透压为 200mOsm/L。经血管吸收后引起的水中毒表现为高血容量和低钠血症。这些并发症在 TURP 手术中发生率高达 2%。宫腔镜手术中当大的子宫血管被切断时，具有一定压力的膨宫液——甘氨酸可经静脉血管快速吸收入血。随着液体进入，循环系统血钠水平降低。正常情况下，钠离子和其他阳离子对血浆渗透压起决定作用。血钠的迅速降低通常导致血浆渗透压的快速降低，但甘氨酸分子的最初吸收有助于血浆渗透压的维持。然而，甘氨酸不能长久地维持在血管内，其分子吸收入血后半衰期为85分钟。手术时间越长，组织切除范围越广，吸收越多，最终结果导致游离水的增加。如果这种游离水不能快速代谢，低渗性低钠血症就会发生。低钠血症的危害性在于不可避免地导致脑损伤，因为水分子可以自由通过细胞膜，快速建立起血管内、细胞内和细胞外的渗透压平衡。在细胞内外，水很容易从低渗处（高含水量）到高渗处（低含水量），使细胞内外渗透压达到平衡。水分子也能自由通过脑屏障，且动物实验和人体观察均证实低钠血症最易致害的是大脑屏障，因此，血管内游离水的快速增加可导致渗透压的降低和水进入脑细胞。脑水肿时，脑组织可以因颅腔所限而受到损伤。增加的颅内压可以降低血流速，造成组织缺氧。颅内压增加5%即可导致脑疝的发生，增加10%可以威胁生命。

低钠血症可能是TURP综合征的独立因素。Na^+可以影响心脏平滑肌和骨骼肌的代谢、神经冲动的发放、细胞膜电位和细胞膜通透性。实验动物模型证实了低钠血症对中枢神经系统的损害。在这一研究中实验动物在正常渗透压下造成严重的低钠血症，动物一直处于昏睡、抽动和昏迷状态。认为低钠血症而非低渗透压是其发病的主要因素。

（2）山梨醇和甘露醇：山梨醇和甘露醇也可用于TURP和宫腔镜手术灌流。最常用的Cytal溶液包含2.7%。山梨醇和0.54%甘露醇，也有使用更高浓度的报道。但高浓度的山梨醇和甘露醇在电切时高热作用下可熔化成焦糖，故临床很少使用。山梨醇和甘露醇是六碳同分异构体。山梨醇在肝脏中代谢成果糖和葡萄糖。甘露醇本身无活性，只有6%～10%被吸收代谢掉，其余的被肾脏滤过并以原形排泄于尿液中，因此甘露醇可起到渗透利尿作用，理论上有助于降低体液超负荷和继发的低钠血症。但半衰期长，肾功能正常者甘露醇在血浆中半衰期为15分钟，对体液平衡和心功能恢复不利，当患者并发肾病时，可因排泄受阻而进一步延长半衰期。作者单位也曾用等渗的5%甘露醇进行宫腔镜手术的灌流，发现其优点为进入循环的甘露醇有利尿作用，能减轻体液超负荷的不良反应；缺点为凡接触过的部位在液体干燥后即形成一层粉末，其利尿和脱水作用同时也可引起术后低血压。

（3）5%葡萄糖：应用5%葡萄糖为膨宫液，临床观察发现：

1）血钠水平逐渐降低，术后1小时为最低点，术后4小时开始恢复，所有变化均在正常值范围内，临床症状无低钠血症的表现。

2）血钾水平逐渐降低，术后1小时为最低点，术后4小时开始恢复，24小时恢复正常，所有变化均在正常值范围内，无低钾血症的改变。

3）血氯水平逐渐降低，术后1小时为最低点，术后4小时开始恢复至正常。

4）血糖水平明显升高，术后1小时为最高点，术后4小时即恢复至术前水平。

5）血浆渗透压水平逐渐降低，术后1小时为最低点，4小时开始恢复。

5%葡萄糖能否应用于宫腔镜手术灌流的焦点在于血糖改变对人体的影响。血糖于术后明显升高，与灌流液的吸收高度相关。若患者不并发糖尿病，则一过性血糖增高不会产生明显的生理变化。临床观察发现术中血糖开始增高，术后1小时达到高峰，术后4小时恢复至术前水平，其恢复速度比钾、钠、氯快。有些学者怀疑血糖增高会引起高渗、脱水，甚而加重低钠血症，导致中枢神经系统症状。但葡萄糖的分子量大，其具有的渗透压有限。若血糖增高10mmol/L（180mg%），渗透压增加10mOsm/L，若血糖增高20mmol/L（360mg%），渗透压增加20mOsm/L。临床观察术后血糖最高值为469mEq/L，理论上渗透压应增加26mOsm/L。动物实验证实，血浆渗透压>350mOsm/L，可出现不安、易激惹；血浆渗透压在375～400mOsm/L，有眼球震颤、共济失调、肢体颤抖；血浆渗透压>400mOsm/L，有惊跳、强直性肢体痉挛；血浆渗透压>435mOsm/L时无一生存。所以即使血浆渗透压由于血糖增高而增加了26mOsm/L，也不会产生明显的病理生理改变，且临床观察此患者无任何不适主诉。动物实验也证实5%葡萄糖组血糖明显增高，而5%甘露醇组虽无血糖增高却出现高死亡率，所以高血糖并不是实验动物致死原因。如果说血糖一过性增高，能导致血浆渗透压的一过性增高，引起细胞内水向细胞外移动，这也是有些学者认为葡萄糖灌流液可加重低钠血症的理论根据，但这又恰恰部分抵消了细胞外低渗状态，使细胞外水向细胞内移动的趋势，所以一过性血糖增高不但不会加重低钠血症的反应，而且还能缓解细胞内肿胀，降低低钠血症反应的出现。当然，对于糖尿病患者及老年患者，由于胰岛功能减退，不宜使用5%葡萄糖进行手术灌流。

有些研究认为5%葡萄糖是非电解质溶液，渗透压为278mOsm/L，接近于血浆的张力（280~320mOsm/L），故称为等张液，注入血液后不影响红细胞内的张力，红细胞既不膨胀，也不皱缩，保持它原来的完整性。但葡萄糖在体内不久就被氧化成CO_2和H_2O，同时供给了热量，或以糖原的形式储存于肝细胞内，失掉了原有的张力。因此，5%葡萄糖液表面上虽是等张液，但由于它在体内维持它的张力不久，故可作无张力的溶液看待。血糖在术后4小时恢复至术前水平，故其高代谢速度不会引起体内病理生理改变。

（4）生理盐水：生理盐水因含Na^+和Cl^-属电解质溶液，可用于宫腔镜检查，但禁用于单极宫腔镜电切手术。近年来出现的双极电切镜，其膨宫介质即为生理盐水，可有效防止因灌流液吸收导致的稀释性低钠血症的发生。

（二）灌流系统

为了持续监测灌流液的入量和吸收量，液体膨宫装置问世。它的工作原理是低黏度的灌流液通过一个旋转的泵经过电切镜进入宫腔，泵的压力和流速均可预先设定。从宫腔流出的液体被收集在一个有刻度的容器里。灌流液的入量与出量的差值就是吸收量。这些数值均被显示在监视器屏幕上。如果吸收量超过某个标准值（通常是1L），膨宫泵就会发出警报，提醒术者尽快结束手术。

膨宫泵的压力范围为0~150mmHg，流速为0~450mL/min。一般压力设定为100mmHg，宫腔内平均压力为70~75mmHg，流速设定为200~250mL/min。如果膨宫效果不好，导致术野不清，可根据血压将压力设定为≤患者动脉收缩压。低压力、高流速是宫腔镜电切手术安全性的保障。

（三）TURP综合征

TURP综合征，即液体超负荷，指膨宫液吸收大于1 500mL，发生率0.2%，决定于：水静压、手术时间、膨宫液的性质。

1946年Greey指出TURP手术时，以蒸馏水作灌流液，由于切除创面静脉开放，灌流液入体内，促使循环量骤增，大量红细胞破坏，形成大量血红蛋白，引起肾功能损害。Greey首报58岁患者TURP出现昏迷、恶心、尿量下降，死于肾衰竭。尸解：肾小管肿胀、变性并有管型形成。结论：高血红蛋白血症。但动物实验：血红蛋白注入动物体内，大量血红蛋白进入血液循环，不引起肾功损害；人体试验：在人体中注入50g血红蛋白，30小时完全排出体外，对肾功能无损害，均不支持此观点。1955年Hagstrom首次命名了TURP综合征，描述了典型的临床症状：烦躁不安、恶心呕吐、反应迟钝、少尿和肾衰竭，明确指出其真正原因是血钠的突然降低，发生率7%~29%，死亡率0.6%~1.6%，严重者死亡率高达50%。宫腔镜手术也是在持续灌流状态下进行，故同样会产生TURP综合征，被称之为女性TURP综合征（female TURP syndrom）或被称之为TCRE综合征（transcervical endometrial resection syndrome）。

TURP综合征的病生理改变为膨宫液的过度吸收导致：稀释性低钠血症、红细胞在非等渗液中溶解、神经系统紊乱，如抽搐和昏迷、脑水肿、脑疝、死亡。

TURP综合征的临床表现为稀释性低钠血症和急性高血容量血症综合征，主要表现为心率加快，血压增高；血压降低，恶心，呕吐，头痛，视物模糊、躁动；呼吸困难，肺水肿；心律不齐，心率减慢，CVP增高，心力衰竭；溶血；呼吸更困难，组织产生过多乳酸，代谢性酸中毒；心力衰竭恶化：休克，严重者室性心律失常，死亡；神志混乱，昏睡，死亡。

TURP综合征的治疗是一个综合性治疗，包括生命体征监护；低钠血症治疗；抗心力衰竭治疗；肺水肿治疗；脑水肿治疗；纠正电解质及酸碱平衡紊乱。

1. 低钠血症治疗　首先应强力利尿、补钠。强力利尿注意事项：注意剂量，过量——血容量不足。可测定血红蛋白含量及尿比重，也可测定中心静脉压决定利尿剂使用量。注意血清电解质，防止低钾。

所需补钠量=（血钠正常值-测得血钠值）×52%×千克体重

52%指人的体液总量占体重的比率。

高渗盐水：3% NaCl的配制：

10% NaCl 10mL 30mL（含 Na：1g/10mL）。

0. 9% NaCl 100mL 100mL（含 Na：0. 9g/100mL）。

混合配制后的 30% NaCl 组成成分：含 Na：3. 9g/袋，130mL/袋。

补钠要点：忌快速、高浓度静脉补钠；低钠血症的急性期，以每小时提高 1～2mEq/L 速度补充钠离子即可缓解症状；24 小时内血浆渗透压的增高不能超过 12mOsm/L；动态监测血电解质和排尿量。通常不必使用高盐溶液纠正低钠血症，补充生理盐水极为有效；一般先给 1/3 或 1/2 的量，使细胞外液的渗透压升高，细胞内的水分向细胞外转移，细胞功能恢复，观察半小时，根据神志、精神状况、血压、心肺功能及血钠水平，酌情输入剩余的高渗盐水；补钠量能够维持血钠水平在 130mEq/L（轻度低钠）。

2. 急性心力衰竭治疗　应半坐位；除使用利尿剂外，还需使用洋地黄制剂。原理：增强心肌收缩力，以增加心输出量、减慢心率；周围血管收缩和肝静脉收缩，减少静脉回流。用量：毛花苷 C：0. 4mg 静脉缓慢推注；洋地黄化的制剂：1. 0～1. 2mg 静脉缓慢推注。

3. 肺水肿治疗　肺水肿极易即刻导致低氧血症，其治疗首先鼻导管吸氧，流量 6L/min；神志不清者，面罩给氧；上述治疗无效，PO_2 在 50mmHg 以下，气管插管：开始时间歇正压呼吸，仍无效，使用呼吸末正压呼吸，以提高功能残气量，有效阻止呼气时肺泡萎陷；除泡剂应用：鼻导管吸氧时，75%～95% 酒精放入滤过瓶内，与氧气一起吸入，面罩给氧时用 20%～30% 的酒精。关于吗啡：心力衰竭和其他原因肺水肿时可采用吗啡，但 TURP 造成的肺水肿不宜使用，因吗啡促使抗利尿激素释放，使排尿减少，加重水中毒。

4. 脑水肿治疗　应使用高浓度尿素——渗透性利尿剂：血管内液的渗透压高于组织渗透压，水分从脑组织中进入血管内；皮质类固醇激素——地塞米松：稳定细胞膜，减少毛细血管通透性，减轻脑水肿。

5. 纠正电解质平衡　大量使用利尿剂，造成低血钾，心律失常，测血钾，心电监护；发生代谢性酸中毒时应测 pH，静点 4% $NaHCO_3$。

6. TURP 综合征预防措施　手术时间最好 <30 分钟；利尿；使用等渗液；低压灌流≤100mmHg 或≤平均动脉压；测负欠量；避免切除过多的肌层组织≤3～4mm；灌流系统的出水管连接负压吸引；严格计算。

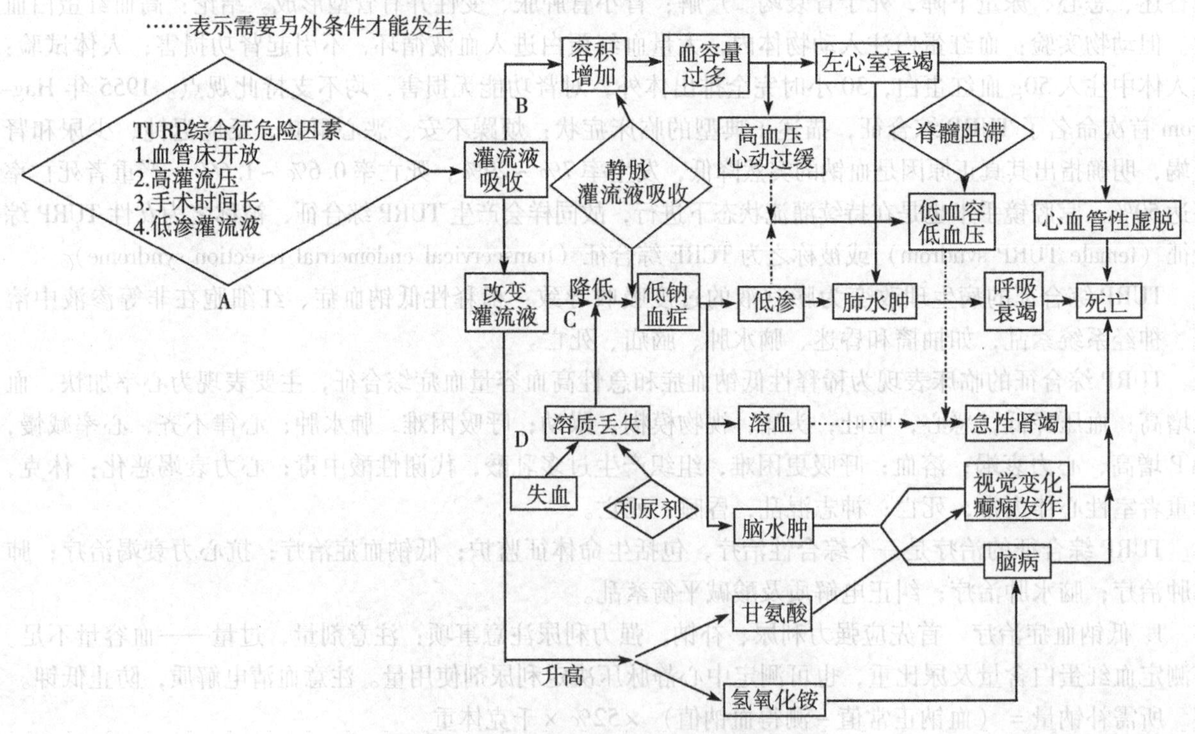

图示　TURP 综合征相关的机制和路径

（丁　杰）

第五节 宫腔镜诊断

用宫腔镜直接检视宫腔内病变，定位取材，比传统的诊断性刮宫（diagnostic dilatation and curettage，D&C）、子宫输卵管碘油造影（hysterosalpingograpy，HSG）以及B超检查更要直观、准确、可靠，能减少漏诊，明显提高了诊断准确率，为诊断宫腔内病变的现代金标准。宫腔镜检查已成为一项新兴的、有价值的妇科诊断技术。微型器械与无创技术应用，使宫腔镜检查术由门诊走向了流动站。正像20世纪的D&C一样，已经可能成为21世纪的常规检查。

（一）适应证与禁忌证

1. 适应证 对疑有任何形式的宫腔内病变或需要对宫腔内病变作出诊断及治疗者，均为宫腔镜检查的适应证。

（1）异常子宫出血（abnormal uterine bleeding，AUB）：包括生育期、围绝经期及绝经后出现的异常出血。如月经过多、过频、经期延长、不规则出血以及绝经前、后子宫出血，是宫腔镜检查的主要适应证。

（2）异常宫腔内声像学所见：包括B超、HSG、CT、MRI、子宫声学造影（contrast echography in the uterus），水超声（saline infusion sonohysteroscopy，SIS），彩色多普勒超声（television color doppler，TVCD）等。

（3）不育症（不孕、习惯流产）：观察宫腔及输卵管开口的解剖学形态，是否存在子宫畸形、宫腔粘连、黏膜下肌瘤等。

（4）他莫昔芬或HRT等激素治疗引起的生理或特殊改变：由于药物的雌激素效应，长期服用后可导致子宫内膜增生，息肉形成，严重者甚至出现内膜癌变，需要宫腔镜进行评估。

（5）异常宫腔吸片细胞学或子宫内膜病理组织学检查所见。

（6）继发痛经：常为黏膜下肌瘤、内膜息肉或宫腔粘连等宫内异常所引起。

（7）复杂的宫腔操作术后：可发现和分离早期的粘连。

（8）子宫内膜癌的分期：观察有无侵犯宫颈管的黏膜面。

（9）子宫肌瘤：为多发性子宫肌瘤选择手术方式。

（10）检查宫内节育器：位置及有无嵌顿等。

（11）阴道异常排液：子宫内膜癌和输卵管癌有时以阴道异常排液就诊。

2. 禁忌证

（1）绝对禁忌证：无。

（2）相对禁忌证

1）大量子宫出血。

2）妊娠。

3）慢性盆腔炎。

（二）宫腔镜检查时间的选择

除特殊情况外，一般在月经净后5天内为宜。对不规则出血的患者在止血后任何时间都可检查。对于不孕症患者一定要在无性生活的周期进行检查，避免已经妊娠或者医源性异位妊娠的发生。

（三）宫腔镜检查的麻醉及镇痛

为减少术中反应，可于术前给予止痛剂、镇静剂。宫颈管松弛、低压灌流及用软镜和微小管径硬镜者可不用麻醉。

（四）宫腔镜检查的操作方法及术后处理

1. 操作方法

（1）受术者于术前排空膀胱，内诊确定子宫的位置及大小。如需与B超联合检查，亦可保持膀胱适度充盈。

（2）取截石位，以0.25%聚维酮碘或0.5%聚维酮碘常规消毒外阴阴道，宫腔黏液多且不易去除者，可以2mL注射器吸出，以免妨碍宫腔镜的视野。

（3）置镜前务必排空注水管和鞘套与光学视管间的空气，液体膨宫的压力可达13～15kPa，流速200～300mL/min，膨宫压力为50～100mmHg，为术野清晰，可瞬间达120～150mmHg，如观察输卵管开口时。液体膨宫的流速为200～400mL/min。

（4）对于无性生活或阴道狭窄者，可应用无创技术操作，包括不放窥器、不夹持宫颈、不扩张宫颈、不探宫腔及低压膨宫等。

1）纤维宫腔镜的操作法：拨动操纵杆使物镜端的镜头上下移动，在膨宫液的冲注引导于直视下从子宫颈外口插入纤维镜尖端，全面观察颈管、宫腔、两侧子宫角、两输卵管口、子宫底。检查完毕，在退出镜子时再度详细观察宫颈管，因此处难以膨胀，易出现诊断错误。

如将镜体向前推入宫腔遇阻时，可以加大膨宫液的压力，使纤维镜的尖端沿着水流方向推进，若还不成功，则用子宫探针探寻插入方向并稍微加以扩张。

2）硬性宫腔镜的操作法：现代硬性宫腔镜的光学视管均为12°～30°的斜视镜片，故镜体由宫颈推入时，需一边转动，一边观察，观察顺序与纤维镜同。

外鞘径线较大，除长期子宫出血或宫腔内有较大的占位病变，其宫颈管较松弛者外，常需作宫颈扩张及麻醉，仍可用无创技术。

2. 术后处理　检查时，患者可诉下腹隐痛，如用CO_2膨宫，能产生轻微肩痛，大多于1小时后缓解。术后数日可有微热，术后1周内少量出血。故术后禁止性生活两周，必要时给抗生素预防感染，并针对原发病进行处理。

（五）正常宫腔镜检查所见

1. 子宫颈管　为圆形或椭圆形的管筒，其形状可随膨宫程度变化，黏膜淡红、泛白或红色，纵横皱褶较多，明显异于子宫腔内膜，偶见典型的中隔状皱襞。子宫颈内口多呈圆形或椭圆形，边缘整齐、平滑，偶有轻度不规则者。明显前屈或后屈者，内口偏向前后侧。宫颈管黏膜较子宫腔的黏膜略显苍白。

2. 子宫腔　膨宫良好时子宫底被展平，但有时略呈弧形，向腔内凸出，使两侧角显得较深，子宫内膜的色泽、厚度、皱褶等均随着月经周期变化而略有不同。

3. 子宫内膜　其形态随患者年龄及月经周期变化而不同。

（1）修复期子宫内膜：厚0.5～0.9mm内膜平滑，呈黄红色，血管纹极少，可有散在的出血斑，腺管开口不明显。

（2）增生早、中期子宫内膜：厚2～5mm，内膜渐变成赤红色，皱褶增多，凹凸不平，腺管开口较清晰，均等分布，草莓状。

（3）增生晚期和分泌早期子宫内膜：内膜肥厚水肿，呈淡黄红色、半透明息肉状突起，可透见上皮下血管、腺开口变得不清楚，波浪状起伏，腺管开口凹陷尤为明显。

（4）分泌期子宫内膜：内膜肥厚到7～8mm，起伏不平，间质水肿，内膜呈黄白色或黄红色半透明的半球形或息肉样突起，毛细血管网清晰，白色点状的腺开口变不明显。

（5）月经前期子宫内膜：内膜间质水肿消退，内膜重趋变薄，表面细微皱襞增多，可伴有散在红色斑块的内膜下小血肿。

（6）月经期子宫内膜：子宫内膜剥脱，伴有点状出血斑和苔样苍白的剥离面，可见毛糙的血管及腺体残端。

（7）绝经期子宫内膜：呈萎缩状，内膜变薄、平滑、黄白色不透明，常可见到溢血斑。

4. 子宫角和输卵管口　子宫角在宫腔尚未展开时呈较深且暗的漏斗状，完全展开后于其顶端或顶端内侧可见输卵管口。

5. 宫腔内其他所见

（1）出血：血片、血丝和血块可附着在子宫内膜表面或悬浮于宫腔内，色泽因出血时间长短而异。

（2）黏液：呈白色絮状，随膨宫液飘动、变形。

（3）内膜碎片：可附着于子宫壁或垂落于宫腔内。

（4）气泡：呈微泡聚集于子宫前壁或底部。

（六）异常宫腔镜检查所见

1. 黏膜下肌瘤　外观呈圆形或椭圆形，表面白色平滑，且有光泽，可见到较粗的树枝状血管或走行规则的血管网。注意观察肌瘤根蒂部的粗细及肌瘤向宫腔内突出程度。

2. 宫腔粘连　一般在宫腔的中央或边缘部较多。可分内膜性粘连、纤维肌性粘连和结缔组织性粘连 3 种。内膜性粘连的表面与周围的子宫内膜外观相似，用宫腔镜容易分离开。纤维肌性粘连呈淡红色或黄白色，呈网格或壁架状，有子宫内膜覆盖，因此表面光滑，质地坚韧，不易分离，结缔组织性粘连是一种瘢痕组织，表面呈灰白色，无子宫内膜覆盖，较粗糙。

3. 宫腔内解剖结构和形态异常　包括双子宫、单角子宫、双角子宫、鞍状子宫、中隔子宫、幼稚子宫、T 形子宫等畸形。子宫中隔按照中隔的长度可分为达到子宫颈外口的完全中隔和未达到子宫颈外口的不完全中隔两种。不完全中隔宫腔镜检查时可在子宫腔的中央见到中隔壁及 2 个长圆筒状对称的子宫腔，而且这两个子宫腔都以输卵管口为顶点。中隔长度是以两侧输卵管口的连接线为底线，测定中隔的突出部分，长度在 1.5cm 以内时称为弓状子宫。长度在 1.5cm 以上才称作中隔子宫。完全中隔在子宫颈内口下方，中隔较薄处，发生左右宫腔交通，宫腔镜下好像不完全中隔、但可发现宫颈管的中隔。

4. 宫腔内异物　有宫内节育器（intrauterine device，IUD），断裂的宫颈扩张棒，剖宫产时遗留的丝线或残留的胎骨、胚物等。

5. 子宫内膜息肉　是从子宫内膜表面突出的良性结节，由内膜、腺体及其间质组成，一般含有一些纤维性组织，外表呈现细长的圆锥形或卵圆形。

6. 子宫内膜增生　指无异型细胞的子宫内膜腺体过度增生。

（1）单纯增生：通常有腺体扩张及内膜间质的增生，而呈现轻度的不规则形态。在宫腔镜下可见到多发性小的息肉或单发性比较大的息肉，也可呈现苔状的隆起。表面平滑不透明，有时可见到小圆形透亮的囊胞。

（2）复合增生：有明显的腺体增生，腺管的极性消失，排列不规则。外观呈现黄白色或红色不透明的息肉状或苔状突起，表面可见到异型血管及大小不等、分布不均的腺管开口。

7. 子宫内膜不典型增生　指包含有异型细胞的子宫内膜腺体过度增生。在宫腔镜下可见到息肉状或苔状的突起，表面不透明，黄白色或灰白色，有异型血管。

8. 子宫内膜癌　依病变形态和范围可分为局限型及弥漫型。宫腔镜下所见有乳头状隆起，结节状隆起及息肉状隆起 3 种，3 种病变可单独出现，也可以混合形态出现。当病变发展时癌灶可由局限型蔓延成弥漫型，且可发生广泛的坏死、发炎及溃疡。

9. 宫腔炎症

（1）急性子宫内膜炎：属宫腔镜检查的禁忌证，镜下可见黏膜出血水肿，被覆异常黏液。

（2）慢性非特异性子宫内膜炎：多见于绝经后妇女，内膜充血呈绛红或火红色。似“草莓”样，中间有小白点。上皮下血管网密集增多，表面有轻微皱褶。

（3）子宫积脓：子宫腔表面覆盖一层稠厚、棕黄或黄绿色的脓痂，洗去后可显露其下的表面粗糙、颗粒状暗红或棕红色发炎的内膜。

（4）子宫内膜结核：宫腔狭窄，不规则，腔内充满黄白色或灰黄色杂乱、质脆的息肉状赘生物，双侧子宫角被封闭。

（5）肉芽肿性子宫内膜炎：为宫腔镜电切术后的肉芽肿样反应。

（6）子宫腺肌病：宫腔黏膜面可见到腺管开口或隐藏在黏膜下的紫蓝色点。

（七）宫腔镜检查后取内膜做组织病理学检查的原则

目前趋于遵循以下四项原则：

（1）正常宫腔所见，尤其绝经妇女，可不取材送检。

（2）一般病变，可吸宫或随机刮取内膜送检。

（3）明显的局灶病变，应镜下活检或定位取材送检。

（4）明显的弥漫性病变，用环形电极切除全部内膜的功能层送检。

（八）宫腔镜 B 超联合检查

将宫腔镜和 B 超两项先进诊断技术联合应用，改变了宫腔镜单纯诊断宫内病变，B 超单纯诊断宫壁内外病变的限制，克服了单纯宫腔镜检查不了解黏膜下肌瘤与子宫肌壁间关系，单纯 B 超不能发现 <1 ~ 2mm 的宫内占位性病变，不能为黏膜下肌瘤定位等缺点。宫腔镜 B 超联合检查扩大了宫腔镜和 B 超检查的适应证，为迅速而准确地诊断妇科疾患开辟了新途径。

1. 宫腔镜 B 超联合检查的适应证

（1）凡有宫腔镜检查指征者。

（2）盆腔包块，欲了解其与子宫的关系者。

（3）决定子宫肌瘤的手术方式。

2. 宫腔镜 B 超联合检查方法

（1）适度充盈膀胱，至可显露宫底。

（2）于宫腔镜检查开始前，先做二维超声，探查子宫位置、大小、子宫壁厚度、宫腔线位置、黏膜厚度、宫底有无凹陷，宫体有无畸形、有无子宫肌瘤、肌瘤的数目、位置和大小及附件情况等。

（3）宫腔镜在 B 超引导下顺宫腔方向置入镜体。在宫腔镜检视宫腔情况的同时，用 B 超探头在耻骨联合上方做横向扫查与纵向扫查，以宫内的膨宫液和镜体为参照物，进行全方位的观察。输卵管通畅者，有时可看到水流自输卵管通过或自伞端溢出的图像。镜体后退时，注意膨宫前后的声像图变化，宫壁有无膨宫液渗入等。

3. 宫腔镜 B 超联合检查诊断宫内病变　联合检查时，利用宫腔镜与 B 超的对照观察，在二维声像图上，可以显示子宫内膜息肉呈现为多个或单个自内膜突入宫腔的息肉样结构，而子宫内膜增生样病变则表现为子宫内膜的局限性或弥漫性增厚。联合检查不仅为临床医生多方位观察宫腔内病变提供了条件，同时也完善了宫内病变的超声诊断。

中隔畸形中不全中隔的诊断单纯 B 超或单纯宫腔镜检查诊断率均不高。联合检查时从 B 超图像上观察宫底部有无中隔及其长短、宽度等。非典型的不全中隔在镜下仅可见两侧宫角深，B 超图像上看不到明确的中隔而显示为宫底部宫壁厚且内突。此时借助膨宫液的对比，在 B 超图像上准确测量子宫底与前后壁厚度之差及子宫底与宫角深度之差，以判断有无不全中隔畸形。同时观察子宫底外形有无凹陷，以除外鞍状子宫及双角子宫，从而准确提示子宫不全中隔的诊断。

宫腔粘连导致宫腔积血单纯宫腔镜检查仅能判断有无宫腔粘连，但看不到粘连水平以上子宫腔内的情况。联合检查可以同时观察到因粘连造成的宫内积血的部位、范围及单房或多房，同时引导宫腔镜进入宫腔并排出积血，弥补了单纯宫腔镜检查的不足。

IUD 段片残留用宫腔镜检查仅能提示 IUD 是否在宫腔内。当 IUD 段片嵌入宫壁被内膜覆盖，则宫腔镜难以窥见，应用联合检查得以精确定位。宫腔镜可检出胎骨残留，但残留胎骨与宫腔的关系则不易判断，联合检查准确提示残留胎骨长轴与宫腔长轴的关系，为残留胎骨的取出提供可靠的信息。

4. 宫腔镜 B 超联合检查诊断宫壁和宫外病变　联合检查时，膨宫液形成的透声窗与膀胱形成的透声窗共同作用，使介入性超声清楚显示子宫轮廓，结合宫腔镜所见提示壁间肌瘤位置、大小及内突程度，为进一步手术提供依据。

不典型的子宫腺肌病，单纯 B 超检查很难作出诊断，单纯宫腔镜检查更观察不到子宫壁的病变，联合检查时，当子宫腺肌病的异位腺体开口于宫腔，膨宫液进入宫壁，在声像图上显示为病变部位呈不均质的云雾状强回声，提示子宫腺肌病。在子宫无明显增大，无典型B超声像图所见的子宫腺肌病病例中，联合检查不失为一种诊断方法。

子宫浆膜下肌瘤和附件肿物，单纯用宫腔镜检查不能作出诊断，单纯B超和联合检查的诊断准确率相似，但对有宫腔镜检查适应证者进行联合检查除有助于宫内病变的诊断外，同时了解宫壁和宫外病变，对全面分析病情，选择治疗方案很有帮助。

5. 对联合检查的评价 宫腔镜是一项用于诊治宫内疾病的先进技术，但有局限性，唯有病变在宫腔中显露或改变宫腔形态时，才能为宫腔镜所发现。B超借助膀胱透声窗显示盆腔及子宫病变。亦有其局限性，不能显示宫腔内微小病变，不能区别子宫占位性病变的性质。将宫腔镜和B超两项先进诊断技术联合应用优点如下：

（1）诊断准确率高：弥补了单纯宫腔镜检查不了宫壁及宫外异常及单纯B超不能清楚显示宫腔病变的不足，可弄清病因，快速而准确地诊断子宫内外与盆腔疾病，为选择手术方式提供了重要依据。

（2）提高了宫腔内操作的成功率：联合检查时对宫腔镜的置入有导向作用，可防止子宫穿孔，对宫内异物取出、撤空宫腔积血有监导作用，使操作得以完全进行，减少盲目操作给患者带来的痛苦和损失。

（3）增加了妇科医生全面了解不全的能力：联合检查使妇科医生涉足超声领域，掌握妇科辅助诊断的多种技能，有利于对病情的全面了解和正确诊断。

（九）宫腔镜诊断的评价

由于宫腔镜能直接检视子宫内景，对大多数子宫内疾病可迅速作出精确的诊断。有人估计对有指征的患者作宫腔镜检查，可使经其他传统方法检出的子宫内异常率从28.9%提高到70%，其中不少患者经宫腔镜检查发现的异常，如果应用其他传统方法则无法诊断。

1. 宫腔镜与HSG比较 造影时宫腔内的小血块、黏液、内膜碎片以及造影剂不足等，均可造成X线的假阳性征象。此外技术操作因素、造影剂的选择及读片解释差异皆可引起误诊。据统计HSG发现异常者，仅43%～68%得到宫腔镜证实。因宫腔镜仅能窥视子宫内表面，不能了解子宫壁和输卵管内情况，故宫腔镜检查不能完全代替HSG。

2. 宫腔镜与D&C比较 D&C为盲视手术，仅凭术者的感觉和经验进行，易发生漏诊，如宫腔内病变中，特别是质地柔软的息肉，常刮不到，局限性病灶不能定位，可能遗漏。曾有统计报道即使有经验的妇科医生，刮宫后内膜残留率亦高达20%～25%，宫腔镜检查则可以弥补诊刮之不足。Gebauer等报告83例PMB（40例）、超声提示子宫内膜异常（37例）和两者兼有（3例）的宫腔镜检查和单纯刮宫的结果。宫腔镜检查发现子宫内膜息肉51例，而单纯刮宫仅发现22例（43%）。Epstein等研究TVS内膜厚≥5mm的绝经妇女，宫腔镜手术或子宫切除发现80%有宫腔内病变，其中98%宫腔镜见占位病变，87%的占位病变D&C部分或全部未刮到，D&C漏诊58%的内膜息肉，50%的子宫内膜过度增生，60%的复杂和非典型增生，11%的子宫内膜癌。Brooks报道扩刮术诊断子宫出血有10%～15%的假阴性，以黏膜下肌瘤的漏诊率为高，我国罗氏资料刮宫时约有35%的区域根本未被触到，故认为在内镜时代，扩刮术将不再起重要作用，Seamark甚至宣布了它的死亡，在西方发达国家宫腔镜检查已有取代盲目诊断刮宫的趋势。但也应认识到宫腔镜不是全能的，单纯宫腔镜检查也有漏诊，如：受激素影响的内膜及非典型增生的内膜，可能由于这些变化尚未引起达到肉眼可辨认的程度。因此，宫腔镜必须结合病理检查才能使诊断更加完善。

3. 宫腔镜与B超检查比较 B超提示子宫肌瘤时，如宫腔线不明显，则难以确定属黏膜下型或壁间型肌瘤，并难以定位为何壁何侧；宫腔线明显增厚时，不能排除子宫内膜息肉，宫腔镜检查则可一目了然地解决上述问题。Granberg认为阴道超声检查是诊断子宫内膜及子宫内异常的有效方法，可作为评估异常子宫出血患者的常规第一步检查，对于超声图像异常或不能确定时，或超声图像正常而患者持续有症状时，必须应用宫腔镜检查，同时进一步行镜下活检，以排除或显示病理情况。Paschopoulos等比较宫腔镜与TVS诊断AUB妇女宫内病变的准确性。397例经组织学结果对照。宫腔镜的敏感度，特异性，阳性预测值和阴性预测值各为92%、95%、18.4和0.08，TVS为67%、87%、5.15和0.38，认为宫腔镜发现腔内病变比 TVS 快速，耐受性好，更为准确。

4. 宫腔镜与 TVCD 比较　Bidzinski 等研究 33 例子宫内膜癌单纯放射治疗彩色多普勒和宫腔镜判断子宫内膜的用途。宫腔镜高度有用，敏感度 69%，特异性 91%。CDF 敏感度 69%，特异性 75%。子宫内膜缺乏血流信号与无子宫恶性病理相关。CDF 的脉搏指数和阻抗指数与子宫内膜的组织学状态无关。

5. 宫腔镜与 SHSG（子宫声学造影）比较　Descargues 等比较 SHSG 和宫腔检查 AUB 的结果，SHSG 的阳性预测值为 89%，阴性预测值为 199%，但有 13% 宫颈插管困难，使其使用受限。Krample 等研究 88 例 TVS 及 SHSG 检查和宫腔镜及组织活检诊断 AUB 的准确性，结果宫腔镜及组织活检的宫腔内病变检出率为 100%，SHSG 为 94.1%，而 TVS 只有 23.5%，SHSG 的宫腔内病变检出率为 94.1%，TVS 只有 23.5%；大约 75% 的子宫内膜增生没有哪一种方法能够准确诊断，即使 TVS 和 SHSG 探及的内膜病变也需在宫腔镜下直接活检。

6. 宫腔镜与 MRI 比较　Dueholm 等的研究结果提示在排除宫腔异常方面 MRI 和宫腔镜的有效性相等，略高于 TVS。MRI 和 TVS 易漏诊子宫内膜异常，为宫腔镜所不及。Dykes 等报告 MRI 诊断严重宫腔粘连与宫腔镜的发现相同。

7. 无创技术操作　包括不放窥器、不夹持宫颈、不扩张宫颈，不探宫腔及低压膨宫等，现将此技术称为阴道内镜（vaginoscopy），非接触宫腔镜（no touch technique）。用于有异常排液，出血，或疑有阴道异物的幼女，检查阴道、宫颈管和宫腔，有可能不损伤处女膜。

（李梦熊）

第六节　宫腔镜子宫内膜切除术

子宫内膜切除术（TCRE）是应用高频电通过宫腔电切镜的单极环形电极系统切除子宫内膜的功能层、基底层及其下方 2～3mm 的肌肉组织，子宫内膜去除术是应用高频电通过宫腔电切镜的单极滚球或汽化电极电灼或汽化子宫内膜组织，术后子宫内膜不能再生，月经量减少或无月经，是 AUB 的首选外科治疗方法。

（一）手术适应证和禁忌证

TCRE 术的主要适应证为 AUB，一般将无排卵的 AUB 称为 DUB，简称功血，有排卵的 AUB 称为月经过多（menometrorrhagia），后者又可分为月经过多（menorrhagia）和子宫出血（metrorrhagia），前者指有排卵妇女的月经期大量出血，后者指在排卵周期中的不规则出血。月经过多最常见的原因是子宫肌瘤、子宫内膜息肉和子宫腺肌病，此外，还有带不含孕酮的 IUD、甲状腺功能减退、原发性月经过多、血液病及其他严重内科疾患，如肾衰竭、肝衰竭、白血病及药物影响所致的月经过多等。任何造成有正常雌激素分泌而无排卵的原因均可导致子宫内膜增生，表现为 DUB，除月经初潮后及围绝经期 1 年以内属生理性以外，其余均应视为病理性改变。HEAL 术在破坏子宫内膜的同时，还可去除内膜息肉及聚集的小黏膜下肌瘤等。EA 术仅能去除内膜，但若用汽化电极，则可去除并存的内膜息肉及小的肌瘤。TCRE 术适应证的演变过程可分为四个阶段。第一阶段：1987 年 DeCherney 将该术用于久治不愈或难以控制的出血又不愿切除子宫者及患有严重内科病，不能耐受子宫切除的妇女。第二阶段：由于此术有肯定的止血效果，1989 年 Magos 将此术扩大到自愿接受手术的月经过多患者，并可同时切除子宫 <8 周、直径 <3cm 的黏膜下肌瘤。第三阶段：1990 年 Shar 报告用于绝育，Gany 为并无 AUB 的妇女切除部分子宫内膜，意在减少生理性失血，使月经“正常化”。第四阶段：由于手术技术的娴熟、器械的进步和设备的完善，1991 年 Magos 提出手术指征可扩展到子宫 <12 周，宫腔 <14cm，黏膜下肌瘤的大小和位置不限。一般情况下可掌握以下标准。

1. 适应证

（1）久治无效的异常子宫出血，排除恶性疾患。

（2）子宫≤9 周妊娠大小，宫腔≤12cm。

（3）黏膜下肌瘤≤5cm。

（4）无生育要求。

2. 禁忌证

（1）宫颈瘢痕，不能充分扩张者。

（2）子宫屈度过大，宫腔镜不能进入宫底者。

（3）生殖道感染的急性期。

（4）心、肝、肾衰竭的急性期。

（5）对本术旨在解除症状，而非根治措施无良好心理承受力者。

近来 Neis 和 Brandner 指出凡有痛经同时子宫 > 10 周者，高度怀疑子宫腺肌病，因其增加失败率，应属 TCRE 术的相对禁忌证。

（二）术前准备

1. 详细询问病史

（1）年龄：大多数功血及子宫肌瘤患者年龄超过 40 岁，这些患者是 TCRE 术的选择对象。较年轻的妇女应先行性激素周期治疗，原因有三：①功血常为暂时的内分泌失调，可能自愈；②以后的生育问题；③复发率高。但如有以下情况，可考虑此术，即对药物无反应或不良反应太大，已经绝育或出血十分严重，以致明显影响家庭生活和工作者。对年轻女孩，TCRE 是子宫切除的唯一替代方法，尤其是血液病患者。对接近绝经期的妇女必须慎加选择，因其可能避免任何外科手术。因此，所有围绝经期患者必须检查 LH/FSH 和雌激素水平，以提示恰当的治疗。绝经后妇女用激素替代疗法时，大多数规律的撤退出血为周期性，且血量极少，如血量过多，亦可考虑此术，但应除外子宫内膜非典型增生或恶性疾病。

（2）产次：多数 TCRE 术患者已有子女，未产妇的宫颈长而硬，术时宫颈口至少扩张到 Hegar10 号，以置入电切镜，术前宫颈插入扩张棒或前列腺素等可使宫颈软化。

（3）手术的适应性：TCRE 术所需时间较子宫切除短，对有并发症者此术更具优越性，手术可在局部麻醉加强化下进行，但截石位对并发严重的呼吸道疾患者仍有困难，对支气管炎、肺气肿、冠状动脉硬化性心脏病、高血压（尤其心脏扩大者）、胰岛素依赖型糖尿病和慢性肾脏疾患伴肾功能受损者也存在同样问题。病理性肥胖可引起麻醉和手术并发症。对一般肥胖妇女 TCRE 术比子宫切除更适合，因后者的并发症更严重。肥胖患者的主要问题是子宫大小和盆腔病变不易查出，因灌流液回吸收过多引起循环系统的并发症应尽量避免。因此，必须精心测定入水量和出水量，即使灌流液入量和出量的差值（简称差值）很小，也应提醒术者，必要时终止手术。

（4）生育：成功的 TCRE 术可导致无月经和不育，此结果老年妇女完全能够接受，对年轻妇女则需仔细讲解，使其充分了解附带的不育后果。异位妊娠的可能性仍存在。与之相反，术后有周期性出血者，不管量有多少，均有妊娠的危险。如果胚胎种植在残存的内膜岛上，妊娠有可能持续到足月，胎盘发生病理性粘连，甚至植入，导致第三产程处理困难。此类患者应采取适当的避孕措施。TCRE 术同时腹腔镜绝育可能更为合适，同时还能防止灌流液进入腹腔。

（5）出血：术前考虑是否适合手术，失血量是关键，但准确测量十分困难，因为仅凭主观估计，每月又可不同。一般认为有以下情况者显然是月经过多，即有血块或经血涌出，会阴垫吸收不住，每一小时即需换会阴垫，经期因失血致心慌、气短或经后疲倦、乏力及低血红蛋白小细胞性贫血者。有周期的月经过多对 TCRE 术反应良好，若为月经中期、经前、经后出血或淋漓不净，则应仔细检查，除外子宫内膜增生或内膜息肉。

（6）疼痛：大量出血常伴有子宫排出血块引起的严重绞痛，疼痛常局限在下腹部、耻骨上和大腿上部，一般均为双侧，极少单侧，罕见引起下腰痛者。血块通过宫颈管时疼痛达到高潮。此绞痛无法与黏膜下肌瘤或子宫内膜息肉引起的疼痛相鉴别。与之相反，内分泌失调的出血几乎无痛，或有可能来自盆腔充血的经前下腹痛。子宫内膜异位症或子宫腺肌病可引起月经前、月经期或月经后下腹痛，并常伴有严重的下腰痛。应进行认真的鉴别诊断，因为 TCRE 不能治愈这两种疾病。TCRE 术后可能完全无月经，而因严重的痛经，只有子宫切除才能治愈。

（7）既往子宫手术史：如多次刮宫、子宫肌瘤摘除术，尤其曾打开宫腔者及剖宫产史，术中均有子宫穿孔的可能，应予重视。

2. 全面体格检查

（1）全身检查：血压、脉搏及全身体检，以发现全身性疾患，必要时请有关科室会诊。

（2）妇科检查：功血患者的子宫小而活动，卵巢不增大，子宫后倾固定，或附件有包块，可疑子宫内膜异位症。后穹窿触痛结节可疑子宫直肠阴道隔子宫内膜异位病灶。饱满和有压痛的子宫提示可能为子宫腺肌病。子宫腺肌病有时可在子宫局部增生，使子宫增大，内诊颇似肌瘤。子宫外形不规则，可疑多发肌瘤，难以用激光或电切镜治疗。最适合宫腔镜手术的是黏膜下肌瘤，如宫颈外口因试图排出肌瘤而开大时，应疑及此病。盆腔炎可引起腹痛，子宫有压痛，月经周期改变，此症不能用 TCRE 治愈。TCRE 术成功的重要单一指标是子宫大小，尤其是子宫腔的大小，子宫 >12 孕周或宫腔 >12cm，手术将十分困难，手术时间延长，心脏血管超负荷的危险性增加。

（3）实验室检查：包括血红蛋白，白细胞计数，血小板，出　凝血时间，血型；尿常规；肝功能、肾功能、澳大利亚抗原，抗丙肝抗体；宫颈刮片细胞学检查；阴道分泌物真菌、清洁度及滴虫镜检；必要时作血沉、血糖、血脂及性激素测定；甲状腺功能 T_3、T_4、TSH 等。

（4）特殊检查：心电图、胸透；针对可疑内科病进行必要的检查。

（5）盆腔 B 超检查：了解子宫的大小、形态　位置、回声、宫腔线的方向、内膜厚度及附件有无包块等。用药物抑制子宫内膜增生者，可用阴道超声估计内膜厚度，卵巢增大提示子宫内膜异位症和良、恶性肿瘤的可能。

（6）宫腔镜检查：提供有关子宫大小、宫腔形态、有无息肉及黏膜下肌瘤、内突及变形等的准确信息，估计手术的可能性和难易度，并可定位活检。

（7）子宫内膜活检：围绝经期妇女的子宫内膜中度、重度非典型增生者有 25% 发展为子宫内膜腺癌，因此，必须采取内膜活检，排除子宫内膜非典型增生和子宫内膜癌。

3. 咨询　良好的咨询是使患者满意的关键，应详细解释有关不育、出血、近期并发症、远期预后、复发的可能性及最终需要切除子宫等问题，应指出虽然术后出血可能明显改善，但一小部分妇女会留有或发展为周期性腹痛，并可能十分严重，警告患者虽有报道术后原发痛经和经前紧张综合征均有改善，但因此术不影响卵巢功能，故对经前紧张综合征无治疗作用。应用文字解释以保证患者充分了解此术的含义，得到患者正式的允诺。

4. 子宫内膜预处理

（1）药物性预处理：药物预处理可使子宫内膜萎缩，子宫的体积缩小，减少血管再生，使手术时间缩短，出血减少，易于施术，且可在月经周期的任何时期进行，术中灌流液的回吸收减少，提高了手术的安全性和有效性。常用的药物有：①达那唑（danazol）200mg，口服，2～4 次/天，4～12 周。②内美通（nemestran）2.5mg 口服，2 次/周，4～12 周。③GnRHa 目前使用的制剂有葛舍瑞林（goserelin）3.6mg，皮内埋置，曲普瑞林（triptorelin）3.75mg，肌内注射，亮丙瑞林（leuprorelin）3.75mg，皮下注射，均每 28 天 1 次，用 1～3 次。其中以 GnRHa 的效果最好，但价格昂贵。

Donnez 报道用 GnRHa 后子宫内膜和间质高度萎缩，仅 1.6mm 厚，未用者厚 3.4mm。Romer 报道术前用 GnRHa 者术后无月经率为 42%，未用者的术后无月经率仅 24%。Sowter 等随机对比，达那唑、孕酮与 GnRHa 子宫内膜预处理的效果，比较术中子宫内膜厚度，手术时间，手术难度，灌流液的回吸收量和并发症的发生率，术后的无月经率，月经量，痛经和是否需进一步治疗等。结果是 GnRHa 使子宫内膜萎缩的作用较达那唑持久，而其他术中及术后的结果区别极微。Steffensen 和 Hahn 研究 TCRE 术的体液超负荷的发生率，影响体液超负荷的因素，体液超负荷与远期预后的关系。265 例患者，用 1.5% 甘氨酸液灌流，结果 TCRE 用 GnRHa（$P<0.007$）和肌瘤切除后（$P<0.0001$）灌流液吸收增多，$P<0.007$。Rai 等研究子宫内膜预处理是否有助于改善 TCRE 远期预后，比较的 3 种药物有：达那唑、亮丙瑞林和那法瑞林，无预处理者作为对照。预后判断的指标有：切除的子宫内膜和肌层的厚度，术时子宫内膜的期别，有否月经和术后 1 年患者的满意度。结果 3 组药物中，与对照组比较，达那唑和那法

瑞林的子宫内膜明显低中度厚，达那唑有极强的使子宫内膜腺体和间质萎缩的能力，无月经率高（统计学处理无显著性）。与对照组比，无月经率无区别，如在月经周期的增生期手术，各组药物预处理未促进改善预后。

（2）机械性预处理：于 TCRE 术前负压吸宫可薄化内膜厚度，Maia 报道经子宫内膜的机械性预处理者术后月经改善率与药物预处理相同。

5. 手术时期的选择

（1）月经后，子宫内膜处于增生早期，子宫内膜的厚度 <4mm，为手术的理想时期。

（2）已作子宫内膜预处理者，子宫内膜已薄化或萎缩，非经期亦可施术。

（3）如有不可控制的出血，可急诊施术。

6. 手术前一日的准备

（1）镜器消毒。

（2）手术前晚患者宫颈插扩张棒或海藻棒。以使术时宫颈软化和扩张。插管困难时，可用吲哚美辛栓 100mg 塞肛。

7. 手术日的准备　早晨禁食，不排尿，以便于术中 B 超监视。

8. 操作者的准备　预先对手术中所使用的主要部件及其功能进行检查，如光学视管的透明度，操作架的活动度，电流发生器、电缆和电极板的接头是否松动等。发现故障在术前及时检修，切割环应有一定数量的储备。

（三）麻醉

盆腔器官的神经分布非常适合做局部或区域阻滞麻醉，TCRE 术可在这些麻醉下进行，手术时间短者亦可静脉麻醉。选择麻醉应考虑以下诸点：

1. 患者的选择　一些患者不愿在手术室处于清醒状态而要求全身麻醉。惧怕全身麻醉或想看手术录像者则选择了局部麻醉。

2. 医生的选择　取决于训练程度、区域性麻醉的经验和带教学时自由对话的愿望等。

3. 手术时间长短　局部注射麻醉的作用最多持续两小时，若预计手术时间较长，如伴多发或大肌瘤等，则全身麻醉比较适合。

4. 伴随腹腔镜　诊断性腹腔镜可在局部麻醉下进行，但患者清醒，可体验到气体膨胀的不适，膈肌受刺激所致的肩痛，过度头低位引起的呼吸困难等，应选择全身麻醉。

5. 一日手术　TCRE 术常不需要在医院过夜，如疼痛、恶心得到控制，术后当天即可出院。有人建议一日手术应全身麻醉，手术时间不超过 30 分钟。

6. 并发症　心律不齐和高血压不宜行硬膜外麻醉。

常用的麻醉方法：

（1）局部麻醉：子宫疼痛的传入是从宫颈经第 2、3、4 骶神经根进入脊髓。术者用含 1 ：200 000 肾上腺素的 1% 利多卡因（lignocaine）行宫颈旁阻滞麻醉和宫腔内注射。扩张宫颈放入镜体后，在直视下用细针头插入近宫角的肌肉内，注入麻醉剂，用量约 40mL。子宫和宫颈血管丰富，注射过程中应经常回吸，以避免注入血管内。尽管上述试验阴性，有时也可出现瞬时心动过缓、收缩压升高和颜面苍白。故应有心电及血压监护。对精神紧张者可加镇静剂。

（2）静脉复合麻醉：选择氯胺酮、七氟醚（ketamine）、丙泊酚等静脉麻醉剂经静脉注入，通过血液循环作用于中枢神经系统而产生全身麻醉，具有诱导迅速、对呼吸道无刺激、患者舒适等优点。但肌松差，不适合宫腔过于窄小或估计手术时间较长者。高血压病及青光眼为禁忌证。

（3）硬膜外麻醉：有静脉麻醉禁忌或手术较为复杂者选用，麻醉作用可靠，肌肉松弛满意，连续硬膜外麻醉时间可任意延长。手术可在 1 小时内完成者，单次硬膜外麻醉即可。

（4）全身麻醉：静脉氯琥珀胆碱诱导气管插管紧闭循环吸入麻醉，其优点为气道保持通畅，供氧充足，全身麻醉药静脉滴入，可控制滴速，并可加入肌松剂，麻醉满意，心电及血氧饱和度均在监护范围，相对安全。过度肥胖及疝气患者不宜选用。

（四）手术步骤

1. 子宫内膜切除术

（1）检视宫腔，如内膜较厚，可先吸宫。

（2）首先用垂直电切环切割宫底部电切深度达子宫内膜下方的浅肌层，用混合电流，电流功率80～100W。也可用滚球电极电凝宫底部内膜。

（3）用90°切割环或带状电极顺时针或逆时针方向，从宫底切面开始，自上而下，依序切除子宫壁的内膜及浅肌层。

（4）电切一般先从子宫后壁开始，依序切除子宫侧壁及前壁的内膜及浅肌层组织。下界终止在子宫颈内口下1cm，为全部子宫内膜切除，或终止在子宫颈内口上方1cm，为部分子宫内膜切除。

（5）切割时一般将电切环的移动长度限制在2.5cm以内，首先切净子宫上1/3的内膜，之后切除中1/3，如做全部子宫内膜切除，则切除下1/3直至宫颈管。用卵圆钳自腔内将组织碎屑一片片夹出，但灌流液要从宫颈口流出，每次宫腔的膨胀和塌陷都会引起子宫出血，妨碍宫腔镜的视线。少量内膜碎片于术后数日可自行排出。技术娴熟时，可通过移动电切镜增加切割的长度，自宫底部开始到子宫峡部，每次将切除的组织条立即带出。

（6）宫腔排空后，放回电切镜，检查并切净残存的子宫内膜岛。

（7）术终降低膨宫压力，检查出血点，电凝止血，检视宫腔。

（8）TCRE术后，形成焦黄色的筒状宫腔。

（9）内膜碎屑送作组织学检查。

（10）注意事项：①宫底处最难切，又易穿孔，因此必须小心从事，注意不要将切割环向肌层推得过深，尤其在切过肌层最薄的两角时，切宫角时每次浅些削刮，直至切净所有内膜，比一次深切穿孔的危险少。②切除的深度取决于子宫内膜的厚度，目的是切至内膜下2～3mm，此深度足以切净除扩展极深者外的全层子宫内膜，又不致切到较大的血管，如子宫内膜曾经过预处理，一般很少需要一次以上的切割，即可达到预期的深度。③膨宫压力不足时，子宫的两侧壁可呈闭合状，两侧子宫角较深，常有残存的子宫内膜，应于术终加大膨宫压力，检查和切除残存的子宫内膜组织。④子宫内膜及其浅肌层切除后，如自切割基底的肌层中出现粉红或鲜红色的子宫内膜组织，呈喇叭花状，为子宫腺肌病的病灶。⑤如子宫内膜较厚，可在电切后再电凝一遍，可以提高疗效。⑥资料证明切除越广泛，术后无月经或月经过少者比例越大，目前做部分切除者已罕见，多数学者切除的下界为子宫颈内口。

2. 子宫内膜去除术

（1）激光：置镜前处理同TCRE术。置镜视野清晰后，将带有可弯曲金属保护鞘的石英激光纤维插入手术孔道，手术方式分接触式（dragging）及准照射（blanching）两种，功率55～80W，术中子宫内膜颜色由粉红→苍白→棕色→黑色（炭化）。输卵管开口是最难看到的，也是激光纤维难以达到处，去除内膜自此处开始，渐向子宫底部扩展，至中线处连接，宫腔镜始终保持在12点的位置，从不转动，手术如通过观看电视转录屏幕进行，可以保持方向性。术者用右手后撤激光纤维，左手抬高或压低镜体近端，以控制激光纤维接触或准照射的子宫内膜面。处理完宫底后，去除子宫前壁、两侧壁、后壁内膜，直到子宫内口。为减少宫颈狭窄的危险，有人终止在内口上方数毫米。亦有不用宫腔镜，而是在B超介入下，直接将激光纤维放进宫腔，破坏子宫内膜，取得同样疗效。此法的缺点是不能提供做病理检查的子宫内膜标本。

（2）电凝：置镜前处理同TCRE术。术前未做子宫内膜预处理者应先吸宫，将子宫内膜尽可能吸出，以保证手术的彻底性。轻压滚球/滚筒电极/汽化电极，使与组织接触，然后脚踩电凝踏板通电，电流功率40～60W。因电极破坏的组织量相对较大，故于电极移动之前需在同一点停留短暂时间，所需时间是等待电极周围的组织变白，约<1秒钟。一旦电极周围组织变白，即可缓慢向宫颈移动电极，移动时电极前面可见组织破坏区，以此监视电极滚动速度。顺序电凝子宫各壁内膜，因易产生气泡，一般先从前壁开始。在宫底和输卵管开口电极难以滚动，电凝时将电极置于一点，通电，然后退出，如此重复数次，直至宫底和邻近的宫角全部电凝为止。注意不要将电极向输卵管口推进。电凝终止于宫颈内

口，但有时很难辨明，可于扩张宫颈前，用一滴亚甲蓝加 10～20mL 生理盐水，缓慢注入宫腔，用 5mm 或更细的检查镜观察，见子宫内膜蓝染，输卵管口为深蓝色点子，宫颈管呈平行的蓝线。因电凝改变了子宫内膜的外观，手术终了检查有无未凝到处非常困难。电凝内膜表面的形状有助术者发现子宫腺肌病，富于细胞的组织较纤维组织导电性能好，子宫内膜较肌层组织阻抗低，子宫内膜较周围肌肉组织破坏得更彻底，于是有子宫腺肌病处出现横槽，电极滚动时有碰撞之感。因子宫内膜腺体深达肌层以下，电凝腺体组织可能不完全，此区需用切割环切除。

Vercellini 等研究比较了用汽化电极作 EA 和用标准环形电极切除子宫内膜两种术式的灌流液回吸收、手术时间和手术的困难程度，结果汽化电极 EA 组灌流液差值为（109±126）mL，TCRE 的灌流液差值为（367±257）mL，$P<0.001$，其他无差异。

Romer 等回顾分析 40 例用孕激素（orgametril，10mg/d），达那唑（600mg/d），注射一次 GnRHa（Decapeptyl－Depot）者，与未处理的病例对照，由手术医生评估子宫内膜厚度和电凝深度，结果 90% 的达那唑组和 GnRHa 组内膜萎缩充分，组织学检查见萎缩性或少量增殖内膜，EA 术后随访 6 个月，达那唑组和 GnRHa 组无月经率高。认为 EA 术应做子宫内膜预处理。

（五）术中复杂情况及处理

1. 宫腔膨胀不良　为最常见的问题，尤其未用膨宫泵者。膨宫不全时难以看到宫底和输卵管开口，急切需要用膨宫液将子宫前后壁充分膨开，不带猜测地看清宫腔全貌，始可手术，否则可致切割不全及子宫穿孔。常见的原因有宫颈功能不全、子宫穿孔和膨宫压力低下，因宫内压力低，后者常伴有出血。对宫颈功能不全，可缝合或用宫颈钳围绕宫颈挟持；可疑子宫穿孔应立即停止手术，检查腹部体征，B 超观察子宫周围及腹腔有无游离液体；膨宫压力低者加大膨宫压力，若无膨宫泵，可用三通管加压，增加盛灌流液容器的高度，增加灌流液容量等方法解决；有时膨宫不良是子宫收缩所致，可静脉滴注阿托品；值得注意的是有些子宫对以上处理无反应，多见于宫腔过小、有子宫肌瘤及子宫腺肌病者。入水、出水接口阀门不够通畅，内外镜鞘间有血块堵塞，入水管打折或盛灌流液容器进气不畅等亦可导致膨宫不良。

2. 宫腔内碎屑、血液清除过慢　出水吸引压不足，内外鞘间、外鞘筛孔或入水接口阀门被组织碎屑、血液堵塞，出水不利，灌流液在宫内循环减慢，致宫腔内碎屑、血液不能及时清除，影响视线及手术进程。增加吸引压，清洗镜鞘即可解决。

3. 切割不充分　被切割的组织未离断，组织块似大息肉飘浮在宫腔内，最常见的原因为切割环尚未退回鞘内即停止通电。若非此因，则应检查是否电切环断裂或变形，变形的切割环在切割终止时不能回到鞘内，可用手指将环轻轻向内推，使其能退回鞘内为止。此外，切割电流强度过低亦导致切割不充分，可增加电流功率。

4. 子宫内膜和宫腔观察不清　除上述宫腔膨胀不良及宫腔内碎屑、血液清除过慢等因素外，切割下的碎片、子宫前壁的气泡和突向宫腔的肌瘤等均妨碍视线。在未学会将组织碎片推向和聚集于宫底之前，组织碎屑的干扰十分麻烦，可于再次切割前将组织碎片排出，或改为下移镜体切除全长组织条，并立即取出的方法。增加吸引压或调整体位有助于子宫前壁的气泡排出。宫内肌瘤妨碍视线只有全部或部分切除才能解决。

5. 灌流液吸收过快　原因有膨宫压力过高和子宫穿孔。发现后应立即停止手术，检查有无子宫穿孔，除外后手术可继续进行；宫颈撕裂及不全子宫穿孔亦增加灌流液的回吸收，如无子宫穿孔，应尽快结束手术；此外，还应注意灌流液有无泄漏，在膨宫压力过高时灌流液并未全部灌注于宫腔内。

6. 术中出血　膨宫压力低，切割时电凝电流强度不足，切割过深及子宫肌瘤等均可引起妨碍手术操作的出血。可增加膨宫压力，增加混合电流中电凝的强度，电凝出血的血管，子宫肌肉的血管层位于黏膜下 5～6mm 处，有较多血管穿行其间，切割深达血管层时，可致多量出血，所以切割深度应掌握在血管层之上；如为肌瘤出血，可围绕假包膜电凝血管。

7. 术后出血　常见的原因有切割过深、感染和组织碎屑残留宫腔。可于宫腔内放置球囊导尿管压迫止血，给抗生素，排空宫腔残留物，同时用宫缩剂、止血剂等。放置球囊导尿管 4～6 小时应取出，有因放置时间过长导致子宫肌壁坏死者。

（六）术中及术后监护处理

1. 术中监护　TCRE 和 EA 术的术中严密监护患者带有强制性，因为无论从手术时间、切口、住院时间等看来，手术似乎很小，但就其潜在的危险看，仍然是大手术。手术安全必须经常作为前沿问题考虑，精心监护是其重要组成部分。手术者和其他工作人员应经常警戒和强调两种主要危险，即子宫穿孔和体液超负荷。在正常情况下和有训练的术者中可以从不发生，而对初学者无疑有潜在危险。

（1）常规监护：①症状和体征：如胸闷不适、恶心呕吐、烦躁不安、嗜睡、青紫、苍白、颜面水肿等。②心率和血压：原有冠心病和高血压的患者，麻醉前易发生高血压和心率加快，麻醉和术中则可出现低血压。大量失血者常伴心动过速和低血容量性休克。灌流液吸收过多时，收缩压偏高和心率减慢，脉压增宽。③体温：大量灌流液进入子宫，可降低体温，如手术时间较长，则可能出现发冷和寒战。

（2）特殊监测：①心电图和心功能监测：心肾功能不全者适用。②血红蛋白和血细胞比容：由于灌流液吸收和失血，血红蛋白和血细胞比容下降，此变化发生在电切开始后 20 分钟左右。③血清钾和钠：灌流液吸收可使血液稀释，同时灌流液也有渗透性利尿排钠作用，手术损伤也使钠离子向细胞内转移，故术中血钠有不同程度的下降。低钠血症的程度与电切时间、灌流液量和切除组织重量有关。如患者出现恶心、呕吐、头晕和烦躁等，血钠较术前降低 15mmol/L 以上时，应提高警惕。④血浆渗透压：灌流液吸收常导致血浆渗透压降低。

（3）B 超监护：夏氏等的经验是初学者行 TCRE 术时行 B 超监护，在电切技术娴熟，能够准确把握电切深度后，尤其对术前已做药物预处理使子宫内膜薄化的病例，TCRE 可不监护，而以镜下观察为主。

（4）腹腔镜监护：为了减少灌流液的回吸收，还可在腹腔镜下结扎双侧输卵管。因腹腔镜不能监护子宫后壁，目前应用者较少。

2. 术后监护处理

（1）如术中未给抗生素，术后第 1 日静滴抗生素预防感染。

（2）观察体温、血压、脉搏、心率，麻醉恢复期及搬动后的反应，术中出血较多、血容量不足可引起低血压。如术时所用的灌流液温度过低，术后患者会出现体温下降及寒战，应采取保温措施。

（3）出血：可给缩宫素和（或）止血三联针：5% 葡萄糖液 500mL + 维生素 C 3g + 酚磺乙胺 3g + 氨甲苯酸 0.3g 静脉滴注，有急性活动性出血者，可将球囊导尿管放置宫腔内，球囊内注入灭菌生理盐水适量，至出血停止为止，一般 8 ~ 20mL。必要时再次宫腔镜下电凝止血。

（4）饮食：因术后麻醉反应，常引起恶心、呕吐等，需禁食 6 小时。

（5）注意电解质及酸碱平衡：钠是细胞外液最重要的阳离子，占细胞外液阳离子总数 90% 以上，其含量改变时，对阴离子总量有决定作用。术中如发生重度低钠血症，则常有氢离子的代谢紊乱，出现酸中毒。故术中需注意监护并及时纠正。据泌尿科统计，80% 以上的经尿道前列腺电切术的患者，可出现不同程度的低钠血症，即 TURP 综合征，其发生的程度与速度不同，一般可分为 3 度。

轻度：血清钠在 130 ~ 137mmol/L，细胞内外液均为低张性，患者出现疲倦感、头晕、头痛、反应迟钝、不思饮食。

中度：血清钠在 130 ~ 120mmol/L，上述症状较为严重，并出现恶心、呕吐、皮肤松弛、反射降低、血压下降。

重度：血清钠在 120mmol/L 以下，恶心呕吐加剧，精神恍惚，神志淡漠，最后发生昏迷。临床表现为肌肉张力缺乏，反射消失，脉搏弱，血压下降，甚至休克。

（6）低钠血症的治疗。

轻度：每千克体重约缺钠 0.5g，静脉点滴 5% 葡萄糖盐水 2 000 ~ 3 000mL 即可，如心脏功能正常，在 1 小时左右可先滴入 1 000mL，以后减慢速度，并测定血钠浓度，调节静脉滴注速度。

中度及重度：中度每千克体重缺钠 0.5 ~ 0.75g，重度缺钠为每千克 0.75 ~ 1.25g。对中度及重度一般宜用高渗盐水，而不用生理盐水，因高渗盐水可提高细胞渗透压，使细胞内水分向细胞外转移，减轻细胞肿胀，恢复血液正常的渗透压。一般常用3%或5%的氯化钠溶液。

在补给高渗氯化钠时需注意以下几点。

A. 开始时可先给总量的1/3或1/2，再根据神志、血压、心率、心律、肺部体征及血清钠、钾、氯的变化决定余量的补充。

B. 在低钠血症时，切忌大量补液，然后再补钠。因大量补液后会使血钠更降低，更多的水分从细胞外进入细胞内，使细胞肿胀，症状更加严重。

C. 滴注高渗盐水易刺激局部静脉内膜，引起静脉血栓形成，因此，输液的局部用热毛巾湿敷，有助于预防血栓性静脉炎。

（7）低血钾的治疗：一般如患者肾功能正常，术中血钾多无变化。但当发生水中毒，使用利尿剂时，术中需注意有否低血钾，如存在则需及时纠正。

3. 术后经过　术后可有子宫痉挛痛，排除尿潴留后，可服止痛片或用抗前列腺素制剂止痛。少数患者术后有一过性发热，可对症处理，吲哚美辛栓100～200mg塞肛和（或）柴胡液10mL内服，多于24小时内消退。术后阴道少量出血，两周内为血性浆液性排液，以后为单纯浆液性排液，共4～6周。如有阴道排液异常，出血多或持续时间长者，可给宫缩剂、止血剂及抗炎的中西药物治疗。术后3个月月经复潮，无出血者为无月经。

（七）手术并发症的发现与处理

TCRE或EA术宫腔创面大，手术并发症较多。Bratshi报道465例TCRE术并发症的发生率为2.5%。故此术切勿违反患者愿望而强制实行。

1. 术中并发症

（1）子宫穿孔：TCRE术的难点在于如切割过浅，未达基底层，日后子宫内膜再生，会导致出血症状复发，治疗失败，如切割过深，有可能子宫穿孔。因此，TCRE原则上每个部位只切一刀，包括子宫内膜的功能层、基底层及其下方2～3mm的肌肉组织，若切第二刀，则应十分慎重。EA通电时滚球或汽化电极必须滚动，原位停留不动可导致肌层凝固过深，全层凝固，甚至电能的高热波及与子宫毗邻的肠管或膀胱，有术后发生肠瘘者。

（2）TURP综合征：TCRE的宫腔创面大，开放的静脉多，可将大量灌流液吸收入血液循环，导致血容量过多及低血钠所引起的全身一系列症状，严重者可致死亡。灌流液迅速而大量地进入血液循环的途径，主要为创面上开放的静脉，其次为输卵管。有学者为了减少第二种途径的吸收，在电切术前先在腹腔镜下结扎双侧输卵管。Wood为了减少第二种途径的吸收，在TCRE术前先在腹腔镜下用硅环阻断双侧输卵管9例，结果使灌流液入量和出量的差值由643mL（100～2 030mL）下降到259mL（0～900mL）。其临床表现如下。

血容量过多：后果是急性左心衰竭和肺水肿，如得不到及时处理，则可进一步发展为呼吸困难，代谢性酸中毒，使心力衰竭进一步恶化，并可引起休克或严重的室性心律失常而致死。

水中毒及低钠血症：细胞外液电解质成分被稀释，因细胞外液的主要电解质成分是钠离子，因此钠离子浓度降低，出现低钠血症。水中毒对脑神经组织的危害最大，血清钠降至125mmol/L以下时，水分开始进入脑细胞内，使脑细胞内的含水量增加，患者可出现恶心、呕吐、嗜睡、头痛、腱反射减弱或消失。昏迷时可出现巴宾斯基征阳性，有时会偏瘫。严重时脑细胞肿胀，颅内压升高，可引起各种神经、精神症状，如凝视、失语、精神错乱、定向能力失常、嗜睡、躁动、谵语、肌肉抽搐，甚至惊厥、昏迷。严重脑水肿可发生枕骨大孔脑疝或小脑幕裂孔疝，出现呼吸、心搏骤停，以致死亡。

TURP综合征的治疗：

利尿：减轻心脏负荷，可将过多的水分排出体外。

治疗低钠血症：紧急情况下，除使用呋塞米外，可不必等待血钠报告，即可应用5%高渗盐水静推，以免延误抢救时间。

处理急性左心衰竭：用洋地黄制剂。

肺水肿的治疗：一般给鼻管吸氧，应用除泡剂，禁用吗啡。

脑水肿的治疗：Bird 等主张用高浓度的尿素，尿素是一种渗透性利尿剂，注射后可使血管内液的渗透压高于组织液的渗透压，水分可从水肿的脑组织中进入血管内，脑水肿即可减轻，也可同时使用皮质类固醇，以稳定细胞膜，减少毛细血管通透性，减轻脑水肿。

纠正电解质及酸碱平衡紊乱：大量利尿时钾离子在尿中排出，造成低血钾，可发生心律失常。

TURP 综合征的预防：①严密监护高危病例，如大的肌瘤，未做子宫内膜预处理者，及发生子宫穿孔时。②灌流液的差值达 1 000 ~ 2 000mL 时可能有轻度低钠血症发生，应尽快结束手术，>2 000mL 时可有严重低钠血症及酸中毒。③酸碱平衡紊乱，应立即停止手术。手术时间尽量控制在 1 小时之内。④尽量采取低压灌流。⑤在中心静脉压测定下延长手术时间。⑥肌瘤较大，可分次切除。

一旦发现 TURP 综合征，应及早停止手术。

Bennett 研究 TURP 综合征的预防方法，研究组 20 人，膨宫泵的压力设定 <平均动脉压（MAPs），对照组 20 人膨宫压力随机设定，结果研究组的灌流液用量和差值均明显少于对照组，提示术时灌流液压力的设定应低于 MAPs。Baskett 等比较研究 TCRE 术时两种控制灌流技术与灌流液吸收危险性的关系，一组用重力出水，另一组用负压出水，结果子宫灌流系统的出水管连接于负压者降低了灌流液吸收的危险性。一般认为滚球电凝 EA 术灌流液吸收较环形电极切割 TCRE 术少，1999 年 Klinzing 等滚球电凝 EA 术导致严重低钠血症 1 例，患者 45 岁，手术时间 45 分钟，用 2.7% 山梨醇与 0.54% 甘露醇混合的灌流液 10L，出现了肺水肿和严重的低钠血症。

（3）出血：子宫肌壁的血管层位于黏膜下 5 ~ 6mm 处，该层以环行肌纤维为主，间有少量斜行纤维，有较多的血管穿行其间，TCRE 时应注意不要伤及血管层。术终电凝有搏动的动脉出血点。最近 Robert 和 Walton 报道其双盲法的对照研究结果，局部麻醉下 TCRE 术开始时宫颈旁注入 10mL 的 0.5% bupivacaine（布比卡因）和 1 ∶ 200 000 的肾上腺素，术中出血明显减少（$P<0.005$），术后出血轻微减少（$P>0.005$），用药组术时心率加快（$P<0.005$），故不主张常规使用。

（4）静脉气体栓塞：在已报道的 9 例宫腔镜手术所致的空气栓塞病例中，5 例为 TCRE 或 EA 术，占 56%，其中 3 例存活，2 例死亡。

2. 术后并发症　完全子宫内膜去除术在短期内似乎非常安全。然而，随着时间的流逝，一些远期并发症显现出来，问题在于术后宫内瘢痕形成和挛缩，任何来自瘢痕后方持续存在或再生内膜的出血均因受阻而出现问题，如宫腔积血、宫角积血、PASS、经血倒流和子宫内膜癌的延迟诊断。

（1）感染：已报道的 5 例严重宫腔镜术后感染病例中，4 例为 TCRE 或 EA 术，占 80%。Loffer 资料 TCRE 术后感染的发生率为 0.3%。

（2）出血：首都医科大学附属复兴医院 2 例术后晚期持续少量出血患者，药物治疗无效，均经刮宫治愈，刮出组织很少，病理报告为肉芽组织。

（3）子宫坏死：至今仅有的 1 例报道，为 HEAL 所致。

（4）宫腔粘连：TCRE 术的宫腔全是创面，术后前后壁易于互相贴敷，黏着。

（5）宫腔积血：Turnbull 报道用磁共振检查 51 例，发现 TCRE 术后大多数无月经和全部有月经的妇女均有残留子宫内膜，残留内膜与宫腔不交通，可导致积血形成，输卵管扩张和腹膜腔内积液。已报道的 88 例宫腔粘连，皆由 TCRE 术引起。

（6）腹痛：Mints 报道 TCRE 术后 11% 出现术后腹痛，可为宫腔粘连，宫腔积血和 TCRE 术时宫内压将有活性的子宫内膜细胞挤入肌层，引起腺肌病所致。

（7）子宫内膜去除 - 输卵管绝育术后综合征（post - ablation - tubal sterilization syndrome，PASS）患者均有绝育史后 TCRE 手术史。

（8）子宫腺肌病：学者们提出子宫内膜切除术对子宫肌层的创伤，有可能导致此症。

（9）妊娠：TCRE 术后宫内孕、宫外孕均有报道。Baumann 等首报 TCRE 和双极电凝输卵管绝育后妊娠成功，结局良好，Pugh 等报道 EA 术后成功宫内妊娠 1 例，Pinette 等报告 YAG 激光治疗后成功妊娠 1 例。Cooper 等报道 TCRE 术后残留的子宫内膜可以变成新生物，引起疼痛或者支持妊娠。子宫肌层的损伤在晚期妊娠可引起灾难性的后果。故术时应尽量减少内膜残留和不必要的肌层损伤。EA 治疗 AUB 的应用日益广泛，以致许多育龄妇女选择 EA，因为 EA 明显增加产科并发症，应该让患者了解有生育要求是禁忌证。2005 年美国 Mukul 等报道 1 例 34 岁经产妇 EA 术后宫腔粘连妊娠 24 周，因 B 超发现宫颈缩短，多发宫腔粘连和胎儿多发畸形而住院。两周后胎膜早破，胎心出现可变减速而行古典式剖宫产，胎儿多发畸形，为 EA 术后宫腔粘连所致。

（10）子宫内膜恶性病变：TCRE 是治疗非恶性 AUB 的新手术，其长期预后的资料有限，EA 术后子宫内膜癌的发生率不明。Brooks - Carter 等于 2000 年报道 1 例 55 岁黑人妇女，在排除子宫恶性病变后行 EA 术治疗 AUB。5 年后又出现同样症状，经组织学诊断高分化腺癌Ⅰ期。认为从间隔来看内膜腺癌是新生的，对高危患者 EA 掩盖未发现的恶性或延迟诊断似乎不大可能。Valle 报道 8 例 TCRE 术后残存的子宫内膜日后发生了子宫内膜癌，均得以及时发现，并未因 TCRE 所致的宫腔瘢痕掩盖了子宫出血的早期症状。

（八）TCRE 术的经验与评估

纵观五年来各国报道，TCRE 和 EA 术成功的定义是治疗后月经量较少到正常量、少量、点滴量甚至无月经。其成功率 90% ~95%，随着时间的延长，复发或因症切除子宫者略有增加。复发者除外子宫内膜癌后，可行第 2 或第 3 次手术，最终 90% 的病例可避免子宫切除。TCRE 只要病例选择恰当，成功率几乎 100%，临床满意率每年轻微下降，再次手术率为 6.6%。

手术效果：Murdoc 于 2001 年指出宫腔镜正在变成更加广泛应用的技术，TCRE 经常是 DUB 的一线手术治疗方法，病率少，死亡率低。许多研究者指出电切术治疗月经过多高度有效，虽然此术较激光、滚球电凝等方法应用的时间短，与其他宫腔镜技术相比，其优点有手术速度快，能切除同时存在的子宫肌瘤，能提供组织学检查的标本，耗资及手术费用均较低。关于远期预后，全世界的经验提示 TCRE 的受术者中，70% ~90% 对治疗结果表示满意，其中 40% ~60% 术后无月经，30% ~50% 月经量减少，10% ~15% 为正常月经量，失败率 5% ~12%，术后 5 年生命表分析结果提示 TCRE 使 80% 的受术者避免了进一步的手术，91% 避免了子宫切除。Herman 报道 270 例宫腔镜手术，随访 4 年，TCRE 术仅 5.6% 需二次手术，有腺肌病则不是好的指征，仅 37% 以后不需要切除子宫。夏氏报告 366 例随访 3 个月至 4 年，16 例因手术失败切除子宫，350 例月经均有所改善，手术成功率为 95.6%；146 例（41.7%）无月经，其中 15 例曾有少量月经而后绝经；119 例（34%）为点滴出血，其中 22 例术后 4 ~18 个月无月经；85 例（24.3%）术中发现腺肌病者 46 例，随访 3 个月以上，44 例月经改善，2 例子宫切除，成功率也为 95.6%；原有痛经者 46 例，术后 36 例痛经消失或减轻，占 78.3%。Yin 报道 170 例 EA 术中，70 例术前有痛经，术后 38 例（54%）痛经减轻或消失。Tsaltas 对 232 例 TCRE 术后随访 6 个月至 6 年零 6 个月，满意率 78%，13% 再次子宫内膜去除，17% 子宫切除。Schiotz 报道 TCRE 治疗月经过多近期效果好，远期有 20% 作子宫切除。该文报道 324 例患者 348 次 TCRE 术，包括 68 例同时切除肌瘤，前瞻性随访 1 ~8 年（平均 3.8 年），再次手术，包括 TCRE 或子宫切除均归为不满意。子宫穿孔 3 例（0.9%），1 例剖腹探查。18 例（5.2%）出血，10 例（2.9%）体液超负荷，5 例（1.4%）感染。随访结果 63 例（19.4%）子宫切除，其中 45 例（67.2%）部分或全部是为了减轻疼痛。在该研究的末期，260 例中 246 例满意，占 94.6%。结论：TCRE 是治疗月经过多的安全和有效的方法，80% 可避免大手术，一些患者是因为疼痛而手术，此疼痛不典型，难以用子宫来源诊断。预后指标有满意率、症状缓解率和健康及生活质量改善率等。有学者认为 EA 简单、有效、对有选择病例是可以接受的治疗。其最终的有效性还需长期随访。意大利 Rosati 报道 438 例绝经前妇女无术前子宫内膜预处理，用滚球先去除子宫底和子宫角部的内膜，然后用环形电极切除宫腔其余部分的内膜，最后再用滚球再次滚烫已经去除了子宫内膜的全部宫腔。平均随访 48.2 个月，回应者 47.8% 无月经，46% 月经量极少。1 例（0.3%）再次 EA，20 例（5.2%）子宫切除，其中 15 例（3.9%）因为 EA 失败，另 5 例与 EA 无关（3 例子宫内膜不典型增生，2 例子宫肌瘤）。292 例（75.8%）非常满意，78 例（20.3%）满意。无大的并发症，随访期间有 3 例（0.8%）妊娠。有作者认为 EA 是安全和有效的治疗绝经前月经过多和子宫出血的方法，可避免 95% 的子宫切除。但必须告知患者此术非避孕措施，术后仍有妊娠可能。

Munro 的治疗效果不那么理想，他的资料为 EA 术后 5 年 25% ~40% 需再次手术，常为子宫切除。夏氏报道 1 431 例中 159 例（10.84%）曾经行药物治疗，包括止血、止痛、抗生素、孕酮类药物及子宫内膜抑制剂等，37 例再次 TCRE（2.59%），因术后出血症状复发、痛经或子宫肌瘤最终行子宫切除者 87 例（6.08%），其中 1 例因发现子宫颈癌早期浸润，3 例为子宫内膜腺癌，3 例为输卵管绝育 - 子宫内膜去除术后综合征（postablation - sterilization syndrome，PASS），4 例为术后半年后淋漓不断出血，自愿切除子宫，31 例为子宫肌瘤继续发育，45 例为子宫腺肌病。手术治愈率 93.92%。Raiga 等研究 TCRE 术的失败因素，认为经 2 ~4 年的随访，结果令人满意，但存在晚期复发的问题，子宫增大和子宫腺肌病的存在明显增加了失败率，因此需长期评价。McCausland 等认为深部子宫腺肌病（侵入深度 > 2.5mm）是 TCRE 失败的主要因素。

（1）TCRE 术后子宫切除的高危因素：Dutton 等报道 240 例因月经过多行 EA 有/无切除息肉或肌瘤，平均随访时间 31.2 个月，71% 第一个五年未切除子宫，10 例再次 EA，其中 6 例最终切除子宫。多因素分析看出绝育是子宫切除的危险因素，危险比值 2.20，95% 可信限 1.18，4.09。至少 45 岁较 35 岁以下子宫切除的危险小，危险比值 0.28，95% 可信限 0.10，0.75。此文对 EA 的随访较以往的报道均长，二次 EA 和年轻是子宫切除的危险因素。Boe 随访 390 例 TCRE，术后 3 ~10 年，16.6% 因疼痛或出血行子宫切除，50% 在术后 2 年内手术，其中 6 例（1.5%）为恶性，认为手术预后与手术者的经验无关。Munro 指出 EA 术后 5 年 25% ~40% 需再次手术，常为子宫切除。有作者指出术后 2 年内是子宫切除的高危期，此后子宫切除的概率下降至 6%。

（2）TCRE 效果与子宫内膜预处理：Donnez 报道前瞻随机双盲研究葛舍瑞林后 EA 治疗 DUB 随访 3 年，12 个国家，37 个中心，358 例 30 岁绝经前妇女，葛舍瑞林 3.6mg，28 天 1 次，共 8 周，在第 1 针后第 6 周 +3 天时 EA，此期子宫内膜薄。第 3 年无月经率葛舍瑞林组 21%，对照组 14%（P = 0.057 1）。子宫切除葛舍瑞林组 21%，对照组 15%。再次 EA，葛舍瑞林组 5.6%，对照组 2.1%。结论为葛舍瑞林组较对照组术后月经率高。Tiufekchieva 和 Nikolov 报道 GnRHa 减少子宫内膜厚度，TCRE 术前 2 剂，手术时间缩短，无月经率高，术后 6 ~12 个月用药组 62.7% 无月经，未用药组 27.2% 无月经。

（3）TCRE 效果与患者年龄的关系：Seidman 等的研究提示年龄大者 TCRE 术后无月经率和痛经完全缓解率显著高于年轻者。他随访 162 例（95.9%），术后平均（32 ±17）个月，发现术后并发症与年龄无关，31 例≥50 岁妇女的无月经率明显高于年轻者（P <0.001），同样 72 例 45 ~49 岁者的无月经率高于 59 例≤44 岁者，P <0.05。痛经完全缓解率 72 例 45 ~49 岁者，高于 59 例≤44 岁者（P <0.01），需再次宫腔镜手术或子宫切除的比例无差异。但对绝经妇女则不同，Cravello 等报道 102 例 47 ~67 岁的绝经期妇女罹患绝经期出血或 HRT 所致出血，超声及宫腔镜检查 87 例有良性宫内病变（51 例息肉，36 例肌瘤），15 例无明显病变，行 EA + TCRP 或 TCRM 术，88 例（86.27%）远期疗效满意，认为 TCRE 术的疗效取决于引起出血的原因，而不是患者的年龄。

（九）TCRE 术后子宫内膜的修复

Colgan 等研究了 EA 术后子宫内膜修复过程，19 例中 15 例为 DUB，4 例因 TCRE 发现子宫内膜非典型增生而立即行 EA 术。组织学标本取自术后 1 ~48 个月的子宫，术后 3 个月以内的 6 例均可见子宫肌层坏死，6 例中 5 例有红色异物小体、肉芽肿样反应、肌层坏死和热损伤。除 1 例外，5 例均有不同程度的急性炎症，其余 13 例为治疗后 3 ~16 个月，标本中不再显示肌层坏死，但 12 例中 5 例查到持久的肉芽肿样反应，异物小体或两者均有，多数（9/12）有明显的子宫内膜瘢痕，认为 EA 术后的反应为肉芽肿性子宫内膜炎。

（十）一期 TCRE 术

TCRE 一般需经三个步骤，即：①行宫腔镜检查及取子宫内膜活检；②行子宫内膜预处理，抑制子宫内膜增生；③切除子宫内膜。VanDamme 尝试对一些病例术前不用激素类药物进行子宫内膜预处理，并将①、③两步骤同期进行，使 TCRE 术的程序简化，患者痛苦减少，即一期子宫内膜切除术。一期手术选择的条件为：①40 岁以下；②虽出血时间延长，但月经周期规律；③半年内曾诊刮，有子宫内膜病检结果；④子宫正常大小或稍大。术时先做宫腔镜检查，若有可疑，取材送检，停止手术，否则扩张宫颈，继续手术，子宫内膜厚者先刮宫，以减少其厚度，并将刮出的内膜送检。用电切环切除子宫内膜或用滚球电极去除子宫内膜，电切的电流功率 70W，深度达子宫内膜下方 2 ~ 3mm 的肌肉层，切出的肌条亦送病检；电灼电流功率 60W，深度为看到子宫内膜层消失，显露出编织状肌纤维为止。夏氏对 125 例一期手术进行前瞻性研究，经组织病理学检查及随访，无子宫内膜癌或癌前病变的病例，手术满意度 98%，成功率 99.2%，与该院分三步骤进行者无差异，说明一期 TCRE 术可行、安全、有效，与 Van - Danune 手术满意度 97.5% 的结果一致。进行一期手术，必须把住术前病例选择和术中镜下诊断两关，不断提高和完善宫腔镜下判断子宫内膜疾病的能力，则是完成一期手术的关键。Wortman 和 Daggett 回顾分析 304 例难治性子宫出血患者，平均年龄（41.3 ±8）岁，平均随访时间（31.8 ±22.1）个月(6 ~ 75 个月)，结果术后 1 年内 83% 无月经，总无月经率 85.5%，仅 0.8% 无改善，组织学检查显示 17 例（5.6%）有明显的子宫内膜病变，常规术前筛查未查出。20 例（6.6%）并发症，仅 2 例（0.7%）严重。27 例需进一步手术。最终 69 例（22.7%）发现腺肌病，但未增加进一步的手术率。结论：TCRE 术后无月经率很高，因并发症需手术者少，能得到组织学标本，病率低，可以做诊断和治疗一期进行的手术。

（十一）TCRE 术治疗

激素治疗及凝血机制障碍所致的子宫出血 Phillips 资料提示，29 例激素替代治疗（HRT）引起子宫出血，药物治疗无效，经 TCRE 术后继续 HRT，未再出血。Romer 治疗过 1 例绝经前乳癌妇女，服 TAM 引起反复子宫出血，曾刮宫 3 次，无恶性病变，TCRE 术后继续 TAM 治疗，随访 2 年无出血，超声扫描未见子宫内膜声像。Goldenberg 报道 11 例药物治疗无效的凝血机制障碍出血，TCRE 术后随访 1 年，满意度高（10/11），此类患者不能耐受大的手术，因而宫腔镜手术对她们显得十分重要。Milad 成功地为 3 名凝血功能障碍的妇女急诊行 TCRE 术，缓解了血液病所致突发的、严重的子宫大出血，减少了患者对血液制品的需求，但不能治愈。用滚球电极做 EA，对严重的子宫出血是最简单又安全的方法，滚球电极的作用是封闭血管，产生坏死，为此要小功率、高电压，而子宫内膜或子宫肌层切除，会开放新的血管而使出血加剧。对于白血病或药物治疗引起的子宫出血，EA 术能使出血减少或停止。

Romer 报告 35 例围绝经期和绝经期妇女，因 HRT 出血行宫腔镜检查和内膜活检后行 EA 术，无并发症，术后继续用联合 HRT。随访 12 个月，34 例无月经，治疗满意，1 例因其他副反应停 HRT。认为 EA 为治疗此疾患无宫内病变的微创方法，术后可继续 HRT，对选择的病例可增加 HRT 的顺应性。

（十二）TCRE 术治疗严重内科病所致子宫出血

76 例术前除进行常规 TCRE 准备外，还需针对其内科病进行准备，肾衰竭者经血液透析，使 BUN 控制在 80mmol/L 以下；血液病根据病因进行处理，并纠正贫血和补充所缺乏的血细胞成分，白血病需纠正贫血和补充血小板，肝硬化需补充凝血因子，糖尿病经口服降糖药或注射胰岛素，使血糖水平控制在 11mmol/L，心脏病机械瓣膜置换术后需停抗凝药华法林，同时监测凝血酶原时间正常时手术，术后 36 ~ 72 小时恢复服用华法林。76 例手术经过顺利，平均宫腔深度 7.8cm（6.5 ~ 8.2cm），平均手术时间 13.2 分钟（8 ~ 22 分钟），平均切除子宫内膜组织重 4.6g（3 ~ 7g），手术出血很少。术后 2 例并发严重贫血患者曾有一过性发热，1 例心脏病机械瓣膜置换术后患者于 TCRE 术后 18 小时擅自恢复服用华法林，导致术后 24 小时子宫动脉性活动出血约 800mL，休克，再次送手术室，滚球电凝出血点，出血停止。血小板减少患者回休养室后输血小板 2 个单位。其余均顺利恢复。随访 6 个月 ~ 9 年 6 个月，2 例曾有不规则出血，药物治疗痊愈。1 例术后无月经，因移植的肾脏衰竭，于术后一年半死于肾脏功能衰竭。余 75 例中，36 例无月经，28 例仅有点滴状出血，11 例月经明显减少，手术满意率 96%。Walhviener 等报道 34 例凝血机制障碍药物治疗无效，为避免子宫切除而做 EA 术，术后 64.71% 无月经或点滴状月经，经第 2 次 EA 术，无月经或点滴状月经率提高到 82.35%，其中 EA 治疗因应用抗凝剂所致出血的效果明显优于内源性的凝血疾患患者，认为 EA 是治疗凝血和血栓疾患合并 AUB 的有价值替代方法。

（十三）TCRE/EA 术发现子宫恶性病变

Vilos 等报道 2 402 例 TCRE 术中有 3 例子宫肉瘤，其中切出 1 例为低度恶性子宫内膜间质肉瘤，2 例癌肉瘤。两例子宫切除后，均未见残留癌。第 3 例 82 岁，中度出血，拒绝子宫切除，子宫内膜切除后 24 个月无月经。子宫肉瘤的发生率约为因 AUB 行 TCRE 术的 1/800，认为完全的子宫内膜切除术可能提供诊断和为有子宫切除高危因素患者进行微创治疗。Agostini 等评估 325 例绝经妇女宫腔镜子宫内膜切除或去除术，术后病理诊断子宫内膜癌或非典型增生的危险。325 例绝经后出血或 HRT 出血，所有妇女诊断性宫腔镜后均做子宫内膜活检除外了子宫内膜癌或非典型增生。然后进行 TCRE 术（203 例，62.5%）或 EA 术（122 例，37.5%），各有 2 例（0.6%）子宫内膜癌和子宫内膜非典型增生，为术前漏诊。认为门诊宫腔镜和子宫内膜活检不能排除子宫内膜癌或子宫内膜非典型增生，这些病变可能被宫腔镜手术发现。

（十四）TCRE 用于急症止血

Franchini 等为 25 例严重子宫出血患者行急诊 TCRE 术，1 例术中发现内膜癌改行子宫切除，术后 15 例无月经。认为 TCRE 可有效地控制子宫出血，避免再次出血，随访 19 个月，无须再用药物或手术治疗。Osuga 等为肝硬化及病态肥胖的绝经妇女，严重子宫出血危及生命，侵入性手术禁忌，子宫动脉栓塞失败，行急诊 EA 成功。

（十五）TCRE 术发现子宫内膜腺癌

Vilos 等回顾分析 13 例绝经后出血妇女 TCRE 前用宫腔镜评估并活检，结果活检不充分，无决定作用或取不出组织，TCRE 术中怀疑，经组织学检查发现子宫内膜癌，其中 8 例行完全内膜切除（第 1 组），5 例行部分内膜切除（第 2 组）。子宫切除的标本第 1 组 2 例仅有局灶性癌灶，第 2 组的大体标本均无癌。子宫切除术后 0.5 ~9 年无复发。EA 术是替代子宫切除治疗 DUB 的方法，术前已存在的内膜癌如被漏诊，术后很难发现，另外，术后残存的内膜亦可癌变，其发生率无人知晓。Margolis 等报道 1 例 58 岁，因 DUB 手术，3 年后因张力性尿失禁行子宫切除及 Marshall - Marchetti - Krantz 手术，偶然发现无症状的子宫内膜腺癌，病理检查已侵犯肌层 > 50%，FIGO 分期 Ⅰc。

（十六）再次 TCRE/EA 术

Wortman 和 Daggett 评价 TCRE 术和 EA 术失败再次宫腔镜手术的安全性和有效性。26 例因术后疼痛、出血或无症状的子宫积血，在 B 超介入下行宫腔镜子宫肌内膜切除术，从开始治疗到手术的平均时间为（41.2 ±47.9）个月，5 例（19.2%）需简单的扩宫，21 例需宫内口切开，以进入宫腔。手术并发症，平均手术时间（20.3 ±9.5）分钟，平均标本重（6.7 ±4.9）g。15（57.7%）例标本有子宫腺肌症。平均随访（23.2 ±22.7）个月，23 例（88.5%）结果满意，避免了子宫切除。3 例（11.5%）因复发疼痛或出血切除子宫。认为再次宫腔镜手术治疗子宫内膜切除或去除失败有效，可无月经或疼痛缓解，使多数患者避免子宫切除。

（十七）TCRE 术后的激素替代

Romer 曾报道 TCRE 治疗药疗无效的 AUB 越来越多，70% 的患者即使术后无月经，也可以发现子宫内膜残迹，HRT 应该用于所有患者，包括连续应用孕酮。Romer 等再次报道对 EA 术后需 HRT 者，需要加孕激素。为预防出血，可连续应用 HRT，有可能不出血。残留的内膜不至于过度增生，术后亦可用含有孕酮的 IUD 替代。

（十八）TCRE 治疗不孕

Cravello 等报道对孕酮治疗无效的 AUB 行 EA 术，有出血治愈后妊娠者，并可能足月分娩。

（十九）TCRE 治疗子宫腺肌病

Keckstein 认为有症状的浅层腺肌病行 TCRE/EA 可得到充分治疗，对有选择的病例宫腔镜手术可以治疗有症状的限局性腺肌病。Quemere 等回顾 121 例孕酮治疗无效的 AUB 并发腺肌病患者行 TCRE 术 8

年后的成功率，1 次切除者为56%，2 次切除者为67%，11%再次切除内膜，17 例（19%）因出血复发子宫切除，此结果与 EA 相似，认为子宫腺肌病不是 TCRE/FA 的失败因素，除非是术前难以诊断的深部腺肌病。

（二十）TCRE 术用于大子宫

Eskandar 等回顾分析 42 例子宫体积 >12 周，宫腔长 >12cm 的子宫出血患者，平均年龄（45.6 ± 6）岁，比较应用 TCRE 和 EA 治疗的可行性、安全性、预后和灌流液吸收情况。26 例（62%）作了子宫内膜预处理，27 例（65%）作 EA，27 例（65%）作 TCRE。均为 1 日手术，多元回归分析子宫大小、预处理、手术经过、手术时间与灌流液回吸收之间的关系，TCRE 的灌流液回吸收较 EA 多，P = 0.04，其回吸收量与手术种类有关，r = 0.32，P = 0.04，但与手术时间、子宫大小和预处理无关。1 例子宫肌瘤和 1 例子宫内膜癌做了子宫切除。随访 39 例（95%）（14 ± 2）个月，38 例（93%）非常满意，30 例（73%）无月经，6 例（15%）月经过少（ <3 个垫子/天），3 例（7%）正常月经（10 个垫子/天），结论为 EA 可能是治疗大子宫月经过多妇女可行、安全和有效的子宫切除替代方法。

（二十一）TCRE 术与药物治疗月经过多的比较

Cooper 等用问卷随访 144 例 TCRE 和药物治疗月经过多 5 年的满意度、月经情况、健康状态和生活质量。随访率 77%，第 5 年随访的结果：随机分到药物组的 7 例（10%）仍在使用药物，72 例（72/94，77%）做了手术，17 例（17/94，18%）做了子宫切除，满意率很低，也不愿意介绍给朋友。25 例（27%）分配到 TCRE 者，做了进一步的手术，15 例（19%）作了子宫切除。两组的出血和疼痛评分相似，而且明显减少，TCRE 组的健康恢复较药物治疗组好。认为 TCRE 治疗严重月经过多满意率高，月经状况好，健康和生活质量有极大的改善，而且安全，不增加子宫切除。医生应介绍给符合条件的患者。Mansour 报道自从曼月乐（Mirena，levonorg - estrel，LNG - IUS）问世，全球已有九百万妇女用于避孕，治疗月经过多。对于生育年龄妇女，LNG - IUS 是最容易接受的药物治疗方法之一。Istre 的有限资料提示 LNG - IUS 和 EA 治疗月经过多效果相同，LNG - IUS 可逆，无手术风险。

（二十二）TCRE 与腹式或阴式子宫切除的比较

全世界的经验提示 TCRE 的受术者中，70% ~90% 对治疗结果表示满意，其中 40% ~60% 术后无月经，30% ~50% 月经减少，10% ~15% 为正常月经量，失败率 5% ~12%。随机研究已经确定宫腔镜手术较子宫切除的手术时间短，并发症极少，需要的止痛药少，术后康复和恢复工作快。随机作出子宫切除者比宫腔镜手术治疗者满意度高。在国外子宫内膜切除术的费用较子宫切除要低得多，在我国两者费用相当。Alexander 等完成的一份重要的随机研究，比较了子宫切除或子宫内膜切除术后的精神因素，两组均报告术后精神症状减少，两组的性生活和婚姻关系无差异。然而，宫腔镜手术的施术者需要特殊的培训和手术经验，非生理性的灌流液和各种带有危险性的能源均可引起并发症，腹式或阴式子宫切除则无此顾虑。Pinion 等对应作子宫切除的月经过多患者行子宫切除 99 例，宫腔镜手术 105 例（TCRE 52 例，HEAL 53 例），观察两组手术的并发症，术后 6 个月和 12 个月的康复及月经情况，其他症状的缓解率及患者的满意率等，结果宫腔镜手术较子宫切除的早期病率少，恢复时间短，宫腔镜手术的平均完全恢复时间为 2 ~4 周，子宫切除的平均完全恢复时间为 2 ~3 个月，两组相比，P <0.001，12 个月后宫腔镜组 17 例子宫切除，11 例做第 2 次手术，45 例无月经或仅棕色排液，35 例少量月经，两组大多数痛经和经前症状改善，12 个月后 89%（79/89）的子宫切除和 78%（85/89）的宫腔镜手术患者对手术效果非常满意（P <0.05），95%（85/89）和 90%（86/96）症状改善，72%（64/89）和 71%（68/96）愿意将其手术介绍给别人，结果提示宫腔镜手术在手术并发症和术后恢复方面优于子宫切除，子宫切除的术后满意率显著高，宫腔镜手术的满意率为 70% ~90%，故宫腔镜手术可作为 DUB 的子宫切除的替代手术。Hidlebaugh 的资料提示 TVH 费用最低，LAVH 的直接费用较 TAH 高，但间接费用明显少，TCRE/EA 的直接和间接费用均较子宫切除低，甚至包括治疗失败后所需费用。TCRE/EA 避免了大手术，住院时间明显缩短，能迅速恢复正常活动，应为 AUB 的首选治疗方法。

（二十三）TCRE 与子宫内膜切除的其他方法比较

作为代替子宫切除治疗良性病变所致的异常子宫出血的方法，有利用各种能源或技术设计减少经期失血的去除子宫内膜手术，滚球电外科和激光子宫内膜去除术即为其中的两种微创技术，治疗效果与TCRE 相仿。近年来，又有一些非宫腔镜治疗月经过多的新微创方法问世，这些方法包括射频热能去除子宫内膜、微波、双极电切、子宫热球、冷冻子宫内膜去除、光电动力治疗，或用激光能量产生间质高热治疗，连续热生理盐水灌注等，设计良好的研究和时间将告诉人们这些方法是否有 TCRE 一样的效果。Vilos 报道子宫热球治疗月经过多，随访 18 个月初步结果表明，术后月经改善率77%，与其他技术的子宫内膜去除术结果相当，但随着时间的延长，失败率有所增加，需再做 TCRE 术，由于其操作简单，仅需具有将节育器放进宫腔的技术，又无发生重大并发症的可能，故一般认为可作为治疗月经过多的初选方法。Nisolle 认为非宫腔镜 EA 的方法仅适合 DUB，并应有术前内膜活检，如内膜正常，超声波检查无息肉或肌瘤，那么用非宫腔镜 EA 的方法治疗 DUB 是可取的。治疗方法的改变，带来了评估临床疗效的挑战。Wamsteker 则认为宫腔镜控制下的 EA 和 TCRE 的最大优点是既完成了治疗，且术前及术后均在宫腔直视下进行操作。而其他非宫腔镜的治疗方法的问题为治疗过程非直视和技术无控制。他指出虽上述各非宫腔镜 EA 系统常被广告宣传为“门诊手术”，但并未发现适合门诊，至少现在如此，其一次性设备价格昂贵，对于 EA 或 TCRE 有经验的医师来讲，此设备无作用，目前，已作的小量研究提示这些设备与传统的宫腔镜切除或去除技术间的结果是相同的，大量研究将有助于回答非宫腔镜 EA 设备在妇科的恰当作用，鉴于宫腔镜手术的危险和并发症，应注意预防最严重的低钠血症性脑病和体液超负荷。

值得提出的是，最近大量回顾性比较 TURP 术与开放性前列腺切除术的结果提示，随访 8 年 TURP 术后因心血管疾患死亡者人数虽然很少，但较开放性手术明显增多。TCRE 术在许多方面与 TURP 相似，而患者群与手术情况则全然不同，因此，上述发现不适用于宫腔镜手术。但此研究说明短期经验预见不到远期影响，需要随访才能真正评价出这些新技术的安全性与效果。

（李梦熊）

第七节　宫腔镜子宫内膜息肉切除术

子宫内膜息肉（endometrial polyps）是由内膜腺体及间质组成的赘生物，有蒂突向宫腔，可发生于青春期后的任何年龄，多在 50 ~ 60 岁。其发病率国外资料为 17.3% ~ 23.8%，国内资料约为 5.7%。子宫内膜息肉可导致月经过多，不规则阴道出血或绝经后出血，在子宫异常出血的患者中，因子宫内膜息肉病变引起者占第二位，仅次于子宫内膜增殖症。其形成原因可能与炎症疾患、内分泌紊乱，特别是雌激素水平过高有关，但有时亦并无症状出现，不孕有时亦与子宫内膜息肉相关联。子宫内膜息肉少数可发生恶变。一般认为恶变率 $<0.5\%$。

（一）大体形态学特征

子宫内膜息肉是由于内膜局灶性增生过度引起，它形状不定，大小不一，数目不等。宫腔镜检查时可见到的息肉多为表面光滑的赘生物，触之是柔软的组织，表面有交叉的网状血管，血管与蒂部相连。息肉色微红，亦有的呈灰白色，血管内有血栓形成时，则造成息肉瘀血，使息肉呈紫红色或暗褐色，发生坏死时则是灰褐色。

（二）组织学病理

多数学者认为，息肉来自未成熟的子宫内膜，尤其是基底部内膜，子宫内膜不同部位雌激素水平不同，造成对雌激素受体效应的差异，以致局部内膜呈现过度增生而形成息肉，其周围其他内膜往往表现为息肉样增生。子宫内膜息肉是由子宫内膜腺体上皮与间质组成。陈乐真按其结构不同将内膜息肉分为3 型：①源于成熟子宫内膜（功能性息肉），包括周期性改变（增生期，分泌期、蜕膜反应）及萎缩型。②源于未成熟子宫内膜，非功能性息肉包括基底层息肉及息肉伴有增生（单纯增生，复杂性增生及退行性增生）。此类息肉居多，占65%。③腺肌瘤样息肉。

（三）诊断

由于子宫内膜息肉缺乏典型的临床症状，往往难以准确诊断。个别子宫内膜息肉蒂很长，息肉经宫腔突出到宫颈外口时往往易于诊断。通常子宫内膜息肉经B型超声和子宫碘油造影后对子宫内膜增厚或宫腔内有占位病变者再行宫腔镜检查时而诊断。

对于子宫内膜息肉有异常出血的患者，一定要行内膜病理检查，排除息肉恶变及子宫内膜癌。

（四）鉴别诊断

宫腔镜检查可以在直视下观察宫腔的形态，对宫腔内的占位病变可从外表的形态加以区分，最后确诊仍依靠病理学检查。

1. 黏膜下子宫肌瘤　宫腔镜检查时根据见到的赘生物的形状、色泽、表面血管的分布以及赘生物是否随膨宫液的流动而有所漂动时，可比较准确的区分镜下所见的赘生物是子宫内膜息肉还是黏膜下子宫肌瘤。

2. 子宫内膜增生　子宫内膜增生过长必须依赖于组织学的检查。此时的子宫内膜宫腔镜下可看到子宫内膜以厚为主，表面粗糙不平，内膜厚度不规则，有的区域内膜可见假息肉样增长，其色泽不一。

3. 子宫内膜癌　子宫内膜癌可呈局限性或弥散性，镜管接触到病灶时多出血，由于组织比较糟脆，检查过程中可见到有糟脆组织随膨宫液排出。但有时内膜癌是息肉样增生时亦要与多发息肉加以区别，要特别注意内膜的血管分布及色泽，内膜癌多伴有血管扩张、出血和坏死灶，内膜呈灰白色、红色或暗红色。

4. 胚胎组织残留　胚胎组织残留者均有流产后不规则阴道出血甚至大出血史，残留组织为绒毛，蜕膜并混有血块，形状不规整，呈暗褐或红褐色突出于宫腔，与宫颈粘连紧密。

（五）治疗

子宫内膜息肉可发生于青春期后任何年龄，可无临床症状或出现异常子宫出血及不孕，药物治疗往往无效。既往传统的治疗方案是在明确诊断后行刮宫治疗，对保守治疗无效者行全子宫切除术。根据不同年龄、不同生育要求行宫腔镜手术治疗，可保留子宫，保留生育功能，成为子宫内膜息肉的微创手术疗法。

对于无生育要求的患者，如果单纯切除息肉，仅解决了局部的内膜增生，周围其他异常增生的内膜会继续生长，再次出现息肉或更严重的内膜增殖症。因此，对无生育要求的患者，在息肉切除的同时切除内膜，可防止息肉的复发。子宫内膜电切术切除了病变的组织，内膜多数不再增生，息肉不再复发，保留了患者的子宫，保持了盆底的正常解剖结构，可作为替代全子宫切除的治疗内膜息肉的微创手术方法。

子宫内膜息肉就局部而言，可影响孕卵着床，如果月经未发生改变，常常漏诊。单纯内膜息肉切除后，内膜层重新修复，内膜将变得光滑、平整，使受精卵容易着床。Varastech等报道23例不孕妇女宫腔镜下息肉切除，术后随访>18个月，妊娠与分娩率明显高于宫腔正常者。结论认为，息肉切除术可增强不孕患者的生育力。冯力民等报道5例不孕患者，术后4例妊娠也证实了这一结论。如果患者子宫内膜多发息肉、不孕并发子宫内膜广泛息肉样增生，治疗会非常棘手。浅层内膜切除在切除息肉的同时薄化子宫内膜，保留了患者的生育功能，其有效性还需大样本且长时间观察。

绝经后妇女易出现无症状息肉，偶尔检查才可发现，多为取宫内节育器时发现。生育年龄患者息肉恶变率仅为4.8%，但绝经后可增加至10%，故对绝经后无症状的息肉，一旦发现，应积极治疗。他莫昔芬作为一种抗雌激素受体药物，广泛用于治疗各期乳腺癌，并作为术后、放射治疗后的首选辅助药物，对预防复发有明显效果。他莫昔芬具有弱雌激素作用，长期服用，内膜可出现增生乃至发生内膜癌。白萍等报道，应用他莫昔芬的患者，50%发生内膜息肉和宫颈息肉，而对照组为17.9%，两组比较，差异有显著性。他莫昔芬导致的息肉体积较大，局部内膜可呈囊腺性乃至不典型性增生。所以，乳腺癌患者长期服用他莫昔芬者，应进行严密的B超监测和宫腔镜检查。Franchini，Cianferoni报道，采用电切内膜，可以用以治疗他莫昔芬引起的内膜息肉，但术后能否长期服用他莫昔芬而不造成息肉复发，尚需进一步观察。

多发性子宫内膜息肉并发内膜增殖症，其形成的根源为内分泌紊乱，需保留生育功能者术前内分泌治疗无效，行浅层内膜切除后再辅以药物治疗。手术改善了子宫局部环境，是否有益于内分泌治疗，还需大样本观察证实。

（李梦熊）

第八节　宫腔镜子宫肌瘤切除术

子宫肌瘤，又称子宫平滑肌瘤，是子宫最常见的实体肿瘤，也是子宫切除最常见的指征。据估计35岁以上的妇女20%～25%患有此症。其症状包括月经过多和子宫出血，导致贫血，痛经和（或）下腹、下腰痛，不育和早产。多见于40～50岁的妇女，但亦可见于年轻女性，引起严重出血及不孕，正常情况下，绝经后子宫肌瘤体积缩小。黏膜下肌瘤常并发慢性子宫内膜炎，恶性变（平滑肌肉瘤）的危险性较大和有出血倾向。由于黏膜下肌瘤内诊时摸不到，盲视的宫腔内操作探不到，有时直到严重子宫出血导致贫血才被发现。检查子宫肌瘤的方法有HSG、MRI、超声（尤其是阴道超声）和宫腔镜直视宫腔的方法。盲视的D&C可能探不到黏膜下肌瘤，声像学检查方法定位欠准确，故宫腔镜检查是诊断此症的首选方法。Neuwirth和Amin首次报道应用泌尿外科的前列腺电切镜做宫腔镜子宫肌瘤切除术（transcervical resection of myoma，TCRM；hysteroscopic myomectomy）。此后随着器械和技术的进步，专门用于妇科的手术宫腔镜问世，如今宫腔镜切除黏膜下肌瘤（resection of submucosal myomas，RSM）和内突壁间肌瘤在妇科已发展为成熟的手术。与子宫切除和经腹剔除肌瘤相比，宫腔镜切除黏膜下肌瘤具有许多优点，首先是此术不开腹，明显缩短了术后恢复的时间，小的肌瘤可以在门诊进行；其次是子宫无切口，极大地减少了日后剖宫产概率；最后是手术的预后可以与传统的开腹手术相媲美。

（一）子宫肌瘤的分类

子宫肌瘤来源于肌细胞，在生长过程中通常向阻力小的部位移行，向腹腔发展成为浆膜下肌瘤，或向宫腔发展成为黏膜下肌瘤。根据肌瘤的位置，子宫肌瘤分为：①黏膜下肌瘤：恰在子宫内膜下生长；②壁间肌瘤：生长在肌层内；③浆膜下肌瘤：直接位子浆膜下。多数宫腔内的肌瘤部分在宫壁内生长，部分在黏膜下，向宫腔内突起，称为无蒂黏膜下肌瘤，有蒂的肌瘤称为有蒂黏膜下肌瘤。肌瘤的体积可<1cm，或>8～9cm，可单发或多发。黏膜下肌瘤表面常无正常的子宫内膜，仅有薄的致密包膜，宫腔镜很容易看到表面粗大的血管，一旦血管破裂，血液自血管喷发而出，由于缺乏自限性止血机制，血液可迅速充满宫腔。多数黏膜下肌瘤位于子宫体部，附着在子宫底部、前后壁或侧壁。小的肌瘤可位于子宫角，干扰子宫和输卵管的正常通路。位于宫颈管的肌瘤很少。

荷兰Haarlem国际宫腔镜培训学校按肌瘤与子宫肌层的关系将黏膜下肌瘤分为三种类型，已被国际广泛采用，0型为有蒂黏膜下肌瘤，未向肌层扩展；Ⅰ型无蒂，向肌层扩展<50%；Ⅱ型无蒂，向肌层扩展>50%。Ⅰ、Ⅱ型的镜下区别在于前者的黏膜自子宫壁呈锐角向肌瘤移行，后者呈钝角。

林氏按肌瘤与子宫肌层的关系结合手术方法进行分类如下。

1. 有蒂性黏膜下肌瘤

（1）肌瘤脱出。

（2）肌瘤未脱出。

2. 无蒂性黏膜下肌瘤

（1）50%≥突出度≥20%。

（2）突出度<20%。

3. 接近宫腔的壁间肌瘤

（1）黏膜下肌瘤切除后，再次突出的壁间肌瘤。

（2）陷入性黏膜下肌瘤：无蒂性黏膜下肌瘤有时受灌流液的压力作用而陷入肌层内，成为壁间肌瘤。

子宫肌瘤有可能肉瘤变，但极罕见，其发生率 $<0.5\%$，故切除的肌瘤组织必须做病理检查。

（二）手术适应证和禁忌证

任何患有有症状黏膜下肌瘤、内突壁间肌瘤和宫颈肌瘤的患者都应该首先考虑作宫腔镜手术，但宫腔镜手术并非以所有的肌瘤为对象。要想取得手术安全，治疗效果好，其要点是选择好适宜于手术的对象。术者必须从自己的经验和技术水平出发，制定独自的适应条件。如果强行在不适当的条件下手术，必将招致危险后果。一般肌瘤的大小限于5cm直径以下，若技术娴熟，适应证可扩展。深埋于肌层内的黏膜下肌瘤和内突壁间肌瘤有时需作两次以上手术始能完成。未引起宫腔变形的壁间肌瘤和浆膜下肌瘤不宜行宫腔镜手术。选择适应证应考虑以下条件：

（1）月经过多或异常出血。

（2）子宫大小及宫腔长度，一般子宫限于10周妊娠大小，宫腔限于12cm。

（3）黏膜下或内突壁间肌瘤的大小，一般限于5cm以内。

（4）黏膜下肌瘤瘤蒂的大小，一般限于5cm以内。

（5）子宫无癌变。

脱垂于阴道的黏膜下肌瘤，其大小或蒂的粗细不限。

禁忌证同TCRE术。

（三）术前准备

1. 选择病例　考虑宫腔镜手术前，需要全面的术前检查，以确定黏膜下肌瘤和（或）内突壁间肌瘤的存在、数目、大小、位置、有无变性，评估宫腔镜手术的可能性。对肌瘤评估的常用方法如下。

（1）D&C：用探针检查或刮匙探查，发现宫腔内凸凹不平，提示黏膜下肌瘤的可能性，其优点为可同时取子宫内膜作组织学检查，但假阴性率高。

（2）HSG：可见宫腔内有充盈缺损，但小型肌瘤常被遗漏，大息肉或气泡可被混淆，其优点为可以了解输卵管的通畅度，还可能诊断腺肌瘤，即影像显示肌瘤内有多处通道与子宫腔相连接。

（3）B超：应用腹部或阴道探头测量子宫及黏膜下肌瘤的径线，但肌瘤可能与子宫内膜息肉或增厚的子宫内膜相误诊，也不易为肌瘤定位。宫腔镜B超联合检查或SIS，便于观察子宫黏膜下肌瘤的状态，并为之分类。

（4）宫腔镜检查：可直接观察黏膜下肌瘤的形状、色泽、发生部位、蒂的粗细、单发或多发，及其表面覆盖的内膜情况，肌瘤向子宫腔内突出的程度等，借以决定是否适合宫腔镜手术，必要时直视下进行活体组织检查，除外恶性病变。内突壁间肌瘤可显示宫腔变形、不规则或双侧子宫角及输卵管开口位置不对称等。但单项宫腔镜检查不能了解肌瘤在宫壁内埋藏的深度、大小，以及当肌瘤伸延至输卵管口时，肌瘤累及输卵管开口的位置等。

（5）MRI：能清楚显示软组织图像，定量评估子宫肌瘤的体积。

2. 术前药物预处理　术前给予达那唑每日600～800mg，孕三烯酮、内美通2.5mg，每周2次，3周以上或GnRHa类药物10～12周，可缩小肌瘤体积，减少血流供应，子宫体积的缩小速度快于肌瘤缩小的速度，故十分有利于肌瘤向子宫腔内突出，以适应于宫腔镜手术，使无蒂性的黏膜下肌瘤变成有蒂性，增加壁间内突肌瘤向宫腔内突出的程度，有利于手术的顺利进行。Donnez等报道在子宫容量减少及黏膜下肌瘤缩小方面，GnRHa的作用较其他激素更为明显。GnRHa可使子宫内膜及血管萎缩，术中视野宽阔，出血量也减少，同时肌瘤质地脆弱，容易用钳子挟出。一般用GnRHa后无月经，贫血改善，应该注意的是必须在月经周期的早期用药，第1次用药后有极少数患者月经量增多，有时被迫中止用药，有报告用药后引起大量出血者，如出血过多，还须紧急抢救。

3. 常规实验室检查　包括凝血功能、电解质、肝功能、血型等，以便在术时可能引起假实验结果以前，建立可信的基数，便于与术中可疑灌流液回吸收过多时的各项参数进行比较。

4. 手术时间　月经周期的前半期是手术的理想时期，可减少术中出血。如出血过多，即使在分泌期亦必须施术。肌瘤未脱出于宫颈管者，手术前夜宫颈插扩张棒或海藻棒。

（四）麻醉的选择

见 TCRE 术，除不适合局部麻醉外，其他麻醉均可选用，如同时行腹腔镜时则行全身麻醉。

（五）手术器械

1. 宫腔电切镜　持续灌流式 7mm 电切镜可用于切断黏膜下肌瘤的细蒂，或使无蒂变成有蒂。切除组织量大时，可用 9mm 的电切镜。8mm 电切镜具有 7mm 与 9mm 两者的优点。

2. 林氏肌瘤钳　大的黏膜下肌瘤仅用电切镜切除时，每次环形电极切除的组织量甚少，手术耗时甚长，出血量增多，引起低钠血症的危险性增加。林氏肌瘤钳的钳叶窗口大，钳叶内侧咬合面呈十字交叉状，较有齿卵圆钳能更牢固地挟持和牵出残留的肌瘤组织，有效地缩短了手术时间。

3. 高频电流发生器　电切功率 80W，电凝功率 40W，可根据需要随时增强。切断组织时主要用切开与凝固的混合电流，但是为了切割的顺利进行，也可用单纯的切割电流。

4. 灌流液　因黏膜下或内突壁间肌瘤占据部分宫腔，切除的肌瘤碎屑多，术时如灌流液不能使宫腔充分膨胀，手术空间狭窄，视野不良，可导致切割肌瘤困难，甚至损伤肌瘤对侧肌壁，引起子宫穿孔。故在利用其落差压及负压吸引灌流子宫腔效果不良时，需用自动膨宫机强制性的扩张子宫腔和持续性的灌流。

（六）手术步骤

先在 B 超介入下仔细检查子宫内肌瘤的部位和根蒂部状态。再根据肌瘤类别进行手术。

1. 有蒂黏膜下肌瘤

（1）肌瘤脱出：肌瘤的主体位于颈管内或阴道内，而蒂的根部尚留在子宫腔内或颈管内。这样的病例实为宫腔镜手术初学者最好的手术对象。操作时并不是猛然便把它拧转去掉，而是先用双钩钳子抓住肌瘤，向外牵拉，同时将 7mm 的电切镜插入子宫腔内，切断其蒂部。切断中如果定位困难时，可将双钩钳子活动一下，蒂部便可移动，与正常组织容易鉴别。同时，由于牵拉了肌瘤所以蒂部下的正常组织将突向子宫腔内。应用电切镜切断蒂部时，应取与正常子宫壁平行的方向切割，因为如果切向子宫壁内方向，有时会伤及正常肌层。切除肌瘤后，断面几乎回缩，一般不需要追加切除。

（2）肌瘤未脱出：从子宫颈外口看不到瘤蒂附着的部位，以及肌瘤的主体留存于子宫腔内或颈管内，林氏切除时先用 7mm 电切镜将肌瘤的蒂部变细成 1cm 以下，继而用 9mm 电切镜将肌瘤的体部削除，缩小其体积，再用肌瘤钳子边拧转边取出。此为两支镜子法，十分有用。

2. 无蒂黏膜下肌瘤　需要高度熟练的技术。术者首先必须掌握好切除有蒂性肌瘤的切除技术，然后才能作这种难度大的手术。肌瘤的发生部位在子宫腔内或宫颈管内。如为发生于宫颈管内的无蒂性黏膜下肌瘤，因宫颈管壁已经变得很薄，极易造成子宫穿孔，手术难度最大。手术方法可根据肌瘤向子宫腔内突出程度分为两种。

（1）50%≥突出度≥20%：要想完全彻底切除肌瘤，首先必须努力增加黏膜下肌瘤的突出度。在超声波的严密监视下，用 7mm 的环形电极沿着肌瘤底部的被膜逐步切开。就像腹式肌瘤核出术一样，切开肌瘤与肌层之间的分界层，并可利用镜体的先端，一边压迫肌瘤，一边钝性剥离肌层。此时，从镜体前端流出的灌流液，形成水剥离亦可增加剥离效果。由于高频电的刺激而子宫肌收缩，以及电切镜的插入与拔出等操作，子宫腔内压有所改变，更加促使肌瘤向子宫腔内突出。切除到一定程度时，即可用肌瘤钳抓住肌瘤，一边观看超声波图像，一边拧转，牵拉务使肌瘤脱离子宫壁，即形成有蒂化。形成有蒂性后，则行前述的有蒂性黏膜下肌瘤切除法。如果不可能利用钳子扭转时，则再次将 7mm 的环形电极插入，细微地切开分离肌瘤的蒂部，或者利用 9mm 电切镜将肌瘤核变得更小，然而再试用肌瘤钳拧转肌瘤。亦可将抓到的肌瘤扭转到 360°，牵拉至子宫外切除之。然而，如果肌瘤蒂部还太粗时，便贸然地抓住肌瘤，粗暴地牵拉有时会损伤子宫壁，直达浆膜层，而造成子宫穿孔。术前如能插入昆布扩张器，软化子宫颈管，小的肌瘤核便可能用肌瘤钳夹出。

（2）突出度<20%：此时完全切除困难，所以应当将无蒂性黏膜下肌瘤变成肌内肌瘤进行处理。

实际上，开始切除后，肌瘤便向子宫腔内突出，而能完全切除者绝非少见。如果不能完全切除时，可用9mm电切镜将已突出于腔内的肌瘤，及肌层内残留的肌瘤切除5mm以上。手术后2～3个月宫腔镜复查，可再次行TCRM术，将又突出于子宫腔内的肌瘤完全切除，即二段手术法。

（3）接近宫腔的壁间肌瘤和贯通肌瘤：黏膜下肌瘤切除后，壁间肌瘤再次突出于宫腔，能够切除的壁间肌瘤多半是这一类型的。手术方法可按照无蒂性黏膜下肌瘤的手术方式施行。

贯通肌瘤（transmural myoma）：是指肌瘤贯通全层肌壁，既压向宫腔，又突向浆膜，手术方法可按照无蒂性黏膜下肌瘤的手术方式施行。

陷入性黏膜下肌瘤：接受GnRHa预处理的无蒂性黏膜下肌瘤，其正常的肌肉组织变得脆软，容易发生这种现象。切除非常困难，但在超声波的严密监视下，也有完全切除成功的例子。

一般在前夜宫颈放置海藻棒后，手术时宫颈软化，扩张，手术时电切镜极易进出。林氏的经验，当电切镜放入时，宫内压增加，取出时，宫腔压力突然降低。这种压力的变化可增加黏膜下肌瘤的突出程度，甚至使一些壁间肌瘤向宫腔内突出，变成黏膜下肌瘤而有可能切除使陷入性黏膜下肌瘤切除成为可能，Homou将此现象称为水按摩（water massage），林氏称此因宫内压力变化引起黏膜下肌瘤突出的机械性变化为肌瘤的“反跳现象”。此外，手术时的电刺激和卵圆钳对肌瘤的抓取均可引起子宫收缩，使肌瘤切除处的子宫肌壁增厚，十分有利于手术的进行。

首都医科大学附属复兴医院的经验为切除体积小的黏膜下肌瘤切除术可用环形电极、汽化电极切除，一般比较容易。体积大者（一般指3cm直径以上）需B超和（或）腹腔镜监护，开始切割前要先看清肌瘤与周围肌壁的解剖关系，找到肌瘤的蒂，先用环形电极和滚球电流电凝肌瘤表面的大血管和瘤蒂的血管，可减少术中出血，再用环形电极分次片状切割瘤体，使肌瘤体积缩小，然后再切断瘤蒂挟出，或将肌瘤完全切除。术中使用单极混合电流，切割的同时具有一定的凝固效应，可避免术中出血，但混合电流切割时可引起组织碎屑与电切环粘着，因此有人愿意用单纯切割电流。切割时电切环置于肿瘤后方，启动切割电极，同时电切环退回，直至切割的组织屑完全自肌瘤上切下，此法最适合位于子宫腔中央的黏膜下肌瘤。切割时，一般最好不要把切割环完全退回至鞘内，而是将电切环留在鞘外一点，如此，肌瘤和子宫壁间的关系可以看得十分清楚，避免不留心切入子宫壁或伤及子宫内口。切除肿瘤基底必须十分小心，以免损伤周围内膜，若有出血，可电凝基底，或用宫缩剂。夏氏报道应用切割与钳夹相结合的TCRM5步手法：①切割：用环行电极在肌瘤游离最大径线的两端顺行或逆行切割，缩小肌瘤体积，并切出X的蜂腰状凹陷，以适合卵圆钳钳叶夹持。②钳夹：在B超引导下将卵圆钳置入宫腔内钳夹肌瘤，并向下牵拉。③捻转：顺时针或逆时针方向转动卵圆钳的手柄，以使肌瘤自其基底分离。④牵拉：在捻转肌瘤数周后，用力向下牵拉。⑤娩出：在向下牵拉的过程中，肌瘤逐渐下降，自宫颈娩出。此法有效地缩短了手术时间，且便于完整去取出。术中切下的肌瘤碎片可随时取出，或先推至宫底处，待积攒至一定量一起取出。取出肌瘤碎片有以下几种方法：①退出电切环时将碎片带出；②将碎片夹在电切环和内鞘之间，退出内鞘带出，此法可减少外鞘进出宫颈和子宫的次数；③镜体与内外鞘一起退出时，将肌瘤碎片带出；④卵圆钳挟出；⑤肌瘤钳挟出；⑥钝刮匙刮出；⑦吸引管吸出；⑧取出操作架，将入水管连接在出水的阀门上，灌流液会将组织碎片自内鞘冲出。罕见的情况下，肌瘤无法取出，而留在子宫内的原位上，逐渐发生退行性变，或在术后第1次潮经时排出。

应用90°直角环可自上向下顺行切割，切割电流功率70～120W，用0°水平环为自下而上逆行分割；肌瘤较大者，在B超监护下，确有把握时亦可自下向上逆向切割，或逆向切割后即顺向切割。有关电流功率的设定，必须先从低功率开始，然后逐渐上调至电切环通过肌瘤组织时，感到滑动而无阻力时为止，其功率的调节以电切环易于滑动为准，而不是应用固定的功率，如此可以减少电切环的折断，电流功率高达120W时医师只需用很小的力量进行拖动，组织的切面十分干净。只有在视野非常清晰时才可启动电流。切除肌壁内部分时必须识别肌瘤和包膜的界面，术者在切割镜下能够看到瘤体内白色的纤维组织和内膜组织中的腺体隐窝，根据瘤体内较硬的纤维平滑肌组织与其周围柔软的子宫肌壁组织的不同，掌握适宜的切割深度。

Nd：YAG激光，氩或KTP－532激光也可用于切除有蒂或宽蒂黏膜下肌瘤。Nd：YAG下可对较大肌瘤实施粉碎术，对即使不能完全切除的宽蒂或无蒂黏膜下肌瘤，通过激光或高频电的作用，也可破坏残留在肌壁间的瘤体部分，使其坏死并逐渐吸收。尚无比较宫腔镜电切和激光切除肌瘤的研究。

宫腔镜下用3mm的双极电凝针多次（20~30次）戳进肌瘤，其作用与激光相同，可使肌瘤消融（myolysis），用50W电凝电极或100W电切电流作用于肌瘤组织，引起肌瘤大量凝固，血供中断，组织皱缩，最终死亡。

由于用环形电极切除肌瘤可导致明显出血，妨碍术者视线，为清理术野，需高压注入灌流液，肌瘤碎屑需持续取出，导致手术时间延长，均明显增加了灌流液进入血管的危险。近年开发了一种波形电极，即汽化电极（Vapor Trode），可以汽化增生肥大的前列腺，已见于泌尿外科文献。1995年Brooks将此成功的技术和器械尝试用于汽化黏膜下肌瘤，1997年Glasser报道了应用汽化电极汽化子宫内膜和子宫黏膜下肌瘤的初步经验。与常规技术比较，其手术过程明显缩短，避免了大量的肌瘤碎屑，术中出血和灌流液吸收显著减少，减少了宫腔镜电切术的危险性。汽化电外科切除黏膜下肌瘤手术开始设置纯切割电流，功率110W，首先用环形电极从肌瘤顶部切取0.5cm的楔形组织，如果看不到黏膜下肌瘤，则从宫底到宫颈内口切取相同深度的子宫后壁组织，送做病理检查。以后用汽化电极，需提高电流功率，每次增加10W，逐渐增加至200W，一般140W以下不能汽化肌瘤。汽化肌瘤的目的是缩小肌瘤体积，以便能够用抓钳取出或电切环切除。为得到可供病理学检查的部分肌瘤组织，不能将肌瘤完全汽化。3mm滚筒电极在肌瘤上可形成较宽的汽化通道，2.5mm滚球电极可以较精确地将肌瘤分割成块，汽化肌瘤过程中无肌瘤碎屑漂浮于宫腔，不必因组织屑妨碍视线，为取出组织而停止汽化，仅在需更换电极头或换抓钳取出肌瘤碎片时，才取出电切镜。当尚有少量肌瘤残留在浅肌层时，可用环状电极切除。Acc环是一种粗的环形电极，配有5个微小凹沟的滚筒，用单纯切割电流，功率275W，可使组织汽化并使切割基底处止血，用Acc环可从基底部切除宽蒂黏膜下肌瘤，切至与子宫内膜或宫腔的轮廓平，切下来的肌瘤用卵圆钳挟出宫腔。对3~6cm的大肌瘤，用Acc棒状汽化电极，单纯切割电流，275W功率，去除肌瘤至基底部，如果其基底部易于看清，用Acc棒从周边向中心汽化。偶尔用宽面电极时，可像解剖刀一样，不用电流，即将肌瘤自基底钝性剥除。用肌瘤抓钳或卵圆钳将肌瘤碎片挟出。埋入壁间的肌瘤在切割或汽化时会继续向腔内突出，要尝试着尽可能多的切除，但是即使未完全切除，成功率仍高，偶尔肌瘤残留，持续月经过多，需要第2次切除。对无生育要求的妇女，可同时用Acc棒汽化电极去除子宫内膜，此设备可汽化组织的深度为3~4mm，与环状电极切割的深度相似。如果电极被焦痂或组织碎屑包裹，打开70W电凝电流，在已汽化过的宫腔表面快速滚动，即可清除。汽化以前不要电凝子宫内膜，因为失活的表面组织产生阻抗，妨碍汽化的深度。汽化后，用滚球电极，100W功率电凝去除输卵管开口内膜，电凝每个大的出血点。关闭入水管，使宫内压下降，易于识别明显的出血点。汽化电极使用高达200~275W功率的单纯切割电流，高功率汽化电流明显地增强了封闭血管作用，减少了术时出血，术时汽化电极将肌瘤汽化分割成块，术中组织碎屑少，不必为取出组织碎屑而耗费时间，从而减少了过量灌流液进入血液循环的危险，使并发症减少，增加了手术的安全度。一些热量使毗连组织产生凝固带。汽化的深度取决于接触的时间，阻抗（电极上的碎屑黏着引起）和电流的功率。电极在组织上移动要缓慢，只能在向术者方向移动时通电。如此高的电流长时间加压于一点可引起子宫穿孔，故应由有经验的医师使用。因曾有两例宫腔镜电切术的部分肌瘤标本病理检查为平滑肌肉瘤，因此不能将肌瘤组织完全汽化，以保留部分肌瘤组织送病理学检查。Yang和Lin报道16例深埋于肌壁内的黏膜下肌瘤，其肌瘤的外界和浆膜内界间为5~10mm之间。行一期宫腔镜肌瘤切除术，肌瘤直径和重量的中位数3.3cm和30g。肌瘤和浆膜间的肌层厚度逐渐并明显增加，由术前的6.7mm增加到肌瘤切除后的16.1mm。对侧壁由术前的10.1mm增加到术后的18.8mm。认为一期宫腔镜子宫肌瘤切除术可以切除种植处肌层厚度薄到5mm的深陷的黏膜下肌瘤。

（4）多发黏膜下及壁间肌瘤：对患有多发黏膜下及壁间肌瘤的未育妇女，可行宫腔镜肌瘤切除术，切除和汽化的方法同前，一次尽可能多的切除肌瘤，术终放置宫内节育器，2个月后取出。

（5）宫颈肌瘤：宫颈肌瘤均有包膜，从宫颈管脱出者，可用环形电极切断瘤蒂完整取出或切开包膜完整拧出。埋入宫颈组织间的肌瘤，只要能扪清其轮廓，用环形电极从包埋组织最薄处进刀，切抵肌瘤后，适当延长切口，自包膜内将肌瘤完整剥出。肌瘤取出后瘤床一般不出血，如瘤床较大或宫颈外形不整，可用可吸收肠线缝合。宫颈管内的无蒂性黏膜下肌瘤，因宫颈管壁已经变得很薄，极易造成穿孔。

（6）同时子宫内膜切除问题：对出血严重又不要求再生育的妇女，可考虑同时去除子宫内膜，应用滚球电极或 Nd：YAG 激光均可，没有比较此两种方法治疗效果的报道。

（7）腺肌瘤的切除：少见情况下，临床或 B 超诊断的内突壁间肌瘤或无蒂黏膜下肌瘤实为腺肌瘤。腺肌瘤有三种类型，第一种类型的团块结构全部为腺肌瘤组织，该团块无明显的包膜，切面可见簇状子宫内膜，陈旧血液和丰富的血管，切除过程中腺肌瘤随子宫收缩而变形，切除时适可而止，切忌追求将腺肌瘤切净，避免在腺肌癌变形时将子宫切穿。第二种类型为腺肌瘤并发平滑肌瘤，第三种类型为混合型肿瘤，以平滑肌瘤为主，在其近宫腔的一端有子宫内膜侵入，形成部分腺肌瘤，第二种和第三种类型一般包膜比较明显，切除方法与内突壁间肌瘤和（或）无蒂黏膜下肌瘤相同。

（8）直径 6cm 以上的大肌瘤：一些学者对宫腔镜切除大肌瘤进行过专门的论述，日本林氏先用 7mm 电切镜于肌瘤的基底部切割，将无蒂肌瘤切成有蒂，再用 9mm 电切镜切削肌瘤，缩小体积后，用肌瘤钳挟出，极大地减少了手术难度。Loffer 报告 43 例，术前均用两个月的达那唑或亮丙瑞林（leuprolide），肌瘤切除至与子宫内膜腔平，肌壁间部分留在宫壁内，等到术中清理出宫腔内的肌瘤组织碎屑后，子宫重新收缩，留在宫壁间的肌瘤即向宫腔突出，此时应继续切除，以免肌瘤脱出，无严重手术并发症。Donnez 报告用激光切除肌瘤 60 例，最大者 15.4cm^2，术前均用 GnRHa 预处理，他的方法是尽量切除肌瘤，剩余的肌瘤用激光破坏其血供，术后继续应用 GnRHa 8 周，肌瘤进入宫腔后，再次切除。2～3个月后，肌瘤已不显著，所有患者月经正常。其中希望妊娠者 24 例中 16 例（67%）怀孕，均足月分娩活婴。

（七）术中特殊情况及处理

（1）术中出血多，视野不清，若宫腔被肌瘤充塞，致手术腔隙甚小时，不宜用催产素，可调节灌流液的入水压高于动脉压，并加大流速，仍不能克服时，出水管连接负压吸引器造成负压，加速灌流液循环，同时加快手术速度，大部分肌瘤切除后，子宫收缩，出血自然减少。

（2）无蒂黏膜下肌瘤完全切除后子宫收缩，瘤床闭合，残留的肌瘤包膜呈灰白色絮状在宫腔中漂浮，以后会自然消融，不必强制切除。

（八）术中及术后监护与处理

术中 B 超监护对切除较大的肌瘤具有导向作用，并可预防和提示子宫穿孔。近期有用直肠探头监护的报道。Coccia 等前瞻研究超声监护 TCRS 和 TCRM 81 例，与 45 例腹腔镜监护比较，结果未因超声不能像腹腔镜那样看清盆腔结构而发生并发症，无须要中转腹腔镜监护者。超声在决定黏膜下肌瘤壁间部分与周围肌壁的界限方面十分有用，有助于其完整切除。

（1）腹腔镜监护：应根据术中具体情况而定。对于较大的黏膜下肌瘤，尤其造成子宫腔扭曲变形，术者对经宫颈切除的安全性没有把握时，在腹腔镜监护下实施手术则更为安全。腹腔镜监护能及时发现完全和不全子宫穿孔，并可立即进行处理。

（2）术后预防性雌激素的应用：对有生育要求者术后应用雌激素（倍美力 2.5mg 每日 1 次）可刺激子宫内膜生长，加速上皮化过程，预防粘连发生，尤其对宫内有较大裸露创面及术前应用 GnRHa 造成体内低雌激素状态者。术后 6～8 周宫腔镜复查。TCRM 术后子宫内膜粘连的发生率不明，可能发生率很低，因此，应用预防性雌激素的优点尚不能肯定。

（3）一过性发热：较少见，于术后 24 小时内体温骤然升高，最高可达 40℃，一般体检及白细胞测定均无异常，对症处理，体温多于 24 小时内恢复正常。多见于严重贫血患者，且贫血越严重，热度越高。对其发生原因尚无一致的看法，多数认为系大量灌流液进入体内引起的过敏反应，但泌尿外科做前列腺电切术，对此并发症的解释为一过性菌血症。

（4）腹痛：术后可因子宫痉挛性收缩，出现持续性下腹部疼痛，可对症处理，应注意与子宫穿孔相鉴别。

(5) 阴道排液：宫腔创面较大，瘤床较大、较深或同时切除子宫内膜者，在瘤床尚未愈合或宫腔创面尚未上皮化前，术后2个月内阴道可有持续排液，开始为少许血液，于1周内逐渐转变为淡红色血水，继而为黄色水样，最后为无色水样排液。如在术后2个月内有月经量出血，应对症处理，并注意排除有无残留在肌壁内的肌瘤脱出。

(6) 子宫腔内手术创面较大，对尚希望生育者应于手术后置入IUD。出血多的患者则于术后第2月再行置入，于第2次来月经时取出。

(7) 术前接受GnRHa类药物预处理的患者，术后用雌激素1周。

(8) 个别患者术后第1次月经量增多。

(9) 切除肌瘤时切除了较多的子宫内膜，尚有生育愿望者，应于术后2~3周内做宫腔镜检查，剥离子宫腔内粘连处。其他患者则于4个月后行宫腔镜检查，以了解子宫内解剖学状态。

(10) Ⅰ、Ⅱ型及内突壁间肌瘤需二期手术者，定期B超复查，择期手术。

(九) 手术并发症的发现和处理

Loffer报告TCRM术并发症的发生率为0.5%，无经验者为2%。

1. 出血　切除Ⅰ、Ⅱ型或壁间内突肌瘤时，瘤床较深者，止血较困难，其中如有明确出血点时，可电凝止血，亦可调节灌流液压力，提高子宫内压进行止血。均不奏效时，则应考虑插入球囊导尿管，其注意事项如下。

(1) 球囊内的液体注入量应少于切除标本量。

(2) B超扫查所见球囊大小应小于术前肌瘤的大小。

(3) 如球囊导管压迫仍不能止血时，多因球囊内内注水量不足，应再多追加注水，或用丝线8字缝合子宫颈外口，以提高宫内压止血。向外牵拉球囊，可压迫颈管内的出血。于拔出球囊导管时一并拆除子宫颈外口的缝线。

2. 子宫穿孔　电切子宫肌瘤的子宫穿孔常发生在与肌瘤毗邻的正常肌壁处，因子宫肌瘤的发展与牵拉，使该处肌壁伸展变薄，故应特别注意，必须用被动式操作架，视野不清时绝对不要操作通电。Hallez等报道61例手术中子宫穿孔1例，立即发现，腹腔镜修补。Brook等的92例中，有1例取出切割的肌瘤碎片时穿孔，以上均未延长住院日。Loffe报道1例于取出宫内肌瘤组织碎片时子宫穿孔。Wamsteker所做108例TCRM中，发生1例子宫穿孔，及时发现治愈。林氏所行TCRM 1 156例中发生子宫穿孔1例，该例为卵圆钳钳挟肌瘤时，误挟和撕裂了子宫底部的肌肉，导致子宫穿孔。

3. 体液超负荷与低钠血症　电切Ⅰ、Ⅱ型或壁间内突肌瘤时，均切及血管丰富的较深层肌壁，较其他宫腔镜手术易引起体液超负荷与低钠血症，故应高度警惕。Loffer报道55例中，2例灌流液差值1 000mL以上，发生一过性低钠血症，其中1例早期肺水肿。Wamsteker报道108例TCRM中，发生1例体内潴留4%山梨醇3.5L，发生早期肺水肿和低钠血症，麻醉师发现此例血氧饱和度下降及肺水肿，行子宫及双附件切除术。

4. 子宫内翻　林氏切除800g肌瘤的1例，术后发生子宫内翻，急行腹式全子宫切除术。

5. 子宫瘘管　De Iaco等报道1例宫腔镜切除壁间肌瘤，引起子宫瘘管，该妇女38岁因子宫肌瘤曾行子宫动脉栓塞术，术后6个月宫腔镜切除引起术后子宫瘘管。

6. 子宫肌瘤恶变　手术结束时如留有少许肌瘤组织，发生子宫肉瘤的概率不变，故应随访。Hansen报告宫腔镜子宫肌瘤切除术1例，镜下见子宫底部壁间肌瘤突向宫腔，外观似纤维瘤，宫内无其他病理所见。从子宫壁水平切下肿瘤，无手术并发症，患者当天出院。病理组织学检查提示间叶肿瘤细胞侵入肌层，无明显异型性和分裂象，无血管浸润，诊断为低度恶性间质细胞肉瘤。患者再次入院行全子宫切除术。低度恶性间质细胞肉瘤是罕见肿瘤，其症状和临床表现都类似于子宫纤维瘤。随着TCRM和TCRP的开展与广泛应用，应警惕此类肿瘤的存在，尤其是年轻妇女可患此肿瘤而又无可识别的特殊高危因素，仅凭宫腔镜检查和切除作鉴别诊断极为困难。

Murakami等指出为预防TCRM的并发症，应缩短手术时间和避免切割过深，采取的方法是合并应用汽化技术和强力缩宫素。

（十）TCRM 术后再次手术问题

Gravello 报道 196 例 TCRM 术中 61 例作过第 2 次切除，存留部分肌瘤在宫壁间，日后有子宫切除或再次宫腔镜切除肌瘤的可能。Dueholm 报道术后肌瘤残留，若无严重出血和（或）剧痛者 3 个月后随访，约 50% 消退或脱落，必要时“补切除”。Valle 观察了肌瘤埋人肌壁，切除不完全的病例，发现残存的肌瘤或发生坏死，或表面被覆子宫内膜，随访 12 个月，75% ~93% 的患者过量出血得到控制，不需要进一步治疗，58% 曾经不育的患者分娩活婴。Femandez 等报道 200 人次、286 例次 TCRM 术，因肌瘤大，35 例作过 3 ~5 次切除，并发症 12 例（5%），无死亡或进 ICU 者，术后 74% 症状改善，预测失败的因素有：肌瘤体积 >5cm，宫腔内肌瘤数目 >3 个，宫腔长度 >12cm，Ⅱ型壁间肌瘤和融合的肌瘤等。Shokeir 随访 29 例连续有生育愿望，患黏膜下肌瘤的妇女行 TCRM 术后的生育情况，其中 14 例为原发不孕，15 例有不良产科史，25 例肌瘤在宫腔内，4 例为Ⅰ型。肌瘤均 <5cm，平均 1.33cm。无手术并发症，术后大多数子宫腔解剖学结构恢复正常。术后 21 例有 30 次妊娠，13 人生育 16 个活婴，与术前比，活婴分娩率由 3.8% 提高到 63.2%，流产率由 61.6% 下降到 26.3%。可见 TCRM 对生育失败妇女可提高妊娠和活婴分娩率。做辅助生殖治疗前子宫肌瘤剔除对孕卵种植和妊娠的影响存有争议。

（十一）TCRM 术前应用 GnRHa 对近远期预后的影响

Campo 等研究 80 例连续病例中 42 例（52.5%）未用药物，在增殖早期手术（A 组），38 例（47.5%）肌内注射 GnRHa 3.75mg 两剂（B 组），随访 24 个月，了解 AUB、肌瘤复发和再次手术情况。A 组切除 48 个肌瘤［（1.1 ±0.53）个/人，平均直径（29.73 ±14.47）mm］，B 组切除 42 个肌瘤［（1.09 ±0.29）人，平均直径（29.73 ±14.47）mm］。手术时间用药的 B 组明显长于 A 组［（40 ±18.06）分钟：（57.65 ±29.61）分钟，P =0.002）］，住院时间无差异［A 组（1.05 ±0.22）天：B 组（1.15 ±0.44 天）］，仅有 1 例子宫穿孔，每组各有 3 例富于细胞性肌瘤无异型。随访 A 组 36.3% 有 AUB，B 组 26.6%，A 组 3 例，B 组 2 例复发，无统计学差异。两组各有 1 例需二次手术。有作者认为除非为了纠正贫血，GnRHa 的应用似乎并不能改善 TCRM 的近远期预后。手术时间长可能是因为扩张宫颈困难，仍需进一步的研究来确定此假设。Tiufekchieva 等前瞻研究 TCRM 治疗 50 例黏膜下肌瘤患者，其中 10 例术前用诺雷德 2 个月，平均肌瘤直径缩小 19.16mm，此作用对 30mm 以上的肌瘤非常重要，减少 10mm 直径意味着明显减少需要切除的组织。治疗组平均手术时间减少了 17.08 分钟，90% 的手术均较容易。作者认为诺雷德不仅缩小了肌瘤的直径，同时也使子宫内膜萎缩，明显改善术时的宫腔状态，使得手术快速、容易，并发症减少。

（李梦熊）

第九节　宫腔镜子宫中隔切除术

子宫畸形人群发生率约 4.3%，不孕妇女中约 3.5%。反复流产妇女中约 13%，子宫中隔是最常见的畸形（35%），其次为双角子宫（25%）和弓形子宫（20%）。畸形子宫，尤其子宫中隔似乎其自身并非不孕因素，然而，它可延迟妊娠，主要是继发不孕。另外，畸形子宫的妊娠预后不良，甚至早到妊娠早期，未治疗的子宫畸形足月妊娠率仅 50%，且常有产科并发症。单角和双角子宫的足月妊娠率约 45%，未治疗的单角和中隔子宫足月妊娠率约 40%。弓形子宫的妊娠预后稍好，足月分娩率约 65%。Braun 等报道子宫畸形占生育和不孕妇女的 10%，其中弓形子宫是最常见的畸形，占 57.6%，其次是不全中隔 18.2%，双角单宫颈 10.6%，双角双宫颈 3.0%，完全中隔 6.1%，单角子宫 3.0%，单角子宫双阴道 1.5%。接受治疗的是那些有症状的患者，足月分娩仅约 5%。宫腔镜手术可改变产科预后，使足月分娩率上升至 75% 左右，活婴率达 85%。

子宫中隔是非常常见的子宫畸形，Zabak 等回顾分析提示子宫中隔的生殖预后最差，早期流产率高，反复流产（≥3 次）和过期流产（1 601 例中有 79%）发生率增加，生殖失败和产科并发症增加。

子宫中隔似乎并非不孕的因素，而在原因不明的继发不孕症中显著增高（40%）。如今宫腔镜手术已经替代了传统的开腹手术，宫腔镜子宫成形术改善了子宫中隔的产科预后，其优点为操作容易，病率低，避免了子宫切除的不良后果，例如附件粘连。TCRS 术的适应证是有自然流产史两次以上，术后减少到15%。不孕妇女还需要腹腔镜诊断，以评估子宫中隔的类型与处理并存的盆腔病变。

子宫中隔使子宫腔的对称形态发生改变，并可能干扰正常生育功能，流产和早产的相对危险度5%～95%不等。以往对有习惯性流产者行干涉性外科治疗，在宫腔镜手术问世前，治疗有症状的子宫中隔手术方法为 Jones 或 Tompkiiis 的经腹子宫成形术。Jones 经腹子宫成形术为楔形切除宫底及中隔部分，并进行子宫肌壁重建，这项技术使 80% 以上的妊娠能继续存活。Tompkins 术式为在宫体中线上由前到后切开宫体，横向切除中隔组织，然后缝合，这种术式较 Jones 出血少，并可保留较正常的宫腔形态，亦不缩小子宫体积。这些手术方法均需要开腹和切开子宫，因此患者住院时间较长，术后恢复慢，而且必须避孕 3～6 个月，使子宫创面恢复，对那些术后妊娠并能维持至足月的患者往往需要剖宫产分娩以预防子宫破裂。尽管术后妊娠率可达 82%，但仍有一些患者由于盆腔粘连，尤其是卵巢和输卵管的粘连，仍然不能妊娠，需要再次剖腹探查和切开子宫，术后可能发生粘连，再度不孕，因子宫切开，术后需再避孕 3～6 个月，甚至更长时间，足月妊娠需剖宫产。如今子宫中隔可用新的微创外科治疗，即宫腔镜子宫中隔切除术（transcervical resection of septa，TCRS），与开腹手术相比，TCRS 术切除的中隔是较少血管的胚胎残留组织，术时无明显出血，术后病率低，易被患者接受，子宫腔上皮化过程仅需4～5 周，使可妊娠的时间较开腹手术缩短。2007 年法国 Lourdel 指出子宫中隔是最常见的子宫畸形，约占不孕妇女的 1%，反复流产的 3.3%。宫腔镜切除子宫中隔是金标准治疗。以下情况行 TCRS 是合理的：>35 岁的不明原因不孕，任何辅助生殖技术无效，腹腔镜或宫腔镜评估不孕时发现子宫中隔，欲做 ART 和有不良产科史者。TCRS 的并发症少见，应注意日后妊娠有可能子宫破裂。TCRS 手术简单、术后并发症少，能改进生育预后，如今其用途已从习惯性流产和早产扩展到不育，尤其是想作试管婴儿者。

（一）胚胎发生学

输卵管和子宫均来源于副中肾管（米勒管），在胚胎发育早期，副中肾管尾端融合，下段形成阴道和子宫，上段形成输卵管。此过程发生在胚胎发育的第 4～6 周，12～14 周完成。当体内不存在来自睾丸的米勒管抑制因子（Mullerian inhibiting factor，MIF）时，副中肾管正常发育，在胚胎发育 19～20 周子宫中隔完全吸收，若未吸收或未完全吸收则形成不全中隔或完全中隔。副中肾管的融合、腔化或吸收受阻造成子宫的解剖学异常，其程度取决于受阻的时间。因子宫的融合并未受阻，子宫外观是一个，但需与双角子宫相鉴别，后者融合有缺陷，外观有分离现象。将子宫体分开的中隔有不同的长度和宽度，有的中隔薄，有的厚，而使宫腔窄小。有的中隔仅分开子宫腔的一部分，有的延伸至宫体全长，甚至宫颈全长。20%～25% 的患者并发有阴道中隔，偶尔双角子宫也有子宫中隔。

（二）手术适应证

大多数子宫中隔妇女能正常生育，仅 20%～25% 妊娠失败，常在妊娠早期末或中期之初先有出血，继而胚胎死亡。子宫中隔与不育的关系存在争议，普查发现此型子宫异常并不引起不孕。然而，在这类畸形的治疗已经进步的今天，需辅助生殖技术的原发不孕症或难以治疗的不育症应考虑为子宫中隔切除的适应证。Zabak 的指征为有≥2 次流产史及原因不明的不育症及欲作辅助生殖者。

（三）术前准备和麻醉

（1）术前评估：子宫中隔的诊断方法较多，包括 HSG、超声、宫腔镜及 MRI 等。Kupesic 等报道子宫中隔诊断敏感性：HSG 100%、TVCD 99.3%、TVS 95%。而 Sheth 等报道 HSG 诊断为双角子宫的 36 例患者中，经腹腔镜和宫腔镜联合检查后发现 34 例为中隔子宫，HSG 诊断误差较大，认为可能与放射科医师的经验有关。MRI 也是诊断子宫中隔的较好方法，准确性在 95%～100%。在进行 TCRS 之前，应该进行妊娠失败其他因素的评估，包括夫妇双方的染色体检查，黄体中期血清孕激素水平，黄体晚期子宫内膜活检评价成熟度，检测血 TSH 评价亚临床甲状腺功能减退，查部分凝血酶原时间（PTT）、抗心磷脂抗体（ACA）和抗核抗体（ANA），检测自体和异体免疫情况，人组织相容性抗原（HLA）的检测仅选择性用于有多次早期流产史而无其他原因的患者，作子宫内膜活检排除慢性子宫内膜炎。由于副中肾管与中肾管在胚胎时期的密切关系，发生子宫畸形时，应排除肾脏畸形。泌尿系畸形不常与子宫中隔同时存在，曾报道子宫畸形有双肾盏，肾下垂和其他类似畸形，因此，对这些患者应作静脉肾盂造影评估。

（2）手术必须在月经净后近期进行，以免窄小宫腔被覆较厚内膜，视野不清，操作困难。

（3）手术前晚插一个宫颈扩张棒，完全中隔宫颈棒插入任何一个宫腔均可，以达到软化宫颈的目的。

（4）腹腔镜监护者全身麻醉，B 超监护者硬膜外麻醉。

（四）手术步骤

1. 宫腔镜下剪刀机械切除术　用外鞘 7 ~ 8mm 的手术宫腔镜，灌流液可含电解质，不过仍需连续灌流装置监测出入液量，以预防体液超负荷的发生。宫腔镜剪刀可分为软剪、半硬剪、硬剪；软剪不易操作，半硬剪最为常用，可对组织直接分离，即在一个有良好全景的视野条件下，可对须分离处进行选择性地分离并随意退回。这种半硬剪刀在宫腔镜手术时不需太多力量和技巧，但必须保持锐利和坚固。钩式剪刀在切除中隔时最为实用，特别对基底宽大的中隔，需对残留中隔组织进行小的、浅表的切割而避免深部肌层穿孔。硬剪可用于分离纤维性和宽大的中隔，使用这种剪刀时，需良好的全景式视野。由于这种剪刀尖端锐利，朝向子宫壁用力时易造成子宫穿孔，因而使用时要特别小心。

应用宫腔镜剪刀分离子宫中隔的技术，包括准确地在中隔的中线、纤维化无血管处剪切。子宫肌层血管由子宫前后壁进入中隔组织，初学者施术应避开子宫前后壁，以避免不必要的出血。切割应从一侧开始，逐渐向对侧剪切，每次剪切下一小块中隔组织，一旦看到子宫输卵管开口，切割应变浅，并应仔细观察来自子宫肌层的小血管，避免穿透子宫肌层。中隔切除后，在器械退出之前，应在宫腔镜下观察宫底部，降低宫内压力来观察有无明显出血。如有动脉出血，可进行选择性的电凝止血。

剪刀分离子宫中隔手术有以下优点：①操作简单，速度快，适用于各种子宫中隔。②剪刀很容易放置到子宫中隔的凹陷处。③由于不使用电源，灌流液可选用含电解质的液体，发生体液超负荷的危险性减少。缺点为中隔的肌肉组织并未切除掉，术后可能发生粘连，又形成后天的中隔。

2. 宫腔电切镜切除子宫中隔术（TCRS）　用外鞘 8 ~ 9mm 的连续灌流宫腔电切镜，针状或环形电极切除子宫中隔的优点为由于有电凝作用，可减少出血，并且有连续灌流系统冲洗宫腔，使视野清晰，操作简单。不利之处为单极电凝可凝固邻近正常的内膜组织。具体手术步骤如下：

（1）子宫畸形的诊断有赖于子宫底的形态，故最好同时进行腹腔镜诊断。

（2）先观察子宫中隔和宫腔的大小与形态特征，包括区分完全中隔和不完全中隔，中隔尖端的宽度，中隔尖端至子宫底的长度（上下径），子宫前壁至子宫后壁的中隔长度（前后径），两个宫腔的大小及是否对称等。

（3）用 B 超监护时，以环形电极抵住中隔的尖端，通过 B 超扫描，测量中隔间断至基底的长度。

（4）采用外鞘 8 ~ 9mm 的连续灌流宫腔电切镜，用针状电极切割中隔，或用针状电极划开中隔，并用针状电极不断修整子宫底之中隔基底完全划开。子宫底前后壁有多余组织时，用环形电极切除，两侧宫腔打开，形成一个对称的宫腔。

（5）矫治弓形子宫的宫底，需用针状电极划开并修整内突的子宫底，直达宫角部，形成平坦的子宫底。

（6）切割时应注意电极的方向及穿透深度，左右对等进行切割，每侧一刀，轮流进行。注意观察宫腔的对称性，避免一侧切割过深，导致子宫变形。

（7）切割至中隔基底部时，必须注意勿切割过深伤及子宫底，否则极易子宫穿孔。

（8）术终宫腔内放置 IUD，两个月后取出。

宫腔电切镜切除子宫中隔的优点为：①手术用混合电流，兼有电切和电凝作用，故出血很少。②如术者技术娴熟，可将中隔组织自子宫前后壁完全切除，包括宽大的中隔，术后不易发生子宫前后壁的粘连。缺点为操作难度较大，不易掌握。

3. 宫腔镜激光切除子宫中隔术 子宫中隔可通过 Nd：YAG 激光、氩气或 KTP－532 激光进行分离。激光不能传导，故灌流液可使用含电解质的液体，如生理盐水、5% 葡萄糖生理盐水和乳酸林格液等，可获得清晰的视野。激光分离子宫中隔应自中隔的基底部中线开始，从一侧开始向另一侧移动，注意要连续移动光导纤维，以免发生子宫穿孔。Cho 和 Baggish 认为激光手术尤其适合子宫中隔宽而厚者。

宫腔镜激光分离子宫中隔的优点如下：①由于激光的凝固作用，避免出血。②激光切割操作容易，比宫腔电切镜易于掌握。③能量不传导，可使用含电解质的灌流液。缺点有：①价格昂贵。②由光导纤维散射回的激光可损伤术者的视网膜，故需戴特殊的防护镜。③散射的激光可影响中隔周围正常的子宫内膜，导致邻近内膜的损伤处上皮化缓慢。④手术时间较长。

（五）术中复杂情况及处理

宽大中隔影响宫腔电切镜操作，使切除中隔发生困难，可改用剪刀行机械性分离切除或激光光纤切开。完全性子宫中隔只需切除宫体部分的中隔，术时可在一侧宫腔内放置一根 10mm 的 Hegar 扩宫器，由对侧宫腔的内口上方向 Hegar 扩宫器切通中隔，然后取出扩宫器继续手术。Romer 报道用球囊放入第二个宫腔，取得良好效果。

（六）术中及术后监护与处理

由于子宫中隔与子宫底部并无界限，子宫两角较深，子宫底的浆膜面可能有凹陷等因素，TCRS 术容易发生宫底部穿孔。因此，术中最好用腹腔镜和（或）B 超监护。

1. B 超监护 于手术开始前先测量中隔的长度、中隔末端与基底的宽度及宫底厚度。在 B 超监护下，先放好电切环位置，设计好切割方向，B 超确认无误后通电切除中隔组织，B 超经常作横切扫描，观察切除基底组织的强回声光带是否居中，中隔完全切除后，两个宫腔打通，形成一个宫腔，保留宫底厚度在 0.7～1.1cm，提示术者停止切割。Coccia 等前瞻研究超声监护 TCRS 和 TCRM 81 例，与 45 例腹腔镜监护比较，结果未因超声不能像腹腔镜那样看清盆腔结构而发生并发症，无须中转腹腔镜监护者。超声监护 TCRS 可使中隔切除范围较大，残留子宫中隔小或无，该组无 1 例需再次切割，而腹腔镜监护组有 4 例因手术不够彻底需二次手术。

2. 腹腔镜监护 先作腹腔镜检查，观察子宫外形，与双角子宫相鉴别。中隔子宫的宫底较宽，切割子宫中隔时进行腹腔镜监护，以提醒宫腔镜术者可能发生穿孔。切割接近子宫底时，腹腔镜放置适当位置并调暗光线，或将腹腔镜贴在子宫底部的浆膜上，取下光源，腹腔镜术者观察子宫肌壁宫腔镜透光度，宫腔镜电极接触的子宫壁越薄，腹腔镜术者在腹腔镜下观察的光亮越清晰，如可看到宫腔镜的光亮，说明宫底已薄，提示即将发生子宫穿孔，告诫术者应终止手术。

因患者皆为不孕或不育而施术，故应加强使用预防性抗生素，预防宫腔或输卵管感染。术前半小时给予头孢噻肟钠（cefotamine）1 克静脉推注，术后口服头孢类抗生素 3～4 天。

术后是否使用大剂量天然雌激素和放置 IUD 皆有争议。多数有经验的术者不放 IUD。雌激素可加速切除中隔后裸露区的上皮化，故术后服用大剂量雌激素，如倍美力（premarin）1.25～2.5mg/次，一日两次，共 30～40 天为一周期，每周期最后 10 天加服孕激素醋酸甲孕酮（安宫黄体酮）10mg/d，共行两个人工周期。应用预防性及治疗性抗生素至关重要。术后 4 周做宫腔镜检查二探，术后 8 周行宫腔镜检查及 HSG 评估宫腔的对称性。若效果良好，该患者可尝试妊娠。HSG 可观察到宫腔的轴线，是评价手术效果的良好方法，偶见造影显示子宫底部有残留中隔，只要 <1cm 并无临床意义，可不处理。

（七）手术并发症的发现与处理

TCRS 术已经成为治疗子宫中隔的一种可供选择的方法，但在宫腔镜手术中，子宫穿孔的发生率高，Roge 等资料 102 例 TCRS 术中 6 例（5.8%）子宫穿孔。Chen 等报告 8 例 TCRS 术，于术前及术后作 HSG，术后发现 2 例 HSG 示宫腔有粘连，3 例宫内瘢痕无变化或恶化。术后宫腔镜复查发现中隔未完全切除者，可再次手术。Fedele 等报道 17 例 TCRS 术后残留 0.5～1cm 中隔组织，与 50 例无残留或残留 <0.5cm 者进行比较，TCRS 术用剪刀法或电切法，术后 1 个月 B 超检查，残留中隔 >1cm 者二次手术，术后18个月残留中隔者44.5%妊娠，无残留者52.7%妊娠，两组无差异。术后18个月分娩率各为27.5%和36%，两组无差异，提示B超确定中隔残留0.5～1cm的生殖预后与完全或近完全切除者无区别。

Propst等报道925例手术宫腔镜并发症的发生率为2.7%，有子宫穿孔，灌流液过量吸收（≥1L），低钠血症，出血（≥500mL），肠管或膀胱损伤，宫颈扩张困难和与手术有关的住院延长等。宫腔镜子宫肌瘤切除和中隔切除的OR最高（7.4），以灌流液过量吸收最常见，息肉和内膜切除的OR最低（0.1）。

（八）TCRS术的经验与评估

1. TCRS的治疗效果　宫腔镜电切术治疗有症状子宫中隔的效果等于或优于传统的开腹子宫成形术，认为TCRS患者不经历开腹术和子宫切开术，减少了盆腔粘连和相应的疼痛，无体力活动受限，联合腹腔镜和（或）B超行TCRS是目前治疗子宫中隔的最佳选择；手术可显著地改善妊娠结局。Fedele等的经验TCRS术后4周即可妊娠，且并不需要行选择性剖宫产。TCRS术后妊娠有子宫破裂的危险，Creainin和Chen报告1例TCRS术时宫底穿孔，术后双胎妊娠，剖宫产时见宫底部有7cm的缺损。Howe报告1例29岁妇女，TCRS术时有小的宫底穿孔，妊娠33周子宫破裂，新生儿死亡，母亲罹患病率。Gabriele等报道1例在复杂的TCRS术后妊娠，用前列腺素E_2（PGE_2）引产子宫破裂，急诊剖宫产。2年后B超检查见在相当原剖宫产子宫撕裂处有子宫肌壁病损。认为复杂的TCRS术后妊娠不宜用PGE_2引产，超声能探查子宫壁的病变。Sentilhes等复习英文、德文和法文有关宫腔镜手术后子宫破裂的文献，共有14例报道，其中12例为TCRS术，其中8例术中曾子宫穿孔，9例为电切。TCRS与术后妊娠的间隔为1个月～5年，平均16个月。6例HSG随访，5例正常。2例妊娠期连续超声扫描探测子宫破裂先兆未成功。TCRS是日后妊娠子宫破裂的高危因素。术中子宫穿孔和（或）使用电手术增加妊娠子宫破裂的危险，但不是独立危险因素。

2. 不同手术方法及其预后　近年在欧美，宫腔镜下剪刀切除子宫中隔已积累了很多经验，应用激光切除中隔的术后生育效果与剪刀切除效果相似。曾有研究报道，与剪刀和激光切除法相比，应用宫腔电切镜切除子宫中隔，术后妊娠率下降30%，原因是无法切除全部中隔，特别对于比较宽大的中隔，治疗受限与电切环的类型有关，尤其是90°电切环。新型的水平或前倾式电切环较适合切割这些部位，术后效果与剪刀和激光切除相似。器械的选择部分取决于手术者的熟练程度和处理各种情况的经验。西方医生多数喜欢宫腔镜剪刀切除法治疗子宫中隔。法国Ohl报道他在7年中治疗的97例经验，随访结果，术后早产率由过去的13%下降到现在的9.4%，过期流产由过去的78%减少到现在的24.5%，足月分娩率由过去的5.7%急剧提高到现在的62.3%。Cararach等报道切除有症状的子宫中隔81例，17例用剪刀法，53例用电切镜法，术前指征为不孕、反复流产、AUB和不能控制的痛经等，73%术后妊娠，两组自然流产、妊娠足月数和手术至妊娠的间隔时间等均相同，剪刀组有3例子宫穿孔，电切组有1例肺水肿，认为虽然各种方法有各自的优点，剪刀组妊娠率高些，但术者的经验是最重要的因素。Vercellini等行TCRS术23例，12例作电切镜法（1组），11例作剪刀法（2组），1组与2组相比，手术时间分别为（22±6）分钟及（17±5）分钟（$P=0.006$），灌流液用量分别为（890±153）mL及（671±170）mL（$P=0.003$）；1组1例完全中隔手术时子宫穿孔，保守治愈。2个月后超声和宫腔镜检查，1组有4例宫底残留痕≥1cm，均再次手术，2组有2例，可见两种方法效果相同。Assaf认为TCRS术的关键问题是医生的技术和术中的照顾，精湛和小心的手术术后妊娠率很高。为术后不致发生宫颈功能不全，完全子宫中隔手术一般不切除宫颈管的中隔。但Parsanezhad等研究28例有复发流产史或不孕的完全子宫中隔患者，TCRS时切除宫颈中隔是否与术中出血、宫颈功能不全和继发不孕有关。随机分为两组，A组TCRS切除宫颈中隔，B组TCRS保留宫颈中隔。结果手术时间A组为（36.40±10.67）分钟，B组为73±14.40。膨宫介质差值A组为456.66±165.68mL，B组为（673.84±220.36）mL。B组有2例肺水肿和3例多量出血（>150mL），剖宫产率也高。两组间生殖预后无差异。可见，完全子宫中隔TCRS时切除宫颈中隔安全，容易，值得推荐。Hollett－Caines等报道26例复发性流产或不孕的子宫中隔患者，23%用宫腔镜双极电针分割，77%用宫腔镜电切刀切除，19例有复发流产史者术后妊娠率95%，活产率72%。7例有不孕史者，术后妊娠率43%，活产率29%。认为无论单极、双极宫腔镜子宫中隔整形均安全，有效，明显改善活产率。用针状电极行子宫腔切开术（transcervical uterine incision，TCUI）可治疗导致宫腔狭窄和不孕的子宫畸形。Katz 等报告8例27～43岁的不育妇女，HSG 和宫腔镜诊断T形子宫，曾有过10次自然流产和1次异位妊娠，宫腔镜切开子宫侧壁，直至形成正常宫腔，8例均无手术并发症，术后宫腔均正常。术后3例患者有4次足月妊娠，1例异位妊娠，无流产。作者指出 TCUI 术可纠正T形子宫，改善其生育能力。Serafini 等为2例大子宫中隔做 TCRS 术，第1例在采卵的同时手术，第2例在早期妊娠自然流产刮宫的同时手术，两例手术后结果均良好，妊娠成功。第1例化验提示雌激素水平高，第2例有早期流产史，均可能增加 TCRS 术中出血和术后并发症，周密的计划和娴熟的操作仍可获得成功。

3. 子宫中隔伴有宫腔疾患的治疗问题　手术时先治疗宫腔疾患，然后再进行子宫中隔切除，这样可以获得一个更良好的宫腔对称视觉效果。有时也可以先行切除子宫中隔以形成单一宫腔，然后再切除宫腔内病变。2008年 Caliskan 等报道第1例肌瘤位于阴道中隔、双宫颈和子宫中隔的宫体上。患者43岁，原发不孕，月经过多。手术分两次进行，第一次行剖腹探查，粘连松解，肌瘤剔除和阴道中隔切除术。第二次作宫腔镜子宫完全中隔切除术。妊娠26周测得宫颈正常长短。TCRS 应同时注意阴道有无畸形，美国 Ziebarth 等报道2例延迟诊断的部分阻塞米勒管畸形。第1例30岁，起初有不规则阴道流血，痛经，性交困难，体检发现阴道前壁包块，近宫颈处有瘘管，窥器挤压流出血和黏液。第2例为40岁未产妇，求治不孕和性交困难，曾经做过开腹子宫融合术，体检发现邻近宫颈的阴道顶膨胀。经 TVS，瘘管造影和 HSG，诊断阴道斜隔。

4. TCRS 的术前药物预处理　Romer 报道术前用 GnRHa 与未用者比较，手术时间、灌流液差值、并发症、术后解剖学结局（残留中隔）和妊娠率均无差异。故认为一般不需要 GnRHa 预处理，手术必须在周期的增生期进行。

5. 术中监护　腹腔镜是手术治疗有症状子宫中隔的良好监护手段，精确评估子宫底的轮廓，明确子宫畸形的诊断，并可检查输卵管及腹膜病变。B超也可用于监护，测量隔板的长度、高度、尖端和基底的宽度，术终进行宫底成型试验。由于术者在切割中隔过程中子宫不断移动，将B超的扫查探头放于宫腔镜或电切镜同一平面，并于术中连续追踪手术镜比较困难，找到适合观察子宫壁和子宫中隔的平面也不容易，但在腹腔镜禁忌或不宜采用时，术中B超监护可加强 TCRS 术的安全性。超声监护还可发现卵巢明显增大或卵巢囊肿，但与腹腔镜比较，它不具备同时检查盆腔结构和处理盆腔病变的优点。

（九）TCRS 的术后处理

Milad 和 Valle 研究 TCRS 术后高剂量雌激素治疗能否加速子宫内膜修复。10例 TCRS 随机分为治疗组和对照组，每组各5例，术前均未作药物预处理，手术均于子宫内膜增生期进行。治疗组术后接受雌激素5.0mg/d，共30天，对照组不用药。术后每周超声检查，第3周评估子宫内膜情况，5例治疗组中2例术后1周内即修复，说明 TCRS 术后雌激素治疗可加速子宫内膜生长，但不是重要的处理。术后宫腔内放置 IUD 的作用不明。术后2～3个月行宫腔二探，<1cm 的残隔无临床意义。

（十）预防性 TCRS

Grimbizis 等认为 TCRS 术可用以治疗有症状的患者，同时也可对无症状作为预防性手术，以改善成功妊娠的机会。完全子宫中隔、双宫颈、阴道中隔罕见，诊断困难。Patton 等报道16例，其中9例主诉复发流产，7例未产妇性交困难，联合 HSG、超声和（或）磁共振正确识别了16例中的15例。11例用宫腔镜，5例经腹矫形。术前流产率81%，术后12例妊娠17次。14例（82%）晚活婴或进入晚期妊娠，早期流产率18%。9例宫腔镜手术活产率75%（9/12）。5例改良 Tompkins 法均娩活婴或进入晚期妊娠。Heinonen 回顾分析与原发不孕无关，不手术亦可成功妊娠。

（李梦熊）

第十节 宫腔镜宫腔粘连分离术

1894 年，Heimich Fristch 首次报道了宫腔粘连。1948 年，Asherman 首次系统详细描述了 29 例流产后或产后刮宫所致的病例，并提出“损伤性闭经（traumatioalalnenonhea）”的病名，以后创伤性宫腔粘连或 Asherman 综合征的命名被广泛接受。

（一）宫腔粘连的病理学变化

组织学上，宫腔粘连是子宫内膜纤维化，子宫内膜间质被纤维组织取代；腺体被无分泌功能的柱状上皮细胞覆盖。子宫内膜功能层和基底层的区别是：功能层是否被单层上皮细胞取代，其不受激素影响且在宫腔形成纤维化粘连。其他情况如钙化、上皮或异物形成的肉芽肿、铁色素的沉积、黑褐色碳物质、金属残环和坏死的肉芽肿的炎症反应。

临床病理上根据宫腔粘连的病理部位分为：

（1）完全粘连或宫腔封闭的宫腔纤维化。

（2）宫颈粘连（继发性的闭锁性闭经）。

（3）宫腔粘连

1）中央性粘连，但无宫腔封闭。

2）部分宫腔封闭，宫腔缩窄。

3）整个宫腔封闭。

4）宫腔和宫颈完全性封闭。

（二）宫腔粘连的病因学

（1）创伤。

（2）人流、各类子宫手术、子宫动脉栓塞或者子宫血管阻断术后感染。

（3）子宫内膜的缺失。

妊娠期子宫的损失占 90%，如不全流产、产后出血、人工流产、稽留流产、胎盘残留、剖宫产、妊娠滋养细胞疾病；其他均为非妊娠期子宫损伤：单角或双角子宫、畸形、肌瘤切除、诊断性刮宫、节育器侵入、放疗；炎症：子宫内膜结核、血吸虫病、子宫内膜炎；基因倾向：某些患者轻度 D&C 术后或无原因出现重度宫腔粘连。

任何造成子宫内膜基底层损伤和脱落，使肌层裸露的创伤均可导致子宫壁相互粘着形成子宫腔粘连，包括创伤性和感染性。前者如人工流产和药物流产后刮宫，中期引产和产后刮宫；非妊娠子宫诊断性刮宫；子宫肌瘤剔除术；黏膜下肌瘤摘除术；宫腔镜下子宫内膜切除术等。后者如子宫内膜结核以及取环后宫腔感染。在我国以人工流产术为最常见原因，因人工流产或自然流产后清宫术者占 2/3，可能因为人工流产或自然流产绝对数量大，且在一个人身上可重复多次。资料报道，妊娠损伤引起的占 91%，其中人流占 66.7%，清宫术占 21.5%，剖宫产占 2%，葡萄胎占 0.6%。本文研究结果与该结果相符。除创伤和感染外，另有 Asherman 提出的神经反射学说，解释刮宫时内口反射性痉挛，使无完整上皮的裸露部分有易于粘连的倾向；Lishuk 等用纤维细胞增生活跃学说解释子宫内膜修复障碍与 IUA 的形成；Battraln 提出产后大出血导致垂体功能受损与低雌激素水平，促进 IUA 形成的加重；另有个体差异、体质因素解释一次宫腔手术后发生 IUA 而多次宫腔手术的并不发生类似的现象。

（三）宫腔粘连的发生率

宫腔粘连在产后刮宫的患者中占 9.0% ~30.0%；在流产后清宫的患者中占 7.7% ~30.2%；在不孕症患者中占 4.8% ~22.0%；在继发闭经的患者中占 1.7% ~5.1%。不同的流行病学研究报道不一。

（四）宫腔粘连的症状

主要临床表现为无症状、周期性下腹痛、继发不孕与反复流产、闭经、痛经、月经量少、月经稀发、早产。

（五）宫腔粘连诊断

在宫腔镜问世之前，宫腔粘连的诊断依靠病史、体格检查、实验室资料和子宫输卵管碘油造影（hysterosalpingography，HSG）。目前诊断性宫腔镜是宫腔粘连诊断的金标准。

宫腔粘连患者的月经情况与粘连程度并不完全呈正相关。在宫腔镜问世之前，宫腔粘连的诊断依靠病史、体检、实验室资料和 HSG。前三者对刮宫后闭经、经量减少者会高度怀疑，但不能确诊，且无疑要漏诊月经改变不明显者。B 超在宫腔粘连诊断中不具特征性。HSG 对可疑宫腔粘连是一种有效的诊断方法，它能判断宫腔封闭程度，但不能提示粘连的坚韧度和类型，因其定位在一个平面上，对轻微粘连易忽略，而对中央型粘连又常误诊为鞍状子宫，也有将一侧宫角封闭的粘连误诊为单角子宫。而应用宫腔镜可直视下观察宫腔形态，不仅可明确诊断，还可了解粘连的范围及性质。在检查的同时定位取内膜活检，可发现特殊病变，因此宫腔镜是目前诊断宫腔粘连的最佳方法，也是终末诊断方法。因此建议不孕、月经减少、闭经患者应行宫腔镜检查，同时建议宫腔镜检查时 B 超监护，尤其对粘连程度重者，在 B 超引导下检查，以防形成假道或发生子宫穿孔。建议宫腔镜检查同时取内膜活检。

（六）宫腔粘连的分类

（1）根据部位：单纯性宫颈粘连；宫颈和宫腔粘连；单纯性宫腔粘连。

（2）根据粘连位置：中央型；周围型；混合型。

（3）根据粘连范围：轻度 <1/4 宫腔；中度 <1/2 或 >1/4 宫腔；重度 >1/2 宫腔。

（4）根据组织学分类：内膜性；肌性；结缔组织性。

（5）宫腔粘连内镜学分型标准参照《妇科内镜学》。

轻度：累及宫腔小于 1/4，粘连菲薄或纤细，输卵管开口和宫腔上端病变很轻或清晰可见。

中度：累及宫腔 1/4～3/4，仅粘连形成，无宫壁黏着，输卵管开口和宫腔上端部分闭锁。

重度：累及宫腔大于 3/4，宫壁粘着或粘连带肥厚，输卵管开口和宫腔上端闭锁。

（6）欧洲妇科内镜协会的分类。

Ⅰ度：宫腔内多处有纤维膜样粘连带，两侧宫角及输卵管开口正常。

Ⅱ度：子宫前后壁间有致密的纤维素粘连，两侧宫角及输卵管开口可见。

Ⅲ度：纤维索状粘连致部分宫腔及一侧宫角闭锁。

Ⅳ度：纤维索状粘连致部分宫腔及两侧宫角闭锁。

Ⅴa 度：粘连带瘢痕化致宫腔极度变形及狭窄。

Ⅴb 度：粘连带瘢痕化致宫腔完全消失。

（七）宫腔粘连的治疗及手术并发症

治疗：宫腔粘连是非威胁生命的疾病，尤其要治疗并发不孕的患者；预防 IUA；恢复宫腔的大小和形态；阻止粘连复发，促进损伤内膜的重建和修复，恢复正常的生殖功能。

宫腔镜下粘连分解术：

1. 机械性宫腔镜手术　可通过使用宫腔探针、细的宫颈扩条、钝性或锐性分离铲进行分离，或用微型剪刀剪开粘连，患者取膀胱截石位，常规消毒、铺巾、适量充盈膀胱。

2. 能源器械性宫腔镜手术　宫腔电切镜使用针状电极，可以精确定位分离粘连，单极电刀切割速度快，同时电凝止血，对于复杂、严重致密的肌性、瘢痕性粘连，特别是宫底、两侧壁粘连致宫腔明显狭小者尤为适用；双极电刀切割粘连是二代宫腔镜电切术，生理盐水宫腔灌流，更安全、有效。

物理屏障：球囊、节育器、透明质酸。

营养子宫内膜：激素序贯治疗或结合雌激素及中药治疗。

抗感染：抗生素和止痛药。

术前软化和扩张宫颈，术中超声监护。

并发症：麻醉相关的并发症、术中操作相关的并发症；宫腔镜相关并发症：TURP、穿孔、出血、休克甚至死亡、异位妊娠、异常胎盘形成、自发流产、早产、胎儿宫内生长受限、子宫破裂宫腔粘连分解术后妊娠都属于高危妊娠、物理屏障治疗不良反应、雌激素不良反应。

（八）宫腔粘连的预后评估

365 例微型剪或活检钳分离粘连 1 ~4 次，83.76% 月经正常或接近正常；186 例有生育要求，停止避孕后随访 12 个月，156 例（83.87%）宫内妊娠、11 例早期流产、145 例足月分娩，其中 3 例胎盘残留，1 例胎盘植入。

宫腔粘连的治疗效果和生殖预后与粘连的类型、范围及子宫内膜损伤程度密切相关。子宫内膜损伤程度又与前次宫腔手术的性质、手术操作的次数和时间长短直接相关。轻、中度粘连术后效果理想，重度粘连在技术和方法方面难度大，术后疗效较差。IUA 术后疗效与手术方式选择也有一定关系，特别是重度 IUA，子宫内膜已受到重创，恢复子宫内膜生理功能比较困难，为避免电辐射对子宫内膜损伤，有学者不主张宫腔镜电切术，宜采用机械性手术器械操作。轻中度粘连的患者术后 1/3 复发，重度粘连 2/3 复发，术后部分患者需要 2 ~3 次的重新探查评估，治疗成功的关键在于患者差异和治疗方案。

轻中度粘连因子宫内膜破坏少，可于术后 3 个月后妊娠。重度以上粘连，因子宫内膜破坏广泛，建议术后避孕半年以上再考虑妊娠，过早妊娠可造成胚胎发育异常或胎盘发育异常，若妊娠失败处理困难，且可加重粘连。有时虽妊娠至足月，易发生胎盘粘连、植入，导致产后大出血甚至需切除子宫。因此 IUA 分离以及电切后的妊娠均视为高危妊娠，应给予严密监护。

（九）宫腔粘连的预防

宫腔镜手术预防：避免损伤宫颈管；TCRA 术后行宫腔镜二探；宫腔镜术后宫内置节育器或宫内应用防粘连药物；术后内分泌和中药治疗。

术后宫腔再粘连是影响术后疗效的主要因素，也是临床治疗的棘手问题。传统方法是在宫腔镜术中放置宫内节育器，术后给予大剂量雌 - 孕激素人工周期，有助于内膜修复和增生，预防宫腔再粘连；同时给予抗生素抗感染，定期复查肝功能。有报道认为此方法对重度 IUA 疗效不足 50%，可能与 IUD 面积有限，不能完全分离子宫前后壁，宫角部始终处于闭合状态有关。另外，术后口服雌 - 孕激素的剂量，无统一标准，也成为临床医生面临的问题。目前最新的预防粘连方法，是采用术后宫腔持续放置球囊导尿管 1 周。夏良斌等报道采用术后宫腔持续放置球囊导尿管治疗重度 312 例，术后月经恢复正常 65.1%，宫腔形态恢复正常 54.8%，基本正常 38.8%，术后妊娠率 45.3%，无手术并发症。李霞等报道采用该方法治疗重度粘连，疗效确切。他们认为充水球囊在宫腔内起屏障作用，有效分离子宫前后、上下、左右侧壁，同时起到支架作用，使子宫内膜沿球囊表面修复、增殖，导尿管则可充分引流宫腔内液体，有利于子宫内膜修复，有效防止宫腔再次粘连。术后宫腔放置宫内节育器可以预防再粘连，但再粘连的发生增加了取环与再分离的手术难度，因此术后宫腔持续放置球囊导尿管的方法值得推广。另外，宫腔镜和透明质酸胶联合应用的疗效正逐渐引起重视。Guida 等研究认为透明质酸胶能显著降低宫腔镜术后后遗症的发生率与严重程度，但远期疗效尤其在改善生殖预后上有待进一步观察。喻周香等报道术后应用透明质酸钠组的治疗成功率明显高于对照组，且差异有统计学意义（$P<0.05$）。

人工流产术如何防止子宫粘连：

（1）术中预防：手术操作应规范，扩宫颈要按号逐一扩张，不可粗暴反复通过；选择合适的吸管，吸引时负压不宜过高；吸刮子宫不宜过度，以免损伤子宫内膜及基底层；吸头进出宫颈口时不能带负压，宫颈管内不应作吸刮（分段诊刮除外），应尽量减少进出宫腔的次数，缩短手术时间；钳夹妊娠产物时，动作要轻柔、准确，防止损伤子宫肌壁；防止粘连；有感染因素存在时应给予抗生素。

（2）术后预防：口服避孕药。高效孕激素与雌激素受体无亲和力，相反有抗雌激素作用，从而避免了这一形成粘连的可能因素；人工流产术后及时服用口服避孕药可起到很好的避孕效果，从而避免患者在短期内再次妊娠，减少短期内人工流产次数，防止机械性损伤子宫内膜，减少子宫穿孔及术后并发症的发生率。

（冯　娟）

第十一节 宫腔镜宫腔异物取出术

宫腔镜子宫异物取出术（transcervical resection of uterine foreign body，TCRE 术）是用宫腔电切镜在直视下取出异物组织的手术。宫腔镜检查可发现宫内异物，定位精确，TCRE 术安全，成功率高，创伤小，是取出宫内异物的最佳选择。对婴幼儿的阴道内异物，用阴道内镜取出，可代替以往的开放性手术。

（一）宫内节育器

（1）有尾丝或容易取出的 IUD，一般并不需要在宫腔镜下取出，但在尾丝拉断，盲视取出困难疑 IUD 嵌顿，仅取出部分 IUD 而部分 IUD 断片宫内残留［IUD 断片宫内残留（IUD 有 1/3 已取出，两侧断端嵌入两侧宫角）］，及可逆性输卵管节育器深嵌子宫角或残留时，或绝经期妇女，绝经时间越长，生殖器官萎缩越严重，取 IUD 的困难程度越大，也易致感染。以上情况均需借助宫腔镜取出或 B 超介入下宫腔镜取出。

（2）宫腔治疗镜配有鳄鱼嘴钳、异物钳等，可在直视下夹取异物，如力度不够，或有嵌顿，则需换手术宫腔镜。

（3）手术宫腔镜适于取出嵌顿的 IUD：可用环形电极钩取 IUD 的残端，并取出。也可用开放式半环形电切环套入不锈钢圈丝之间钩出。如 IUD 嵌顿入宫壁，穿过肌瘤或套于肌瘤上，则可用电切环切开嵌顿环周围的肌壁或切除肌瘤后取出，或在 B 超定位下夹出，IUD 嵌顿深者，应同时腹腔镜检查，以确定 IUD 是否已经穿出子宫浆膜层。

（4）可逆性输卵管节育器的弹簧及尾丝常深嵌于输卵管开口及子宫角内，一旦尾丝拉断，取出极为困难，需用 21Fr 手术宫腔镜，配关闭型电极，深入宫角取出。有时在月经期中，因子宫的收缩 IUD 自动排出而患者并没注意到，以为仍有，以致医生取不到 IUD，超声也难确认有无，这时只要作宫腔镜就可确知有无 IUD。Valle 等报道为 15 例妇女宫腔镜下取 IUD，11 例成功取出，4 例宫腔内并无 IUD。Siegler 和 Kemmann 报告宫腔镜检查 10 例隐蔽的 IUD，其中 2 例 IUD 异位（1 例完全埋藏在子宫肌壁内，1 例被羊膜腔遮盖），另 1 例 IUD 自子宫下段穿出，宫腔镜仅看到很小一部分，这例适合腹腔镜取出。首都医科大学附属复兴医院宫腔镜诊治中心曾遇 1 例 T 铜 IUD 一侧臂穿入膀胱内，引起尿频及血尿，在膀胱镜监护下，用宫腔镜取出，放置开放引流尿管两周，膀胱症状消失；另 1 例宫腔镜仅见 T 铜 IUD 的尼龙尾丝，IUD 异位于盆腔，被大网膜包裹，腹腔镜取出。

（二）胎骨残留

流产后胎骨残留是罕见的并发症，做大月份人工流产时，有时会发生胎骨残留，常造成异常子宫出血、性交困难和继发不孕。Elford 和 Claman 报告 1 例 36 岁妇女 4 个月引产胎骨残留致继发不孕 15 年。Verma 等报告 1 例长期胎骨存留引起慢性盆腔痛，宫腔镜去除胎骨后疼痛消失。Sahinoglu 和 Kuyumcuoglu 报告 1 例 17 年前中期引产，长期胎骨残留导致绝经期持续阴道出血和盆腔痛。Cepni 等报告中止妊娠后 8 年不孕，月经过多，持续阴道排液。残留的胎骨有时可占据宫腔的大部分，HSG 无所发现，B 超可见宫腔内有强回声光点，只有宫腔镜可以直接观察到残留的胎骨。以往的处理方法是盲目刮宫和子宫切除，Letterie 和 Case 报告 1 例妊娠中期流产胎骨残留，在腹部超声介导下，用宫腔镜的环行电极将胎骨取出。

小的胎骨残留需与子宫内膜骨化相鉴别。胎骨较大或长轴与子宫长轴相垂直时，需于术前夜插宫颈扩张棒，术时扩张宫颈管至 Hegar 12 号，宫腔镜定位后，在 B 超监护下，用卵圆钳夹出或电切环带出。有嵌顿者切开肌肉层，然后夹出或切除。

（三）子宫内膜骨化和宫颈管骨化

均为罕见情况，子宫内膜骨化报道的病例中多数有流产和胎骨残留的历史，少数病例可解释为骨性化生，临床表现包括异常阴道出血或排液、痛经、盆腔痛和继发不孕等。通常治疗的方法有子宫切除或扩刮术。近年来一些病例用宫腔镜电切术治疗。Torne 等报道 1 例 6 周妊娠人工流产，流产后 4 个月出现痛经、性交困难、盆腔痛等症状，超声显示宫腔内有强回声光带，用宫腔电切镜成功取出。他指出作为子宫内膜骨化的病因，新鲜的胎骨残留较易用宫腔镜取出。Rodriguez 报道宫腔镜治疗子宫骨化（osseous metaplasia of the uterus）1 例，术时宫腔镜和腹腔镜确定钙化的子宫内膜呈针状与子宫内膜垂直，大量出现在子宫底的后部，开始先用活检钳夹取，然后用刮匙轻刮，最后放入电切镜，在宫腔镜直视下将看到残留的针状骨组织电切取出。术中和术后用经阴道超声协助识别骨组织，确认其取出。取出组织病理学检查提示良性骨组织。术后用天然雌激素 5 周，以后宫内妊娠 5 ~ 6 周时超声检查，见宫内有各 1mm 的两小片钙化灶，患者分娩一健康婴儿，未复发。Garma 和 Kably 报道 1 例罕见的子宫内膜骨化引起不孕症，术前 B 超提示宫腔内钙化，腹腔镜监护下宫腔镜手术取出，病理证实，术后第 2 个自然月经周期妊娠，认为宫腔镜是治疗子宫内膜钙化的首选方法，术时需腹腔镜监护。墨西哥 Nevarez 等报道 1 例罕见的子宫内膜骨化，并提出子宫内膜骨化的诱发因素为刮宫史导致的子宫内膜代谢异常，可引起继发不孕和妊娠早期流产伴有痛经和性交困难，病史和超声提示诊断。以往用 D&C 和子宫切除治疗。如今宫腔镜已成为治疗此症的捷径。慢性宫颈炎可引宫颈管骨化，Cicinelli 等报告 1 例 41 岁原发不孕、盆腔痛和慢性宫颈炎的妇女，宫颈管上 1/3 骨化。经抗生素治疗后，宫腔镜下用抓钳去除骨片，随访 1 年无复发。Cepni 等报告中止妊娠后 8 年间不孕，月经过多，持续阴道排液。

（四）胚物残留

过期流产、不全流产、粘连胎盘、植入胎盘等胚物存留在宫腔内可引起宫腔粘连，闭经或不规则出血，如粘连严重，D&C 可能探不到或刮不净残留的胚物。宫腔镜既可诊断，又可在 B 超介导下用电切环将胚物刮出或切除，取出的组织送病理学检查。Goldenberg 等报道 18 例宫腔镜直视下取出残留胚物的经验，其中 16 例为流产后，2 例为分娩后，均有持续出血，手术均一次顺利完成，平均手术时间 10 分钟（8 ~ 20 分钟），取出的可疑残留组织经病理证实均为胚物，所有病例术后出血迅速停止，B 超见宫腔空虚，5 例术后数周再次宫腔镜检查，宫腔无胚物残留迹象，认为此法处理胚物残留操作容易，手术时间短，定位准确，明显优于常规 D&C。首都医科大学附属复兴医院发现过 1 例绒毛膜癌，系人工流产术后 80 天，持续阴道出血不止，刮宫无效，B 超未发现异常，血 HCG 有上升趋势，宫腔镜检查见子宫前壁中段有 3mm 直径的紫蓝色结节，电切环将其自肌层完整切除，病理检查结果为绒毛膜癌，经化疗治愈，3 年后剖宫产 1 健康女婴。Cohen 等评估比较宫腔镜下选择性刮除与传统的、无选择的、盲目的刮宫刮除残留滋养细胞组织的效果。7 例流产或分娩后，临床或超声怀疑滋养细胞组残留，24 例做传统的刮宫，46 例宫腔镜下选择刮宫。5 例（20.8%）传统刮宫因组织残留需宫腔镜手术，而行宫腔镜下选择性刮宫者无须二次手术者，均无麻醉并发症，子宫穿孔，体液超负荷或其他手术并发症。两组生殖预后相似，宫腔镜组有妊娠早的倾向，但妊娠率无区别。认为滋养细胞组织残留宫腔镜手术及选择性刮宫应考虑替代无选择的、盲目的刮宫。

（五）宫颈妊娠

适用于胚胎已死，出血不多，无感染迹象者。胡氏报道 2 例宫颈妊娠，手术宫腔镜电切治疗均获成功。因宫颈管不能存留灌流液并使之膨胀，故不能像处理宫腔出血那样便于止血，有大量活动出血皆应视为本术的禁忌证。

（六）剖宫产瘢痕妊娠

随着剖宫产率的升高，剖宫产术后瘢痕妊娠也随之增加。胚胎种植于剖宫产后子宫瘢痕处是少见而危险的并发症。可能与剖宫术后子宫切口愈合不良，瘢痕宽大有关。位于瘢痕处妊娠应按异位妊娠处理。传统的手术方法是在充分术前准备下行刮宫术，常可引起大量出血，需行髂内动脉结扎，甚至子宫切除。剖宫产术后瘢痕妊娠的发展有两种可能性，其一是胚物向子宫肌壁内发展，其二是胚物向宫腔内发展，后者可行宫腔镜手术。在宫腔镜直视下切除可作为一种手术治疗选择，其预后好，并保留生育能力。

（七）断裂的宫颈扩张棒或海藻杆

比较少见，是在宫腔镜手术或人工流产前放置宫颈扩张棒或海藻杆，以软化宫颈，在取出宫颈扩张棒或海藻杆时，有时会断裂在宫颈内，进而掉入宫腔内。可在宫腔镜下定位，用电切环带出，如断裂的宫颈扩张棒或海藻杆过于糟软，可用吸引器吸出。Borgatta 等报道 1 例 32 岁未产妇，流产前宫颈放置 1 枚海藻杆，术时发现海藻杆紧紧楔入宫颈，试行取出反将海藻杆推入子宫腔，做完流产后 3 日，先放入另 1 枚渗透性扩张棒扩张宫颈，然后取出粉碎的海藻杆。15 个月后，又有小块的海藻杆自然排出，宫腔镜下取出近 30 小块。

（八）手术缝合线

剖宫产时留下的丝线，以前剖宫产手术中用不吸收丝线缝合时，有时宫腔镜检查可于宫颈内口处看到残留的丝线头或丝线结，此异物可能引起子宫内膜出血或发炎，宫腔镜下可用鳄鱼嘴钳钳抓取出，或用环形电极将残留的丝线头或丝线结带入镜鞘内夹出。

Szlyk 和 Jarrett 报道深埋在下尿道的异物 3 例，曾试用标准膀胱镜取出无效，而用 20Fr 宫腔镜很容易地通过尿道取出。

取宫腔异物时均需精确定位，取出时注意防止子宫穿孔，放手术应在 B 超和（或）腹腔镜的监护下进行。腹腔镜超声检查（laparoscopic ultrasonography，LUS）的分辨率高于 B 超，操作方法是先建立气腹，置入腹腔镜，盆腔注入生理盐水 200～300mL，在腹腔镜直视下将腹腔镜超声探头（Sharplan 探头扇扫范围 180°、频率 8mHz、直径 10mm、探测深度达 6cm）经脐部或下腹侧方的套管插入腹腔，游离扫查子宫，腹腔镜和超声图像经混合器同时在监视器上显示，有助于精确了解子宫的形态、大小，辨认病变及切割范围，对 TCRE 患者可准确定位微小病灶，发现或排除侵入宫壁的病变和嵌入宫壁的异物。

（冯　娟）

第十二节　宫腔镜在女性不孕症中的应用

（一）概述

1. 宫腔镜检查在探查不孕症病因中的价值　国外学者已多建议将宫腔镜检查列为女性不孕症诊疗顺序中常规项目之一；也适于对 B 超、HSG、诊刮、MRI 等提示可疑异常者的核实和排除。高分辨率的宫腔镜不仅能发现子宫内大体病灶，例如息肉、肌瘤、畸形、粘连、异物等，还能显示微小的组织变异，如局限性内膜增厚、草莓样腺口和血管异型等，但其与内分泌、亚临床炎症、血凝机制等相关性尚待研究。

有人对人工辅助生殖技术后妊娠结局与“着床窗”期宫腔镜所见作回顾性研究，发现腺体口呈指环状且血管网发育良好组较点状且血管发育不良组的早期自发性流产率明显为低。现已重视经宫腔镜定位后活检且有逐渐替代传统诊刮的趋势，最终确诊应以病理组织学为准。

2. 与生育有关的宫腔镜手术　参阅本章相关内容。

3. 输卵管疏通和宫腔镜、腹腔镜联合检查和手术治疗

（1）对子宫输卵管碘油造影示输卵管通而欠畅或伴有妇科检查和 B 超检查阴性的间质部阻塞者，可初试在腹部 B 超监护下行宫腔镜输卵管插管加压通液治疗。

（2）对排除其他不孕因素仍不怀孕的所谓“通畅”者，以及对于输卵管柔软且全程显影伴有远段完全或不完全阻塞者，可考虑作为宫腔镜、腹腔镜联合手术的指征。

宫腹腔镜联合检查和手术用于不孕妇女诊疗的指征、标准和诊疗顺序见图 3－1。

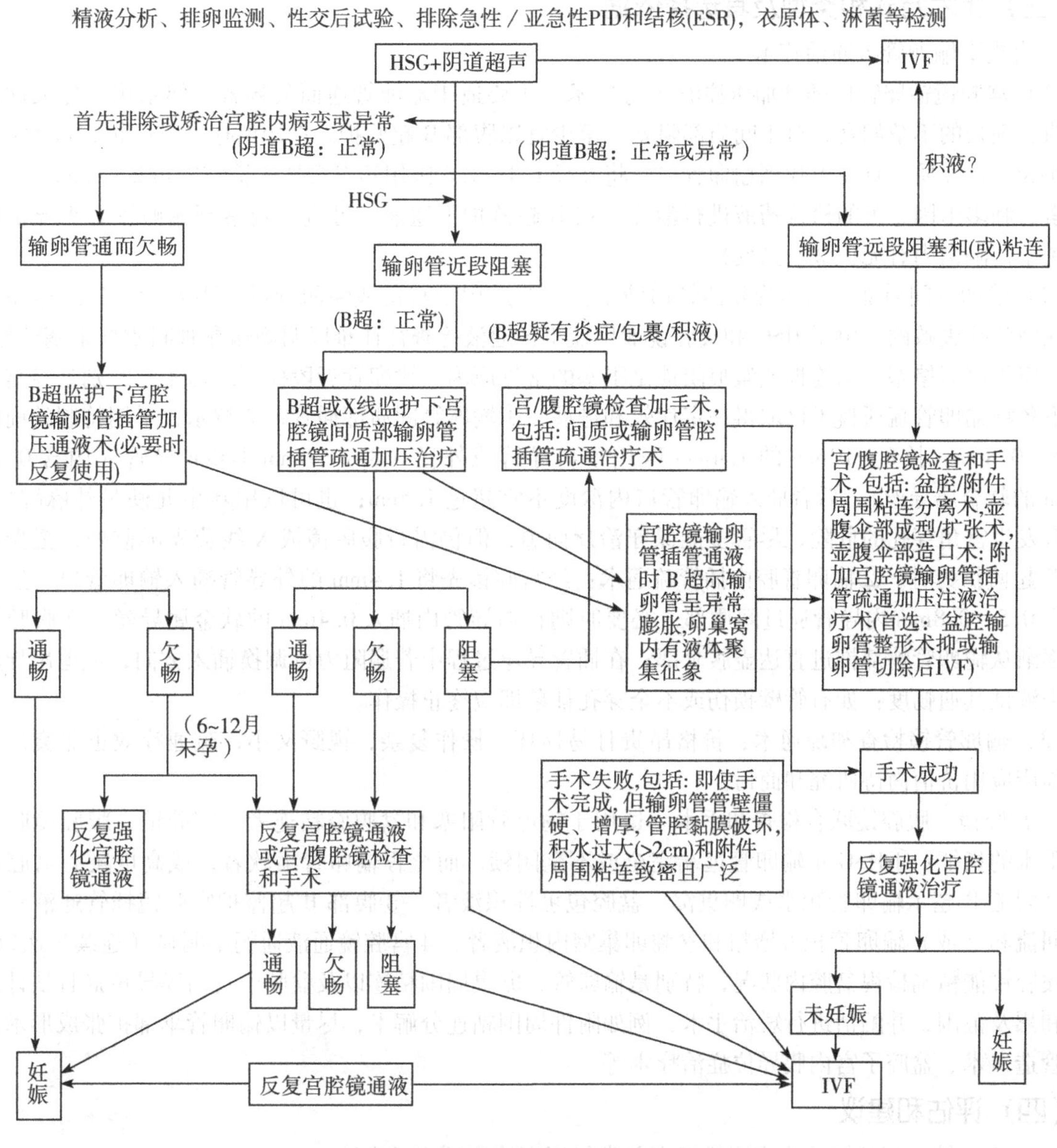

图 3-1　盆腔/输卵管性不孕症诊疗顺序

（二）原则

（1）妇科内镜手术系微创伤性诊疗方法，故应安排于男女双方系统生育检查完善后，有指征、有计划地进行。

（2）假若宫腔和盆腔内病变并存，应先以宫腔镜矫治宫腔内病变，例如宫腔粘连、黏膜下子宫肌瘤等，再处理盆腔、腹腔内病变。

（3）盆腔、输卵管性不孕症的主要病因为炎症，其次为子宫内膜异位症和既往盆腔手术所致。对于炎症性盆腔、输卵管病变引起不孕的患者，内镜术前需考虑：①原发抑或继发不孕。②充分排除盆腔、输卵管病变外的其他不孕因素，夫妻同步诊治。③经病史、体检、血常规、血沉等检查确认 PID 无活动性，有条件宜检测衣原体、淋球菌、支原体、结核菌等，并作相应处理。④术前 HSG 初筛检查结合 B 超，了解盆腔、输卵管和子宫状况，为内镜手术指征和选择治疗方案提供依据。⑤术前酌情给予静脉内抗生素治疗。⑥内膜异位症患者术前必要的药物准备。

（4）术前准备按拟作的内镜手术类别和麻醉要求予以完成。

（三）手术方式和类型及其选择依据

1. 直视下输卵管疏通治疗术

（1）宫腔镜输卵管口插管加压注液（药）术：主要适于输卵管通而欠畅者，偶尔用于先天性输卵管迂曲、细长的不孕妇女；对于间质部阻塞，至少宜以腹部 B 超监护。选用治疗型宫腔镜，以 5% 葡萄糖液作为膨宫介质，直视下找到输卵管口，将外径 1.4 ~ 1.6 医用塑料管插入输卵管口 2 ~ 3mm，先注入抗生素、利多卡因、可的松等药液进行治疗。在 B 超监护下通液，可直接观察到输卵管有否异常膨胀和直肠子宫陷窝内有无积液及其变化等。

（2）输卵管间质部或输卵管腔插管通液术：主要适用于宫角或输卵管近段阻塞者，且经输卵管口插管注液治疗失败的。由于 HSG 和腹腔镜亚甲蓝染色通液检查往往难以明确输卵管间质部阻塞的原因，痉挛、组织碎屑堵塞、粘连抑或瘢痕闭锁是阻塞的常见原因。输卵管近段插管疏通术，特别是经宫腔镜直视下各项输卵管疏通技术已取得一定疗效和进展。①输卵管间质部插管疏通技术：采用特制的前段外径 0.5 ~ 0.8cm，长 8 ~ 10mm 的 1.4mm 医用塑料导管或外径 0.8 ~ 1.0mm Teflon 导管（内含 0.45 ~ 0.5mm 的软金属导丝），后者插入输卵管口内深度不宜超过 1.5cm；也可试用新生儿硬膜外麻醉导管。此法有发生宫角穿孔的危险，尽管多能保守治疗而愈；但仍需行腹腔镜或 X 线荧光屏监护，至少应做腹部 B 超监护为宜。②输卵管腔内插管疏通术：经宫腔镜先将 1.4mm 的外导管插入输卵管口，然后经其插入 0.5 ~ 0.8mm 内导管通过间质部，必要时则在内导管内插入 0.4mm 的软金属导丝，在腹腔镜监护下逐渐从输卵管峡部推进直达壶腹伞部；在插置导丝过程中若遇阻力可调换插入方向，或退出导丝后注入染液试其通畅度：如有管壁损伤或不全穿孔征象即应终止操作。

（3）输卵管镜检查和疏通术：价格昂贵且易损坏，操作复杂，视野又小，疏通疗效也非突出，目前其临床应用价值尚待研究和商讨。

2. 宫腔镜、腹腔镜联合检查和手术　适用于输卵管阻塞和盆腹腔粘连者。宫腔镜、腹腔镜联合检查和手术的指征：①HSG 示输卵管远端完全或不全闭锁，而全程输卵管柔软者，或高度疑有盆腔粘连者。②阴道 B 超示输卵管积水或卵巢窝、盆腔包裹性积液者。③腹部 B 超监护宫腔镜插管通液示有阻力、回流和（或）输卵管积液增粗和盆腔卵巢窝内积液者。④宫腔镜通液通畅不明显（连续三次以上）者。腹腔镜能精确检视盆腔内状况，特别是输卵管、卵巢周围粘连以及盆腔子宫内膜异位症且估计其严重度和累及范围；并酌情进行矫治手术，例如附件周围粘连分解术，尽量以输卵管伞部扩张成形术代替输卵管造口术、盆腔子宫内膜异位症治疗术等。

（四）评估和建议

（1）宫腔镜、腹腔镜治疗应安排于完善常规不育诊疗顺序后进行。

（2）子宫输卵管碘油造影对评估输卵管充盈情况和柔软度以及排除典型结核性盆腔、输卵管病变具有价值，故往往在 HSG 诊断基础上，如有指征可于腹部 B 超监护下宫腔镜输卵管插管注液疏通作为首选、初筛和预治的治疗方法，有条件和有指征者，可行宫腔镜、腹腔镜联合检查和手术。

（3）关于盆腔输卵管性不孕症的腹腔镜分期或再次手术问题对于盆腔，尤其是输卵管、卵巢周围粘连严重、致密且伴有输卵管远端闭锁者，曾有国外学者建议首次先行粘连分解术，待 4 ~ 6 个月后再行输卵管整形、造口术，理论上可能降低整形术后再粘连闭锁的概率；也有人主张尽可能一期完成，术后加宫腔镜输卵管插管加压注液疏通治疗，直到通畅为止或发现异常，必要时再酌情考虑作第二次腹腔镜探查加补充手术。

（4）强调术后反复宫腔镜输卵管加压通液治疗的必要性。

（5）诊断越早，治疗越早，疗效越好。

综览前述及国外的研究近况，可见对女性不孕症的处理是诊断越早，治疗越早，疗效越好，对输卵管性不孕，更有趋于用微型化内镜检视和仅作简单手术的趋势；国外近来已有联合微型宫腔镜和经阴道（后穹窿插入）注水腹腔镜（transvaginal hydrolaparoscopy，鞘套外径 3.0mm，镜体外径 2.7mm），以生理盐水膨宫腔和后盆腔检视宫腔和盆腔附件，虽然有其明显的局限性，但对于妇检和阴道 B 超示盆腔阴性的不孕妇女开拓了门诊简易宫腔镜、盆腔内镜初筛探查的观念和前景；不仅能即时作出诊断，且可作简单手术。总之，以上从减少损伤、爱护组织和促进恢复生育功能角度来说，应以手术性宫腔镜输卵管插管加压注（药）液疏通治疗为主，必要时辅以宫腔镜、腹腔镜检查和手术；或者建议其进行IVF－ET。此外，矫治宫腔、盆腔和输卵管病变异常的三者时序、因果、辩证关系的诸方面，全方位地综合考虑也需再次强调。

（冯 娟）

第十三节 第二代宫腔镜相关手术

子宫内膜去除术（endometrium ablation，EA）的基本原理是破坏或切除子宫内膜，破坏全层及其下方部分的浅肌层组织，防止子宫内膜再生，从而控制子宫的过度出血，可以代替部分子宫切除，治愈保守治疗无效的月经过多和功能失调性子宫出血（dysfunctional uterine bleeding，DUB）患者，由于其手术创伤比值小、效价比值高、并发症少，与子宫切除相比有更大的优越性，近年来国外应用已十分普遍，国内也正在普及中。

（一）子宫内膜去除术的发展史

20世纪80年代中期，用高频电去除全层子宫内膜的微创手术问世，因子宫内膜再生能力强，为有效抑制月经期出血，去除全层子宫内膜和表层肌肉，包括子宫内膜赖以再生的深部腺体，这些组织可在宫腔镜直视下用环形电极切除或用任何形式的热能有足够的功率在子宫内膜表面使子宫内膜全层坏死，细胞死亡。这种去除子宫内膜的技术又称第一代方法，是当前最为常用的方法，并作为金标准看待。这些方法均需宫腔镜直视，有助于发现子宫内膜息肉等宫内占位病变，因有体液超负荷、子宫穿孔、气体栓塞等严重并发症，手术医师需要培训、经验和技巧。于是从20世纪90年代末期发展了许多第二代的新技术，其中多数可以盲目操作，并且节约时间，一些还在研制、精练和发展中。

由于所采用动力种类、内部装置和生产厂家的不同，第二代EA术有以下多种设备及方法：①冷冻EA术（cryo－endometrial ablation）；②射频EA术（radiofrequency ablation）；③循环热水（hot saline solution irrigation，HTA）EA术；④激光EA术：用二极激光高热（diodelaser hyperthermy）设备行子宫内膜激光热疗（ELITT）；⑤微波EA术（microwave ablation，MEA）；⑥热球系统（heated balloon system）EA术：Thermachoice、Cavaterm，Vesta，NovaSure，Thermablate EAS等；⑦光动力学治疗（photo－dynamic therapy）等。但很少随机对照研究其效果、安全性、可接受性。除HTA外，均不需宫腔镜，除冷冻EA术外，均为热能去除子宫内膜。

第二代EA术的设备故障发生率为0.2%，技术的难点尚未解决。Themna Choice术中事件的发生率极低，主要的问题是球囊技术上的困难，困难可能来源于患者的选择，例如宫腔过大，或来自对手术步骤知识的不足。因此术中同时需要专家、护士、技师，以保证每单元的技术都是正确的和有完成操作全程的知识。其他第二代技术的高技术难度发生率已有报道，MEA9%，Vestal 0.6%。

（二）第二代EA术的适应证

为无器质性病变的月经过多患者，除HTA外，其进入宫腔的器具均有宫腔形态依赖性，故不适用于宫腔过大、过小或有宫内占位病变的患者。有关EA术治疗子宫内膜恶性疾病的问题，有微波成功治疗的个例报道，仍在探讨中。

（三）第二代EA术的安全性

第二代EA术操作简单，仅需的最大技术也就是放置宫内节育器操作，难度小，用1～10来衡量手术难度，1表示容易，10表示最困难。Thermo－Choice的施术难易评分为2.28，而第一代EA术为6.6，因此不必进行长时间的训练，适合普通妇科医生。第二代EA术的手术时间短，平均1分钟，多数可用局部麻醉。第二代不用宫腔镜技术，减少了并发症，但为盲视手术，可能因未发现子宫穿孔而造成肠损伤，尤其是在无经验者操作。第二代EA术的器械故障多（OR＝4.1，95%CI 1.1，15.0），设备的失败多发生在向宫腔置入器械时（OR = 7.6，95% CI 1.1，52.7），Thermo - Choice 设备的安全评分仅为 1.99（全距 1 ~ 10）。Duleba 报道 279 例良性病变导致月经过多妇女，自愿选择冷冻 EA 术 193 例，86 例选择第一代 EA 术者，治疗成功率为 77.3% 和 83. 8%，认为冷冻安全、有效，容易进行，不用膨宫介质，减少了因膨宫介质导致的并发症。

（四）第二代 EA 术的预后

（1）纵观文献报道，可见新的第二代 EA 技术的数量和应用广泛程度在增加，与金标准比较，其效果已经发展到与第一代相等或超过第一代的程度。Pellicano 等报道 82 例药疗无效的妇女，随机行第一代 EA 或第二代热破坏内膜，随访 2 年，经比较，热破坏满意率高、手术时间短［（24 ± 4）分钟比（37 ± 6）分钟］，术中出血少［（7.2 ± 2.8）mL vs（89 ± 38）mL］，再次治疗率低，术后疼痛、出院时间、并发症率和恢复正常活动时间等均无差异。认为热破坏是可以考虑的有效选择。有研究提示第二代 Vesta EA 术手术时间短（16.2 分钟），局部麻醉较全身麻醉多，随访 12 个月，各项预后指标与第一代无差异。MEA 多数预后指标与第一代 EA 无差异，TCRE 组出血多，MEA 组设备故障多。HTA 多数预后指标与第一代无差异，HTA 局部麻醉 3 倍于全身麻醉者，宫腔积血少，术后腹痛、恶心和呕吐发生较多。NovaSure 的手术成功率为 88.3%。

（2）远期子宫腔组织形态学变化的研究：Taskin 等对热球系统 EA 术后平均（33.4 ± 2.1）个月的患者行宫腔镜二探，观察到完全萎缩，宫腔部分粘连或闭锁，纤维化。术前随机活检正常，术后活检显示子宫内膜腺体较少，伴有坏死和瘢痕，子宫内膜腺体与月经量及模式无关。未发现癌前或恶性病变。提出虽然 EA 的有效性取决于起始的热破坏和术后的宫腔镜和组织学发现，但子宫内膜可能再生，并非失败。

（3）术后并发症：Iamail 等报道热球子宫内膜去除手术后宫内妊娠 1 例，El - Toukhy 和 Hefni 报道 HTA 术后 4 年妊娠，过期流产 1 例。Roberts 和 Hill 报道 HTA 术液体泄漏致宫颈和阴道灼伤 1 例，Sinha 等报道 2 例于热球系统 EA 术后 18 个月和 24 个月因急腹痛而发现宫腔积血。Hubert 等报道热球系统 EA 术后宫腔积血的发生率 <3%，其高危因素不明。Jamieson 等报道 MEA 术小肠穿孔 1 例。

（五）评价

1. 第二代 EA 的优点　①简单，快速，满意率和减少出血与第一代 EA 相似；②非宫腔镜、有热、无电，或无热、无电，故较安全；③操作较易完成，技巧性较少，所需培训较少。缺点：①治疗有赖于宫腔形态、占位病变需另行处理；②无病理组织送检；③一次性设备价格昂贵；④有的设备稳定性差。SERNIP（Safty and Efficacy Register of New Interventional Procedures）规定热能 EA 属 B 类，“有功效，但安全性需进一步评价和确定，手术可以注册 SERNIP 监护程序”。对于将来，需要前瞻收集第二代的资料，以得到一些像第一代“金标准”的信息。理想的第二代 EA 术应是可以在局部麻醉下完成，而且疗效可与经典的宫腔镜手术相媲美，能适应所有宫腔内操作，包括子宫肌瘤等占位性病变，较第一代宫腔镜术时的并发症少。今后更需要继续对第二代子宫内膜去除的方法进行多中心的随机对照试验分析和随访，以正确评价其有效性和安全性。

2. EA 术与子宫切除比较　EA 是月经过多子宫切除的替代方法，两代方法有效率和满意率均高。子宫切除手术时间和恢复期长，术后并发症高，但因子宫切除的不同入路而异，能使月经过多永远缓解。EA 的费用低于子宫切除，但因术后有 4.5% ~9.8% 需再手术或处理，故随术后时间的推移使费用的差距缩小。理论上讲 EA 术后有留下岛样子宫内膜的可能，以后发展为子宫内膜癌不易察觉，故需连续注视。动物模型研究已证明 EA 不能减少高危患者的子宫内膜癌。腹腔镜子宫切除的应用有可能影响今后手术的趋势。

（冯　娟）

第十四节　宫腔镜、腹腔镜联合手术

内镜技术的发展完善和手术器械的不断改进，使微创技术在妇科领域的应用日益普及，越来越多的妇科疾患得以在微创环境下进行治疗。与开腹手术相比，内镜手术具有创伤小、出血少、脏器干扰少、术后疼痛或不适轻微、恢复快等优点。目前，我国妇科腹腔镜技术的开展已比较普遍，腹腔镜下对于盆腔良性病变的治疗已有取代传统开腹手术的趋势；宫腔镜技术起步虽晚，发展很快，手术适应证不断扩大，手术难度已由单纯的诊治过渡到复杂的手术操作，如宫腔镜下切除较大的无蒂黏膜下肌瘤和壁间内突肌瘤手术，复杂的子宫成形手术如子宫中隔矫治手术和严重宫腔粘连分离以及宫腔镜下输卵管插管和配子输卵管内移植等腔内操作。尽管如此，临床上仍有许多宫腔内与盆腹腔内的疾患亟待同期进行诊断与治疗，如不孕症输卵管子宫因素的诊断与治疗、宫腹腔内病变的同期手术以及疑难宫腔内操作的手术监护等。因此，实现宫腔镜与腹腔镜联合手术将成为临床上更为有效的诊治方法。

宫腔镜、腹腔镜联合手术是指在一次麻醉下同时实施宫腔内及腹腔内两种以上疾病的治疗。国外自20世纪90年代已有报道。与单一内镜治疗相比，联合手术实现了两种微创手术的优势互补，使患者只需经历一次麻醉，一期手术，融诊断与治疗为一体，解决了以往单纯宫腔镜或腹腔镜治疗不能同时诊治的宫腔内与腹腔内病变。二者的有机结合，对于提高妇科疾患诊断的正确性和手术治疗的有效性将产生积极的临床作用。Kaminski 等为636例20～41岁的不孕妇女行腹腔镜和（或）宫腔镜724例次，其中88例行宫腹腔镜联合手术，476例行腹腔镜，72例行宫腔镜。结果原发不孕症比继发不孕症盆腔无异常所见者少（30%），输卵管通畅者和子宫畸形多。原发不孕症的另70%为多囊卵巢综合征和子宫内膜异位症。继发不孕症患者输卵管周围粘连、不通畅及黏膜下肌瘤较原发不孕症者多，所发现的上述病变均可同时治疗。认为宫腹腔镜在不孕症诊治方面有重要作用。

（一）适应证

（1）不孕症的诊断与治疗。

（2）慢性盆腔痛的病因学检查与治疗。

（3）监护复杂的宫腔镜手术。

（4）完全双角子宫的矫型手术。

（5）剖宫产切口憩室切除术。

（6）子宫动脉阻断宫腔镜治疗有出血高危因素的宫内病变。

（7）宫腔与盆腔内占位病变的诊断与治疗。

（二）禁忌证

与宫腔镜、腹腔镜手术禁忌证相同。

（三）操作方法

1. 第一步：宫腔镜、腹腔镜联合检查　常规消毒腹部皮肤、会阴及阴道，臀部铺手术巾，套腿套，腹部手术野呈菱形铺四块手术巾，布巾钳固定，腹部铺盖大手术单，暴露腹部及会阴部手术视野。放置导尿管排空膀胱。在脐轮下缘纵向切开皮肤约1.0cm至皮下组织，气腹针穿刺成功后注入CO_2气体至腹腔内压力达15mmHg，拔出气腹针，穿刺置入5mm或10mm套管，置入腹腔镜。此时，会阴部放置举宫器举起子宫，检查子宫大小、形状、双输卵管卵巢外形以及盆腔其他部位存在的病变。若盆腔脏器暴露不满意，可在左或右侧下腹部增加5mm穿刺套管，插入无齿抓钳或拨杆，推开肠管，或分离粘连组织，明确盆腔内病变；与此同时，放入阴道窥器，宫颈钳把持并向外牵拉宫颈，在腹腔镜直视下，Hegar扩张器逐号扩张宫颈至10～12号，选择5%葡萄糖为灌流介质（糖尿病患者可选用5%甘露醇膨胀宫腔），设置宫腔压力100mmHg，灌流液流速240～260mL/min，置入宫腔镜，顺序观察子宫底部、双侧输卵管开口、子宫前后、左右侧壁、子宫颈管内膜厚度及病变情况，然后对照腹腔镜所见，确定治疗方案。

2. 第二步：宫腔镜手术与腹腔镜监护　连接宫腔电切镜，调试光源，设置作用电极输出功率在切割功率80～100W，凝固功率40～60W，连接并开启灌流系统，在腹腔镜监视下开始宫腔内手术操作。①子宫内膜切除术：使用环形电极切割子宫内膜，深度包括功能层、基底层及其下方2～3mm的肌层组织，术中若遇活动性子宫出血，可通过滚球电极电凝止血，对于术中所见的子宫腺肌病组织，也可使用滚球或滚筒电极破坏肌层内膜。②宽蒂黏膜下肌瘤和壁间内突肌瘤切除术：无蒂黏膜下肌瘤或内突壁间肌瘤在肌壁间都有较宽的基底，在切割过程中应注意识别肌瘤和包膜的界面，在切割过程中应特别注意不能使切割环挖向子宫肌壁内，切割的深度与子宫肌壁水平即可，使用缩宫素使子宫肌壁收缩将埋入肌壁内的瘤体挤入宫腔，大部分的瘤体可被切除，少量残留在肌层内的肌瘤组织可待日后坏死而消融，过度切除埋入肌壁间的肌瘤将会引起术中大量出血和子宫穿孔。剩余在子宫壁间的肌瘤组织即使日后再次生长突入宫腔，仍可进行二次、三次宫腔镜手术。③子宫中隔矫治手术：宫腔镜下子宫中隔矫治手术自中隔的最低点开始切割，横向左右交替直到中隔基底部。在手术过程中注意操作的对称性极为重要，越靠近宫底，越应格外注意避免损伤子宫肌壁组织。一方面，子宫输卵管开口可作为鉴别标志，另一方面，借助B超或腹腔镜介入，严密监测子宫基底部避免穿孔发生。当宫腔镜操作达宫底部位时，如果看到小动脉血管出血，则提示切割深度已深达子宫肌壁，应停止在该处继续操作。中隔组织完全分离后，要适当减低膨宫压力，认真检查宫底部位，对活动性出血区域，要进行凝固止血。④严重宫腔粘连分离手术：对于范围较大的肌纤维性和结缔组织性粘连，操作要十分小心，尤其是使用高频电或激光为手术能源时，手术在恢复宫腔正常形态的同时，还应尽量避免损伤正常内膜和黏膜下肌层，当粘连带接近子宫角部时，切勿分离过深，伤及子宫肌壁造成穿孔。手术过程要在B超介入和（或）腹腔镜监导下进行，分离操作不能偏离宫腔中线方向，术毕将物镜退至子宫内口处，观察子宫腔的对称性。

对于复杂的宫腔内操作，在宫腔镜手术的同时，通过腹腔镜观察子宫浆膜面局部的变化，如起小水疱、局部组织苍白或有瘀血斑，说明作用电极已接近子宫肌壁较深部位，穿孔即将发生，应立即停止操作。监护过程中可将腹腔镜的光源调暗观察子宫，如果在子宫体表面的某个部位看到光亮自宫腔内透出，说明该部位子宫肌壁已经很薄，应提醒术者终止该部位手术。也有学者主张在腹腔镜监护宫腔镜手术过程中，采用腹腔内和宫腔内反向交替监护子宫肌壁厚度的方法，腹腔内监护法如上述，宫腔内监护时将腹腔镜贴近子宫体表面，调暗或关闭宫腔镜的光源，如果宫腔内看到腹腔镜透过的光亮，应停止在透光部位进行操作。这种方法不仅可以向术者提示剩余子宫肌壁的厚度，而且也有助于术者了解切割不够充分的部分。

3. 第三步：腹腔镜手术　宫腔内手术结束后取出宫腔切割镜，再次举起子宫，检查盆腔内情况，观察子宫浆膜面有无水疱、血肿、破损或电凝所致组织变性的苍白痕迹，输卵管腔有无积血，盆腔有无血液或积液等等。如果发现子宫穿孔和活动性出血，在腹腔镜下可进行电凝或缝合止血。对盆腔内其他器官的病变，如需要行输卵管亚甲蓝通液、卵巢囊肿剥除、盆腔子宫内膜异位症以及粘连分离等操作，可在下腹部适当增加辅助穿刺套管，进行相应的腹腔镜手术。

（四）应用

1. 不孕症的诊断与治疗　引起女性不孕的原因复杂，包括输卵管因素、子宫与宫颈因素、内分泌因素、免疫因素和不明原因引起的不孕。在输卵管和子宫宫颈因素所致的不孕中，常见的有输卵管闭锁、扭曲、粘连；子宫和宫颈肌瘤、子宫内膜息肉、子宫内膜异常增生、宫腔异物残留（尤其是胎骨残留）、宫腔粘连以及子宫畸形。目前认为，宫腹腔镜联合检查是用于诊断和评估宫腔、输卵管、盆腔等不孕因素的最佳方法。宫腔镜手术直观、准确，切除宫腔内的占位病变，分离宫腔粘连，矫治子宫畸形等，使患者术后恢复正常月经周期，改善与提高妊娠及分娩结果，已成为治疗宫腔内病变的标准方法。腹腔镜联合宫腔镜手术，还可同期诊断子宫腔以外的不孕因素。

（1）宫腔镜、腹腔镜联合诊治子宫畸形：Adolph 于 2002 年首次报道腹腔镜切除妊娠的残角子宫，该患者于术后 15 个月妊娠成功并足月分娩，指出腹腔镜手术减少手术时间、住院时间和术后粘连。腹腔镜手术是切除残角子宫的最佳选择。

Martinez 等通过宫腔镜联合腹腔镜手术诊断和治疗了 40 例由于米勒管畸形所致不孕患者，并对其生殖预后进行了随访评价，其中发现子宫中隔畸形 23 例，(57.5%)；双角子宫 6 例（15%）；双子宫 5 例，(12.5%)；弓状子宫 4 例，(10%)；单角子宫 2 例（5%）。23 例子宫中隔畸形手术矫治后，13 例妊娠，占 56.5%，其中 2 例流产、4 例足月分娩、7 例妊娠中包括 1 例双胎；4 例双角子宫矫治后 2 例妊娠；弓状子宫切除部分突入宫腔内组织；单角子宫 1 例术后妊娠 3 个月流产，1 例妊娠至足月。由此认为宫腔镜、腹腔镜联合不仅能够正确诊断米勒管畸形，而且也是改善畸形子宫生育率的最好方法。

（2）诊治输卵管性不孕：对不孕症患者实施子宫输卵管造影检查提示，10%～20%的患者存在输卵管近端阻塞，其中的20%～30%可能是由于生理性痉挛所致。目前认为，腹腔镜直视下疏通输卵管和治疗其他盆腔内的病变是最为有效的治疗方法。经腹腔镜确诊输卵管近端阻塞后，以往的治疗方法是通过显微外科手术切除阻塞部分然后进行输卵管的吻合重建，但观察切除的病变区域输卵管发现，管腔的纤维化或阻塞程度与患者的临床表现并不完全一致。Sulak 等报道，大多数情况下输卵管腔内造成的阻塞是由于组织碎屑或蛋白质样物质的滞留所致，此时，进行输卵管的插管疏通是首选的治疗方法。在腹腔镜监导下，通过宫腔镜插管技术不仅可以解除输卵管腔的痉挛，而且可使导管直接插入输卵管间质部并准确进入输卵管腔内，宫腔镜、腹腔镜联合输卵管插管操作，有助于了解输卵管的形状，评价其通畅情况而且还可同时诊治其他盆腔内病变，如盆腔粘连、子宫内膜异位症和输卵管伞端的微小病变等。

随着设备和技术的改进，输卵管插管治疗的效果也不断提高，有报道宫腔镜腹腔镜联合输卵管插管治疗，手术复通率达70%～92%，术后随访时间12个月以上，宫腔妊娠47%，异位妊娠率8%。

2. 慢性盆腔痛的病因学检查与治疗　慢性盆腔痛是妇科常见症状之一，也是临床比较难以诊断的疾病之一。本症大多是由于妇科疾病或其他病症的相关因素所致，如生殖系统炎症、子宫肌瘤、子宫内膜息肉、子宫内膜异位症、卵巢肿瘤、生殖道畸形、宫颈的有关病变、盆腔瘀血综合征、既往盆腔手术史以及宫内节育器等。由于慢性盆腔疼痛的病因较为复杂，有时单单依靠传统的妇科检查或影像学检查，不易确诊，延误治疗。宫腔镜与腹腔镜技术由于其直观、具有放大作用的特点，对于诊断子宫腔和盆腹腔内的病变，具有独特的优势。Nezhat 等研究了547例慢性盆腔痛患者的致病因素，除外48例以往行子宫切除的患者，其余均行宫腔镜联合腹腔镜检查，结果发现：191例腹腔镜诊断盆腔子宫内膜异位症的患者中，62例（32.5%）同时发现宫腔镜下异常改变；105例腹腔镜下单发或多发子宫肌瘤患者中，46例（43.8%）同时存在宫腔内病变；11例腹腔镜下卵巢囊肿患者中，4例（40%）宫腔镜发现宫颈狭窄；118例盆腔粘连和96例子宫内膜异位症和盆腔粘连并存的患者中，也分别有24例（27%）和26例（28.0%）合并子宫腔内病理改变；8例腹腔镜无异常发现的患者2例宫腔镜检查正常。由此得出，宫腔镜在慢性盆腔疼痛诊断中能够提供子宫腔内的致病因素，腹腔镜联合宫腔镜是提高慢性盆腔疼痛诊断和治疗预后的有效方法。

3. 监护疑难宫腔镜手术　由于子宫特殊的形状构造，内膜再生能力强，宫壁厚度有限，壁间血运丰富等因素，给宫腔镜下手术操作带来很大难度，尤其是进行子宫腔的重建和整复性手术如严重宫腔粘连分离、子宫中隔矫治以及无蒂和壁间内突肌瘤切除手术等，术中子宫穿孔难以避免。Loffer 及 Lewis 报道宫腔镜手术中子宫穿孔引起严重出血；Pittrof 和 Wortman 也报道了宫腔镜手术中穿孔和肠管、输尿管的损伤。因此，进行宫腔镜手术的监护，避免手术并发症非常必要。早在宫腔镜手术开展的初期，腹腔镜即已用于监护宫腔镜手术。近年来，随着腹腔镜技术的不断发展和完善，在宫腔镜手术中的监护和辅助治疗作用也得到了更好的应用。腹腔镜监护可以直接观察子宫浆膜面的变化，在宫腔镜的作用电极进行切割或凝固过程中，一旦出现切割或凝固肌壁组织过深即将发生子宫穿孔时，由于局部组织受热传导，在子宫浆膜面会产生水疱，或在腹腔镜下看到宫腔镜透出的光亮，此时应提醒术者停止局部操作。与此同时，在腹腔镜下还可及时拨开肠管或其他邻近器官，避免宫腔镜作用电极及其热传导造成的损伤。与超声监护相比，虽然腹腔镜监护不能预测子宫穿孔，但是能够及时诊断子宫穿孔以及发现是否有由于穿孔造成的盆腔其他脏器的损伤，同时还可以及时修补穿孔的脏器，这些优点是其他监护方法不能比拟的。

首都医科大学附属复兴医院通过腹腔镜监护复杂的宫腔内操作165例，包括宫腔粘连29例，粘连面积达宫腔1/3以上或发生于双侧子宫角部的肌性粘连，行 TCRA 术；TCRS 52例；TCRE 16例，取出胎骨碎片、嵌入子宫肌壁的 IUD 残片等；TCRM 68例，切除多发或直径大于4.5cm 的黏膜下肌瘤。手术中发生不全子宫穿孔6例，子宫穿孔3例。不全子宫穿孔分别发生在 TCRM 4例（3例肌瘤直径大于4.5cm，1例多发黏膜下和壁间内突肌瘤）；TCRA、TCRS 各1例，腹腔镜下所见子宫浆膜面局部苍白，有水疱及出现瘀斑，子宫穿孔发生在 TCRA 2例、TCRM 1例，腹腔镜所见子宫浆膜面有破口，并有活动性出血。TCRA 1 例穿孔在子宫体前部，穿孔范围约0.6cm，有活动出血，立即在腹腔镜下电凝止血；1 例穿孔在子宫后壁下段，范围约1.5cm，腹腔镜下缝合创面止血。上述子宫穿孔分别发生在较大黏膜下肌瘤切除术和宫腔肌性、大面积粘连闭锁进行宫腔分离手术中，由于子宫内膜破坏严重，宫腔严重变形，失去了宫腔轴线的引导方向，再加之带电手术操作，致使手术中作用电极穿透子宫肌壁，造成穿孔。腹腔镜监护通过直接观察子宫浆膜面的变化，克服了单一 B 超监护只能提示但不能处理子宫穿孔的局限。与此同时，在腹腔镜下还可及时拨开肠管或其他邻近器官，避免宫腔镜作用电极及其热传导造成的损伤。上述6 例不全子宫穿孔均在腹腔镜下发现，及时终止手术，避免了严重的手术并发症发生，3 例子宫穿孔也在腹腔镜下及时处理，免除了开腹手术，将宫腔镜并发症的危害降低到最低程度。

通过腹腔镜监护高难度的宫腔内手术操作，不仅对于及时发现和处理子宫穿孔，避免严重并发症的发生具有重要的临床意义，而且对同时并发有盆腔内病变者，可以明确诊断，一次治疗。避免了再次住院手术治疗另一种疾病的麻烦，减轻了患者的痛苦和经济负担。

4. 完全双角子宫矫型术　在腹腔镜监护下，用水平电极或针状电极横向切开双角子宫的隔板和宫底，人为穿孔至两侧宫角。然后宫腔镜纵向全层缝合。

5. 剖宫产切口憩室切除术　子宫下段剖宫产术后由于切口愈合不良导致切口分离而形成凹陷，经血可积聚在凹陷内，切口下缘由于活瓣作用而阻止了凹陷内的经血顺利流出而导致患者经期延长或经间期出血、痛经、不孕等症状，同时凹陷内再生的宫内膜可能与宫腔内膜发育不同步亦可导致不规则阴道流血。对宫腔镜不能治愈的病例。行宫腹腔镜联合手术，先在宫腔镜下经透光试验明确凹陷部位，切开凹陷基底，继而腹腔镜切除凹陷组织，形成新的创面，然后端端缝合。

6. 子宫动脉阻断宫腔镜治疗有出血高危因素的宫内病变　宫腔镜手术中子宫出血的高危因素包括子宫穿孔、植入胎盘、宫颈妊娠、剖宫产瘢痕妊娠、子宫动静脉瘘和凝血功能障碍等。早在1999 年法国 Perrotin 即用子宫动脉阻断辅助子宫矫型的矫治术。2000 年 Liu 报道腹腔镜双极电凝阻断子宫动脉和卵巢动脉吻合支治疗有症状子宫肌瘤3 例，有效地改善了其月经过多和痛经症状，子宫和优势肌瘤体积缩小。此后，国内外应用此技术治疗功能失调性子宫出血、子宫肌瘤、子宫腺肌病，或用于腹腔镜子宫肌瘤剔除，次全子宫切除和金子宫切除术的报道甚多。在传统开腹手术的基础上行腹腔镜下阻断子宫动脉的技术难度不大，文献报道阻断子宫血管应用钛夹、电凝、缝扎、结扎等多种方法，能取得异曲同工的效果，均无并发症发生。已有用于治疗子宫动静脉瘘，辅佐甲氨蝶呤治疗宫颈妊娠。说明对有子宫出血高危因素的宫腔镜手术行腹腔镜联合手术，行预防性子宫动脉阻断是可行而有效的。

7. 诊治盆腔与宫腔共存的病变　妇科内镜技术的发展使宫腔镜和腹腔镜两种微创手术联合应用付诸于临床。任何宫腔内病变若并发盆腔内疾患，均可行宫腹腔镜联合检查和（或）手术。首都医科大学附属复兴医院宫腔镜中心对275 例患者均实施了宫腔镜手术，联合腹腔镜诊断及术中监护并进行了不同种类的手术治疗。

无手术并发症发生。术后除2 例急性泌尿系感染，1 例上呼吸道感染，1 例中转开腹外，其余271 例术后经过顺利，并未因联合手术增加患者痛苦或推迟住院时间，术中大出血致中转开腹子宫切除是宫腔镜手术的并发症，非联合手术所致，术后感染也不是联合手术的特有并发症，对症治疗预后良好。欲保留子宫的多发子宫肌瘤可在腹腔镜下剔除浆膜下、壁间和贯通性肌瘤，宫腔镜切除黏膜下和壁间内突肌瘤。

联合手术的有效结合较好地发挥了宫腔镜与腹腔镜的优势，拓宽了内镜手术诊治的范围和种类，不仅能够同期诊治盆腹腔内多种病患，而且不增加患者的创伤和痛苦，充分体现了微创手术的优越性。

（冯　娟）

第十五节　并发症及防治

宫腔镜检查是诊断宫腔内病变的有效手段，应用于临床已有半个世纪。宫腔镜手术也有近20 年的历史，如今宫腔镜子宫内膜息肉切除术（TCRP）、宫腔镜子宫肌瘤切除术（TCRM）、宫腔镜子宫中隔切除术（TCRS）和宫腔镜子宫内膜去除术（EA）都是标准手术。尽管一直有相关并发症的零星报道，但文献报道可谓异口同声，均认为宫腔镜安全、有效、简单、微创。我国近几年来宫腔镜术中死亡的事件时有发生，在我国宫腔镜应用日趋普及，并由诊断发展到手术治疗之际，强调其安全性，强化安全意识，趋利除弊，将有利于宫腔镜临床应用的健康发展。

（一）宫腔镜手术并发症的发生率及顺位变化

由于技术和设备的进步，宫腔镜的并发症在逐渐下降。20 世纪 90 年代初并发症经尿道前列腺电切（TURP）综合征居首位，随着医生认识无电解质灌流液对人体病理生理影响的深入和用生理盐水灌流的等离子双极电切镜问世，TURP 综合征的发生率已大为减少和减轻，如今子宫穿孔上升为第一位，子宫穿孔引发的子宫出血使术中出血上升为第二位。有关手术类型与并发症的关系，近期并发症以 TCRA 发生概率最高，TCRM 和 TCRS 次之。远期并发症则以宫腔镜子宫内膜切除术（TCRE）发生率最高。

（二）术中并发症

1. 子宫穿孔　其高危因素在患者方面有宫颈狭窄，宫颈手术史，子宫屈度过大，宫腔过小等；在术者方面有经验不足，对设备不熟悉，没有足够的解剖学知识和缺乏技巧，以致扩宫力量过强，宫内视野不清和缺乏 B 超监护等。以致“冷”器械（扩张器、电切镜、闭孔器、卵圆钳等）穿过肌层或“热”器械（作用电极）接近及穿出子宫浆膜层而导致子宫穿孔，同时可能有潜在盆腔脏器的损伤。临床表现为：①宫腔塌陷，视线不清；②B 超见子宫周围有游离液体，或灌流液大量翻滚涌进入腹腔；③宫腔镜可看到腹膜、肠管或网膜；④腹腔镜监护见到子宫浆膜透亮、起水疱、出血、血肿或穿孔的创面。如未及时发现，大量灌流液进入腹腔，器械或电极通过破孔伤及邻近器官，并发体液超负荷，消化道、泌尿道、大血管损伤，引起腹膜炎、瘘管、大出血和气体栓塞。曾有子宫穿孔继发败血症中毒性休克死亡的报道。

子宫穿孔的处理：仔细查找穿孔部位及有无邻近器官损伤。底部穿孔可用缩宫素及抗生素观察。子宫侧壁及峡部穿孔可能伤及血管，应立即剖腹探查。穿孔情况不明者，应行腹腔镜检查，电凝穿孔处的出血，缝合较大的破孔。术中及时发现处理，一般无后遗症。

子宫穿孔的预防：①宫颈预处理：宫颈扩张棒或米索前列醇软化和增强宫颈扩张效果，可能避免置入器械时用力过强。②宫腔镜/腹腔镜监护：实时超声监护有导向作用，可预防和发现子宫穿孔。腹腔镜透光试验可预防子宫穿孔，明确诊断和及时缝合穿孔创口。③操作技巧：视野不清一定不能通电，应用滚球或汽化电极通电时必须循轴滚动。肌瘤较大的 TCRM 术前应予药物预处理。

子宫穿孔伤及邻近脏器以肠管最为常见，术后如出现腹痛或腹膜炎症状，应尽早剖腹探查。有宫腔镜手术子宫穿孔史者日后妊娠有产科子宫破裂的危险。Wortman 曾报告过一例患者是采用环状电极切除子宫肌层。在短短的几秒之内，子宫中线基底部穿孔。在重放录像的过程中清楚地显示穿孔事实上是由于肌壁过薄随后发生子宫破裂。录像带显示子宫基底部破裂是在作用电极撤向宫颈的过程中，此时宫腔内的膨宫液体压力增高，子宫基底部肌壁过薄，子宫穿孔是两者共同作用的结果，而电极并没有穿过宫壁，值得临床借鉴。

2. 术中出血　子宫是多血器官，子宫肌壁富含血管，其血管层位于黏膜下 5～6mm，大约在子宫肌壁内 1/3 处，有较多的血管穿行其间，当切割深达血管层时，可致大量出血，且不易控制。

宫腔镜术中出血可分为三类：①小静脉出血：为创面渗血，70mmHg 的宫内压即可止血，可缓慢降低宫内压力，看清出血点后，用电切环、滚球或滚筒电极，40～60W 的凝固电流电凝止血；②大静脉出血：量多，但无波动，可放注水球囊导尿管，压迫宫腔 6 小时，一般能够充分止血；③动脉出血：需立即放置注水球囊压迫止血，应有子宫动脉阻断或子宫切除的准备。文献有作用电极伤及髂血管的报道，血压突然下降，紧急剖腹是唯一能挽救生命的方法。

子宫颈管出血源于扩张宫颈时撕裂或操作的损伤，必要时缝合止血。子宫峡部宫壁较薄，侧壁切割过深，可伤及子宫动脉下行支。

宫腔镜手术中子宫出血的高危因素有子宫穿孔、植入胎盘、宫颈妊娠、剖宫产瘢痕妊娠、动静脉瘘和凝血功能障碍等。减少宫腔镜手术出血的对策包括术前药物预处理，以减少血流和血管再生，术中缩宫素、止血剂的应用和联合腹腔镜预防性子宫动脉阻断术等。

3. 经尿道前列腺电切综合征　单极宫腔镜电切（第一代）使用非电解质灌流液，体内大量吸收可引起体液超负荷和稀释性低钠血症，患者首先表现心率缓慢和血压增高，然后血压降低、恶心、呕吐、头痛、视物模糊、焦虑不安、精神紊乱和昏睡。诊治不及时，继而出现抽搐、心血管功能衰竭甚至死亡。

TURP 综合征的处理：①血钠浓度下降至 120 ~ 130mmol/L，静脉给予呋塞米 10 ~ 20mg，限制液体入量。动态检测血钠浓度，至≥130mmol/L 为止。②血钠浓度低于 120mmol/L 或出现明显脑病症状者，给予高渗氯化钠治疗，一般常用 3% 或 5% 的氯化钠溶液。

开始补给总量的 1/3 或 1/2，然后根据血钠值变化决定余量的补充。切忌快速、高浓度静脉补钠，以免造成暂时性脑内低渗透压状态，使脑组织间的液体转移到血管内，引起脑组织脱水，导致大脑损伤。

等离子双极宫腔镜电切使用生理盐水灌流，不会发生低钠血症，但仍有体液超负荷的危险，已有因使用生理盐水而忽略了液体控制导致肺水肿和死亡的个例报道。

TURP 综合征的预防：术前宫颈和子宫内膜预处理有助于减少灌流液的回吸收。术中尽量采取低压灌流，宫腔内压≤平均动脉压；避免切除过多的肌层组织，手术时间 <1 小时，手术达 30 分钟静推呋塞米 20mg。严密监测灌流液差值，达 1 000 ~2 000mL 时尽快结束手术，检测血钠浓度。Corson 等报道在宫颈 3 点和 9 点分别注射 10mL 垂体后叶素稀释液（垂体后叶素 10U + 生理盐水 80mL），使子宫强烈收缩并持续至少 20 分钟，其液体过度吸收的危险值采用安慰剂组的 1/3。

4. 气体栓塞　是宫腔镜手术中严重、罕见，但致命的并发症。气体来源为室内空气和组织汽化。一旦空气进入静脉循环，右心的泡沫血阻碍血流，使肺动脉压上升。早期表现为呼气末 CO_2 压力下降，最后循环衰竭，心搏骤停。由于右心压力升高程度高于左心，成年患者曾经关闭的卵圆孔有 15% 重新开放，进而导致大脑和其他器官的栓塞。若患者呈头低臀高位，使心脏低于子宫水平，以致静脉压降低，如子宫肌壁深层大静脉窦开放，并与外界相通，外界的空气可被吸入静脉循环，在有压力的向子宫注入灌流液时，宫腔与中心循环间存在明显的压力差，则更加重了这一过程，宫腔内压超过静脉压时可出现无症状、有症状和致命的气体栓塞。

2008 年的两篇报道，对气体栓塞的发生原因和猝死提出了新的见解。Chang 等报道 1 例钬激光输尿管取石导致气体栓塞死亡 1 例。手术进行约 30 分钟，将近结束时，患者诉胸前紧，迅速意识丧失，继而循环衰竭，心搏骤停。手术立即停止，面罩 100% 氧吸入，气管插管，开放动脉，进行心肺复苏。颈内静脉插管，胸外按压时惊现捻发音，从插管内吸出 20 ~30mL 泡沫血。疑为静脉气体栓塞。经食道心脏超声心动检查：见右心房、右心室有大量气体栓子。给予去甲肾上腺素，心脏按压，心脏无收缩。40 分钟后死亡。该例排除了镜体从鞘内进出，将气体挤入膀胱，灌流液空虚和注水管折断，与管鞘连接不紧或更换注水管时气体乘隙而入等导致气体栓塞的原因，唯一的可能是组织汽化的气体进入右心。但气体栓塞时气体的进入隐匿，患者无特殊症状，真正的气体来源并不明了。Rademaker 等首次报道宫腔镜手术时经超声心动发现心脏反向气体栓塞 1 例。在双极宫腔镜子宫内膜电切术进行至 20 分钟时，呼气末 CO_2 分压下降至 2. 4kPa，脉搏血氧饱和度下降至 90% 以下，最低 49%，心脏听诊闻及碾磨音，诊断静脉气体栓塞。立即停止手术，倒转患者为 Trendelenburg 位，连续纯氧通气，颈内静脉插入中心静脉压导管，未吸出气体。CO_2 分压下降 15 分钟时，放入 7. 4MHz 经食道超声心动探头（transesophageal echo - cardiography），见右心房和右心室无气体。然而，点状密集回声提示反向栓子存在于左心房和左心室，而不在右心。此报道描述了反向栓子（paradoxical emboli），栓塞的气体经过房间隔缺损、室间隔缺损、未闭的卵圆孔，肺脏的动静脉畸形或动静脉瘘由右心进入左心，解释了静脉栓塞时会迅速出现心血管和神经系统并发症，甚至危及生命。

气体栓塞发病突然，发展快，首发症状有呼气末 CO_2 压力突然下降，心动过缓，SpO_2 下降，心前区闻及大水轮音等，均由麻醉医师发现。当更多气体进入时，血流阻力增加，导致低氧，发绀，心输出量减少，低血压，呼吸急促，迅速发展为心肺衰竭，心搏骤停死亡。

气体栓塞的处理：立即阻止气体进入，倒转为头低臀高左侧卧位，纯氧正压吸入，注入大量生理盐水，促进血液循环。必要时气管插管，放置中心静脉压导管。如有心肺衰竭，立即心肺复苏，胸外按摩，恢复心室功能。如一切措施失败，可剖胸直接按压心脏及抽出气栓。如可以维持，及时送高压氧舱治疗。

气体栓塞的预防：术前排空注水管内的气体，避免头低臀高位，降低宫内压，减少宫颈裂伤，减少子宫内创面血管的暴露和组织汽化后形成的气体。避免长时间将扩张的宫颈直接暴露于空气中。如宫腔灌流使用静脉输液装置，灌流液为玻璃瓶或硬塑包装时，通气管针头与出水针头过近，可能使大量气体进入出水管并进入宫腔，成为栓塞的气体来源。有报道低中心静脉压增加子宫创面与右心房间的静脉负压梯度，会增加气体栓塞的概率，因此。建议宫腔镜术前充分水化以减少气体栓塞的风险。

5. 感染　是宫腔镜手术的少见并发症。

宫腔镜术后感染的因素包括操作因素，器械因素和手术导致生殖道内环境的改变。绝大多数为阴道内寄生的潜在病原体所致的内源性感染。一般为多种细菌混合感染。以子宫内膜炎和子宫肌内膜炎常见，严重时可能发展为盆腔脓肿或败血症性盆腔栓塞性静脉炎。正确治疗用药选择广谱的抗生素静脉注射，连续用药直到患者的症状消失，24 小时体温正常，并且肠道功能正常。

多数术后感染是可以预防的，即使感染不可避免，采取预防措施也可减轻感染程度。应尽量消除诱发感染的各种因素，同时增强患者自身抵抗力。围术期预防用药可以明显减少手术后感染性并发症的发生。

（三）术后远期并发症

EA 术后宫内瘢痕形成和挛缩，任何来自瘢痕后方持续存在或再生内膜的出血均因受阻而出现远期并发症，如宫腔、宫角积血，子宫内膜去除－输卵管绝育术后综合征（PASS），经血倒流，子宫内膜癌的延迟诊断和妊娠等。目前 EA 治疗 AUB 的应用日益广泛，以致许多育龄妇女选择 EA，其术后妊娠明显增加产科并发症，如宫颈妊娠，宫腔粘连致胎儿多发畸形，妊娠中期大出血。Hare 等复习 EA 术后妊娠 70 例，31 例有并发症，包括围产儿死亡、早产、胎盘粘连、先露异常等，71% 剖宫产。McCausland 等报道 50 例完全滚球 EA 术后随访 4～90 个月，2 例宫角积血，3 例 PASS。GnRHa 或宫腔镜解压，只部分有效，因症状复发行子宫及输卵管切除。指出部分 EA 可预防此症。Krogh 等随访 310 例 TCRE 术后患者，在 91 例日后因月经过多切除子宫患者中 24% 患张力性尿失禁，而仅做 TCRE 者为 14%，P＝0.03，认为 TCRE 术后子宫切除与术后张力性尿失禁有关。Sentilhes 等收集各国文字的文献中有 18 例宫腔镜术后妊娠子宫破裂，其中 TCRS 和 TCRA16 例（89%）。妊娠距离手术时间平均 16 个月（1 个月～5 年），19～41 孕周子宫破裂，4 例胎儿和 1 例产妇死亡。认为 TCRS 增加了妊娠后子宫破裂的危险。TCRP 术后 4 年近 60% 因持续或复发性 AUB 需进一步处理。一组 283 例 TCRP 的远期随访，31 例（10.95%）B 超发现子宫内膜病变，2 例（0.17%）子宫内膜癌。

（四）第二代子宫内膜去除术的并发症

第二代 EA 术有热无电，避免了电损伤，但仍有热传导所致的并发症，第一代 EA 术的远期并发症均可在第二代 EA 术后发生。Gurtcheff 等在 Medline，FDA 和参考书目中查到整体 EA 术有 2 例Ⅰ度皮肤烧伤，8 例肠管热损伤，其中 1 例死亡，1 例坏死性筋膜炎导致女阴切除，输尿管皮下造口和双侧膝下截肢。热球 EA 术后宫腔积脓导致败血症和宫颈坏死，双侧输卵管卵巢脓肿，宫腔粘连并发妊娠，子宫肌瘤坏死，宫颈闭锁，宫腔积血，HTA 术后妊娠，MEA 术后妊娠，Cavaterm 术后宫颈妊娠等均见诸报道。

（刘　青）

第十六节　胎儿镜

（一）胎儿镜的历史

早期胎儿镜的研究出现于20世纪70年代，主要用于对胎儿异常的诊断，如在胎儿镜下观察超声难以发现的微小畸形，包括多指畸形、面部异常、男性女性化等，另外可经胎儿镜行胎儿血取样，用于诊断血红蛋白病、血友病、染色体病、慢性肉芽肿病、脆X综合征、X连锁的智障、风疹感染和其他不能经羊水诊断的疾病以及羊水嵌合体。内镜直视下还可进行皮肤、肝脏和肌肉等组织活检，用于不能通过羊水进行产前诊断的某些遗传疾病。20世纪80年代初还出现了胎儿镜下经脐静脉穿刺输血的技术用于治疗重度胎儿贫血。

20世纪80年代后，超声在产科得到了前所未有的发展。随着高分辨率超声的出现，许多胎儿畸形可通过超声得到诊断，1983年出现了可不经内镜取血的技术，超声引导下经皮脐静脉穿刺技术使得取胎儿血技术不再复杂。随着经皮脐血穿刺技术的成功，1986年经皮穿刺输血的报道大量涌现，使得技术复杂难度大的内镜下输血技术在诞生5年之后就不再被采用。以往需要内镜直视下的组织活检也被更为安全的超声介入技术所取代。诞生不久的胎儿镜很快成为一种夕阳技术，其检查适应证逐渐被日益发展的超声所替代。

但近年来，胎儿镜作为一种产前诊断技术和手术技术，却迎来了新的发展机遇。尤其是胎儿镜下胎儿宫内治疗，由于其风险较开放性手术小，在胎儿宫内治疗方面得到了巨大的发展。近年来胎儿镜在宫内治疗中的应用不断发展，主要用于治疗双胎输血综合征，单绒毛膜双胎之一严重受损或双胎之一严重畸形时的脐带闭合。其他可经胎儿镜宫内治疗的疾病包括：胎儿后尿路梗阻、骶尾部畸胎瘤、羊膜带综合征、重度胎儿膈疝等。Pennehouat等甚至报道了在胎儿镜引导下成功分离连体双胎。目前胎儿镜已经成为宫内胎儿治疗的热点，成为新兴的胎儿医学的重要工具。

（二）胎儿镜检查和治疗技术

胎儿镜（fetoscope）是一种通过包有纤维的自动调焦镜传送影像的内镜。

胎儿镜检查是用胎儿镜经母体腹壁穿刺，经子宫壁进入羊膜腔内，直接观察胎儿在子宫内的形态和活动，还可以发现羊水检查法所不能发现的遗传性疾病。用胎儿镜还可以在内镜的观察下，直接取胎儿的血液、组织等标本进行检查，或进行宫内治疗。但由于设备昂贵、技术要求高、难度较大、适应证有限，很多疾病可通过其他产前诊断方法获得诊断，因此胎儿镜检查在临床上没有普及。

胎儿镜下宫内治疗主要指征为复杂双胎的治疗，其他如胎儿畸形、羊膜带综合征等较少。宫内治疗难度大，技术要求高，因此应转诊至大的胎儿中心进行。目前的治疗性胎儿镜多有侧孔，可同时进行检查和治疗。手术过程需要超声监测，并需要熟练的技术和丰富的经验。羊水量少时，穿刺和操作均困难，可先行羊膜腔灌注。羊膜腔内出血或胎脂过多将影响视野，可行羊水置换。

1. 双胎输血综合征（twin - to - twin transfusion syndrome，TTTS）　单绒毛膜双胎（monochorionic，MC）占自然双胎的20%，其中5%来自于辅助生殖。随着孕妇年龄和辅助生殖技术的增加，MC的发生率不断增加。MC双胎共用胎盘，在绒毛膜板双胎之间往往存在血管吻合，导致双胎间血流动力学不平衡。双胎输血综合征（TTTS）占MC的10% ~15%，占所有双胎的1%，28周前发病者如期待治疗，围产儿死亡率高达80%0 ~100%。存活者由于早产或双胎之一胎死宫内，其神经系统受损者达50%。

TTTS治疗方法包括：反复羊水减量、羊膜隔开窗和胎儿镜下血管吻合支激光消融技术（激光技术）。激光治疗被认为是26周前TTTS的最佳治疗方案。

（1）羊水减量：目的是为了控制羊水过多以延长孕周，并减轻羊膜腔压力差，降低绒毛膜板和脐带的压力，从而稳定双胎间的胎盘血管吻合支的血流交换。起效快，术后大脑血管阻力明显下降。通常需要反复减压。其生存率报道不一，30% ~83%。该技术的主要缺陷在于交通支持续存在，可导致双胎间慢性或急性血流动力不平衡，尤其当一胎死亡时存活者脑瘫（CP）的发生率高。

（2）羊膜隔开窗（amniotic septostomy）：目的是为了恢复两个羊膜腔间的压力平衡。其并发症包括：羊膜带形成、脐带缠绕等。

（3）胎儿镜下胎盘血管吻合支激光凝固：胎儿镜下激光消融技术（激光技术）是较新的技术，是唯一针对病因的治疗。Senat 等比较了激光治疗（n = 72）和羊水减量（n = 70）的疗效，结果显示：至少一胎存活至产后 28 天的比例分别为 76% 和 56%，双胎均死亡的相对风险为 0.63（95% CI 0.25 ~ 0.93，P = 0.009），脑室周围白质软化的风险降低（6% vs14%），神经系统并发症降低（31% vs52%）。荟萃分析显示激光治疗是最佳的一线治疗，其疗效优于羊水减量，胎儿的总体生存率提高 2 倍，羊水减量的胎儿宫内或新生儿死亡的风险增高，激光治疗者胎儿死亡率降低、远期神经系统损伤降低。

激光凝固胎盘血管需要在麻醉下经皮穿刺 trocar，导入胎儿镜和激光纤维，进行手术，通常是进入受血儿羊膜腔内。穿刺时应避开胎盘，并选择适宜手术操作的穿刺部位。手术过程需要超声监测，并需要熟练的技术和丰富的经验，这将明显影响到治疗的疗效和妊娠结局。

激光凝固胎盘血管的关键在于对胎盘血管吻合支的准确辨认。早期的报道（De Lia 等）是对可疑的吻合支进行凝固。由于交通血管吻合支的辨认困难，因此 Ville 等建议对所有跨羊膜隔血管都进行凝固，其优点是，只需解剖上辨认隔膜即可，技术的可重复性好并有利于对结局进行比较，但隔膜的位置和胎盘的实际分界并不一致，隔膜往往向供血儿方受压移位，结果是许多供血儿的正常非交通支血管可在受血儿侧被观察到，并在手术中被凝固，从而威胁到供血儿的生存。选择性激光消融吻合血管（SLPCVA,）是 1997 年发展出的一种手术技巧，可以在内镜下可靠地确定双胎间的交通支，即通过发现来自一个胎儿的动脉不伴有相应的回流静脉却有流向另一胎儿的静脉支，从而可以在胎盘表面辨认出深部 AV 交通。SLPCVA 的疗效优于非选择性，主要是减少了供血儿的死亡风险，而对受血儿似乎无不良影响。但 SLPCVA 很难做到 100% 理想，可能遗漏吻合支，因此出现了 Salomon 技术，即在 SLPCV 后将凝固点用激光连接起来（赤道板），可降低 TAPS 和 TTTS 复发的风险。

激光手术的失败率约 18%，主要原因是明显吻合支残留或血管再通或凝固不充分。手术失败可导致持续性或复发性 TTTS、TAPS（twin anemia polycythemia sequence）、胎死宫内、存活胎儿低血压后遗症等。

TAPS 是由于一胎向另一胎的单向血流所致，通常从既往的受血儿流向供血儿，或胎儿死亡导致存活儿向死胎输血，如果出现胎儿贫血，可采取宫内治疗，或再次激光治疗，但能否避免脑损伤并不肯定。

手术后数周出现羊水过多和过少重现，考虑为 TTTS 复发，比例约 8.9%（0 ~ 14%），Salomon 技术的复发率低（0）。对于复发者目前没有明确的治疗手段，根据技术条件、孕周、胎盘位置、胎儿状况，可选择的治疗方案包括：再次激光、羊水减量、选择性脐带凝固。但再次激光治疗的难度大。

2. 双胎之一畸形或 MC 之一严重受损

（1）无心双胎：即 TRAP 序列（twin reverse arterial perfusion sequence），发病率 1/35 000，占单合子双胎的 1%，三胎的 1/30。由于存在胎盘 A - A 和 V - V 交通，供血儿灌注压高于受血儿，受血儿脐动脉反向灌注，发生无心或无脑畸形，供血儿正常但有发生心衰的风险，不治疗者 50% ~ 70% 死亡。

治疗原则是阻断双胎交通支，包括选择性减胎、超声引导下脐带栓塞、脐带结扎、脐带血管激光凝固或双极电凝。开腹的选择性减胎手术由于并发症多，已不再使用。超声引导下脐带栓塞的双胎死亡率达 50%。

受血儿脐带结扎：超声引导下，避开胎盘选择穿刺进入部位，确定适当的脐带，监测脐带血流。可采用双孔（port），用于放置监测镜和操作器械，进行无心双胎的结扎脐带。由于无心胎儿羊膜囊内羊水少，可先行羊水灌注再穿刺。也可以在单个 trocar 下进行脐带结扎。

受血儿脐带激光或双极电凝：1996 年由 Hecher 和 Arias 首次报道。可采用在单腔内镜引导下用 Nd：YAG 激光电凝无心双胎的脐带。脐带双极电凝是最新的脐带闭合技术，采用双极电凝，夹住脐带电凝以闭合脐带血管，该技术的优点是手术操作相对容易。由彩色多普勒确定脐带血流消失。

（2）MC 双胎之一严重畸形或受损：由于 MC 双胎之一严重畸形或受损（如 FGR、PPROM），当一胎死亡将对另一胎的血流动力学产生明显影响，导致死亡或神经损伤。为了挽救双胎之一的生命，可行异常双胎的脐带结扎或电凝等脐带闭合技术（occlusion）。

（3）单羊膜囊双胎：占双胎的1% ~2%，死亡率高达50% ~62%，多数为脐带缠绕所致，先天畸形占15% ~20%，其次为早产。在一胎死亡时，第二胎发生死亡的风险高达40%。当一胎不可存活时，可行脐带结扎切短以防止对另一胎的血流动力学产生不良影响，除可切短双胎血流交通外还可防止脐带缠绕。

（4）MC 双胎选择性宫内生长受限（FCR）：选择性 FGR 的病因为双胎胎盘分配不均，或与血管吻合的种类有关。占 MC 的12.5% ~25%，导致围产儿死亡率升高。表现为一胎 FGR 一胎正常。需要和 TTTS 相鉴别，其特点为正常儿无羊水过多，FGR 儿可有羊水过少但不需要达到 MVP < 2cm 的标准。FGR 儿的死亡将导致40%的另一胎死亡，或30%的神经损伤。

目前的治疗手段包括：期待治疗、提前终止妊娠、脐带闭合、选择性激光闭合双胎间的血管吻合支从而使胎盘分为两个功能独立的胎盘。后者可从容期待至32 ~34 周，并不用担心一胎死亡对另一胎的不良影响。激光治疗的标准：FGR 儿脐动脉舒张期血流消失或倒置，即宫内死亡即将发生时。

选择性 FGR 和 TTTS 采用激光凝固时的治疗技巧和内镜下表现不同。选择性 FGR 羊水量正常，因此常需要羊水灌注以改善视野。在吻合血管类型上 A - V 浅表吻合支的数量要高于 TTTS。另外，TTTS 吻合血管多在受血儿一侧，而选择性 FGR 吻合血管可在 FGR 儿。激光或脐带闭合治疗均可。

3. 胎儿下尿路梗阻　内镜下评估和治疗胎儿下尿路梗阻是最新的诊断治疗性胎儿镜。宫内治疗必须满足的手术指征为：如果不加以治疗将导致肾衰竭或肺发育不良。采用22G 穿刺针进行胎儿膀胱穿刺获取胎儿尿液分析，可用于评估胎儿肾功能，其并发症（膀胱腹壁瘘、尿性腹腔积液）较18G 少。

胎儿膀胱镜（thin - gauge fetal cystoscopy，TGFC）：用于诊断和治疗，需将 trocar 穿刺进入胎儿膀胱，trocar 能否安全到达胎儿膀胱受胎盘和胎儿位置的影响。可更好得评估胎儿尿道异常，对外生殖器的检查还可发现其他异常（如肛门闭锁）。从侧孔抽尿化验后，放入0.7mm 内镜观察膀胱黏膜、输尿管开口和尿道。手术操作主要包括：膀胱羊膜腔置管分流术和后尿道瓣膜（PUV）内镜下激光消融。分流术的主要缺点是：①为姑息治疗，需要在产后进一步治疗；②分流管常发生阻塞或脱落，或在40%的病例中无效，需要再次手术。与膀胱羊膜腔分流相比，内镜下 PUV 切除有以下优点：①为治疗性而非姑息，一次即可；②内镜 trocar 的直径和分流管相似，故而风险相似。缺点：①有时不能准确辨别瓣膜；②患儿可能并发其他尿道疾病如：尿道闭锁；③激光可能导致尿道外括约肌损伤，尽管多数尿失禁是由于膀胱功能失调引起而非括约肌损伤导致，但仍需十分小心防止损伤，建议激光束直接烧灼瓣膜组织；④副损伤：术后尿道粘连或瘢痕形成导致尿道梗阻、尿道直肠瘘、医源性胎儿尿液渗漏导致腹腔积液。

4. 羊膜带综合征　羊膜带综合征的发病率为1/15 000 ~1/1 200 活产儿，可能原因是早期羊膜破裂形成羊膜带粘连于胎儿导致胎儿畸形（断肢、组织挛缩等）。动物研究发现解除羊膜带挤压可保住肢体的解剖和功能。由于多数胎儿已经发生严重的异常，另外由于母儿风险大，早期的宫内治疗仅限于可导致胎儿或新生儿死亡的严重情况。采用胎儿镜微创技术切除羊膜带，可解除组织挛缩，开启了手术治疗非致死畸形的先河。

5. 先天性膈疝（CDH）　发病率为1/3 000，腹腔脏器疝入胸腔可导致肺发育不良和新生儿死亡，围产儿死亡率达40% ~60%。以往需要进行宫内胎儿手术治疗膈疝，但20 多年的观察和研究发现，宫内手术胎儿的生存率并不比产后治疗者高。由于一些胎儿是肺发育不良的高危儿，包括：肝脏膈疝或超声提示严重的肺发育不良，如果不进行宫内手术将无法存活。超声提示肺发育不良的常用指标为肺/头围比（LHR），LHR < 1.0 时胎儿死亡率为100%，LHR 在1 ~1.4 时胎儿死亡率为62%，LHR > 1.4 时胎儿死亡率为0。

胎儿气管闭塞技术可维持胎儿肺内的羊水，从而促进膈疝胎儿的肺发育。开放性手术并发症多，风险大。微创手术（minimally invasive intraluminal tracheal occlusion）可避免一些并发症。微创手术在母体和胎儿麻醉后实施，内镜进入胎儿口腔暴露喉头，进入气管观察，然后撤出内镜在超声引导下置入闭合器（occluding device）。闭塞器的种类很多，如球囊、自膨胀海绵、外控制磁性瓣膜、伞和硅树脂。气管闭塞2～3周后就可有效促进肺发育且不耗竭二型肺泡细胞的数量。手术多在26周后实施。报道的胎儿生存率为33%～75%。

6. 骶尾部畸胎瘤　为来自胎儿尾骨的先天性干细胞肿瘤，是最常见的新生儿肿瘤，发病率为1/40 000出生儿，其中80%为女性。根据位置分为：Ⅰ型：外生型；Ⅱ型：大部分为外生型，部分在盆腔内；Ⅲ型：既有外生又有内生，以内生型为主；Ⅳ型：最少见，肿瘤全在盆腔内。Ⅰ型和Ⅱ型占80%以上。超声表现为实性或囊实性，少数为囊性，组织学上可分为成熟（75%）、未成熟（15%）和内胚窦瘤（10%）。25%产前诊断，63%出生后诊断，12%婴儿后期诊断，随着产前诊断技术的提高和普及，其产前诊断率不断提高。

自然病程：70%发生羊水过多，30%发生非免疫性胎儿水肿（A－V瘘，或肿瘤内出血胎儿贫血心衰所致），总体围产儿死亡率35%，主要原因包括羊水过多所致的早产、胎儿贫血。水肿胎儿的死亡率超过90%。

治疗：对胎儿心功能受损和羊水过多发生在较早孕周者，胎儿手术是最好的选择，可采用胎儿镜下微创手术，对肿瘤供血血管激光消融或减瘤，以阻止其进一步生长并改善胎儿心功能，防止胎儿并发症，稳定胎儿循环，延长孕周，争取出生后手术机会。

7. 胎盘绒毛血管瘤　为最常见的胎盘肿瘤，组织学上实为错构瘤。镜下检查胎盘发病率达1%，而许多小的血管瘤在大体观察时会漏诊。多位于胎盘胎儿面，一些在脐带根部并与胎盘分离，有些来自脐带。血管供应来自脐带或胎盘的血管。

临床表现：多数无症状，尤其是<4cm者。有临床意义的较大者发病率为1/9 000～1/3 500，最常见的表现为急性羊水过多，患者表现为腹痛、恶心呕吐和呼吸困难。大的胎盘绒毛血管瘤可导致羊水过多（18%～35%）或羊水过少、非免疫性胎儿水肿、心脏增大伴或不伴有心衰、FGR、难产、微血管病性溶血性贫血和胎死宫内（16%），新生儿死亡率高（30%～40%）。母体并发症：血小板减少、凝血功能异常、子痫前期、胎盘早剥、母胎输血、溶血和血红蛋白尿。超声表现为均一或不均一高回声多囊肿物或混合肿物，彩色多普勒可见血流，AFP升高。

治疗需个体化。序列超声评估决定最佳分娩时机。多数期待对症治疗。对贫血儿可行脐带穿刺宫内输血。

胎儿镜手术：用于阻断血管瘤的血流。报道较少。

（三）胎儿镜并发症及处理

除与手术性质相关的特殊并发症外，胎儿镜最主要的并发症为医源性早产胎膜早破（PPROM）、早产、胎死宫内、出血和胎儿畸形。手术风险与手术时间及创伤大小有关。随着手术经验不断增加，手术器械不断改进，微创手术有望减少并发症并改善妊娠结局。

1. 早产胎膜早破（PPROM）　发生率：在遗传学羊膜腔穿刺中为1.2%，诊断性胎儿镜为3%～5%，治疗性胎儿镜为5%～8%。并与穿刺口径正相关，尽管胎儿有愈合能力，但伤口越大，风险越大，如中孕期22G羊膜腔穿刺后PPROM的风险为0.3%，而胎儿镜采用2mm器械时的风险为3%～5%，复杂的手术性胎儿镜的发生率在30%以上，多在术后很快发生。

PPROM有些可自愈，但有些患者将持续渗漏，流产风险增高。PPROM期待治疗的围产儿总体死亡率为6%，近1/3发生胎死宫内，19周前诊断者50%发生肺发育不良，存活新生儿的严重并发症包括：失明、慢性肺病和脑瘫。

在1996年前对医源性PPROM无治疗方法。23周前医源性PPROM的治疗多为引产以防止母体严重感染，且新生儿存活的可能性低。1996年Quintero等首次报道采用羊膜腔内注射血小板和冷沉淀物的方法（amniopatch technique，羊膜补片技术）治疗医源性PPROM，其原理是利用血小板识别损伤并与冷沉淀物形成凝块封堵住破损的羊膜。方法为在超声引导下羊膜腔内注射1U血小板（后改为0.5U）和冷沉淀物（25mL）。羊膜补片适用于16～24周，无羊膜腔感染证据，保守治疗1周无效者。作者报道了22例患者，平均孕周18.7周，存活者平均分娩孕周32.9周，PPROM原因7/22（31.8%）为羊膜腔穿刺，其他为手术性胎儿镜，总的羊膜愈合率10/22（45%），其中7例显性渗漏，6/7（85.7%）成功愈合，但其中2例发生胎死宫内或妊娠丢失，总体妊娠成功率为4/7（57%）。有作者认为：羊膜补片可有效使羊膜愈合，使得妊娠继续，可用于22G（0.72cm）、3.8mm的缺损，且不需要了解破损部位即可进行。但最佳剂量还需要进一步研究。但该技术而对自发性PPROM效果不好。其他报道的方法有：采用可吸收凝胶海绵栓封堵胎儿镜伤口、羊膜细胞工程等。但目前还没有临床推荐的方法。

2. 出血　胎儿镜手术中羊膜腔内出血，可导致视野不清，需要进行羊水置换。多数羊膜腔内出血为轻微出血，很少需要输血或延长住院时间。Quintero等报道约6%发生胎盘后出血或绒毛膜后血肿，偶有因大出血行急诊开腹手术者，其中1例可疑羊水栓塞发生DIC死亡。

3. 胎儿畸形　胎儿肢体缺血来自激光手术后假性羊膜带形成，报道的发生率为1%～2%，术后需要超声随诊，发现后可行手术解除。其他报道的胎儿畸形包括表皮发育不全、肠道闭锁。

（四）展望

胎儿镜的发展主要在于胎儿的宫内治疗。近十多年来对胎儿镜的研究很多。针对胎儿镜需要解决的问题，包括：如何改善视野、该使用何种介质较为理想、多大的器械是安全的、羊膜损伤后如何修复、光线对胎儿是否安全、麻醉方式的选择等，至今也没有最后的答案，还需要不断的探索。

此外，胎儿镜是否已经在临床具有可行性还存在争议。有人认为胎儿镜很难普及，甚至仍处于试验性阶段。将来它是否会被其他无创技术所取代？虽然微创技术的风险降低，但能否取代现有的开放性胎儿手术还需要进一步的研究数据。

可进行宫内干预的疾病谱有可能进一步扩大，如胎儿畸形的宫内修复整形手术等。更遥远的目标还包括早孕期胎儿镜检查和治疗：由于早期胎儿免疫尚未形成，此时如果能进行胎儿宫内治疗（如基因治疗）则可能大大改变人类疾病的治疗手段，该目标对早期进入胎儿循环的技术也提出了更为严格的要求。

（刘　青）

第四章

女性生殖内分泌疾病

第一节　女性性分化和性发育异常

一、女性生殖系统的分化

生殖系统的分化是一个复杂的过程，它包括三个方面：即性腺、生殖道和外生殖器的分化。下面介绍女性生殖系统的分化。

（一）卵巢的发生

女性的性腺是卵巢，它和睾丸一样均起源于原始性腺。在胚胎的第4周，卵黄囊后壁近尿囊处出现原始生殖细胞（primordial germ cell），原始生殖细胞体积较大。起源于内胚层。在胚胎的第5周，中肾内侧的体腔上皮及其下面的间充质细胞增殖，形成一对纵形的生殖腺嵴（gonadal ridge）。生殖腺嵴表面上皮向其下方的间充质内增生，形成许多不规则的细胞索，我们称为初级性腺索（primitive gonadal cord）。在胚胎的第6周原始生殖细胞经背侧肠系膜移行至初级性腺索内，这样就形成了原始性腺。原始性腺无性别差异，将来既可以分化成卵巢，也可以分化成睾丸，因此我们又称之为未分化性腺。

目前认为决定原始性腺分化方向的因子是位于Yp11.3的Y染色体性别决定区（sex - determining region of the Y，SRY）。在SRY不存在时，原始性腺自然向卵巢方向分化。DAX - 1（DSS - AHC critical region on the X gene 1）是卵巢发生的关键基因，DAX - 1编码的蛋白是核受体大家族中的一员，当该基因发生突变时，患者会发生性反转（与剂量有关，故称为剂量敏感性反转 dosage - sensitive reversal，DSS）和先天性肾上腺发育不良（adrenal hypoplasia congenita，AHC）。

在胚胎的第10周，初级性索向原始性腺的深部生长，形成不完善的卵巢网，以后初级性索与卵巢网均退化，被血管和间质所替代，形成卵巢的髓质。此后，原始性腺表面上皮再次增生形成新的细胞索，称为次级性索（secondary sex cord）。次级性索较短，分布于皮质内，故又被称为皮质索（cortical cord）。在胚胎的第16周，皮质索断裂成许多孤立的细胞团，这些细胞团就是原始卵泡（primordial follicle）。原始卵泡中央是一个由原始生殖细胞分化来的卵原细胞，周围是一层由皮质索细胞分化来的卵泡细胞（follicular cell）。胚胎期的卵原细胞可以分裂增生，它们最终分化成初级卵母细胞，初级卵母细胞不具备增生能力。卵泡之间的间充质形成卵巢的间质。在妊娠17～20周，卵巢分化结束。

（二）女性内生殖器的发生

女性内生殖器起源于副中肾管，副中肾管又称米勒管（müllerian duct）。男性内生殖器起源于中肾管，中肾管又称沃夫管（wolffian duct）。在胚胎期，胎儿体内同时存在中肾管和副中肾管。决定内生殖器分化的因子是睾丸支持细胞分泌的抗米勒管激素（anti - müllerian hormone，AMH）和睾丸间质细胞分泌的雄激素，AMH抑制米勒管的分化，中肾管的分化依赖雄激素。

卵巢分泌的雄激素量不能满足中肾管发育的需要，因此中肾管逐渐退化。另外卵巢不分泌AMH，米勒管便得以发育。米勒管的上段分化成输卵管，中段发育成子宫，下段发育成阴道的上1/3。阴道的下 2/3 起源于尿生殖窦。

（三）外生殖器的发生

外生殖器起源于尿生殖窦。在胚胎的第 8 周，尿生殖窦的颅侧中央出现一个突起，称为生殖结节；尾侧有一对伸向原肛的皱褶，称为生殖皱褶，生殖皱褶的两侧还有一对隆起，称为生殖隆起。生殖结节、生殖皱褶和生殖隆起是男女两性外生殖器的始基，它们具有双相分化潜能。决定胎儿外阴分化方向的决定因子是雄激素。胎儿睾丸分泌的睾酮在 5α－还原酶作用下转化成二氢睾酮，二氢睾酮使尿生殖窦向男性外生殖器方向分化。如果尿生殖窦未受雄激素的影响，则向女性外生殖器方向分化。

对女性胎儿来说，由于体内的雄激素水平较低，尿生殖窦将发育成女性外阴。生殖结节发育成阴蒂，生殖皱褶发育成小阴唇，生殖隆起发育成大阴唇。另外，阴道的下 2/3 也起源于尿生殖窦。

二、性发育异常

性发育异常（disorders of sex development，DSD）包括一大组疾病，这些疾病的患者在性染色体、性腺、外生殖器或性征方面存在一种或多种先天性异常或不一致，临床上最常见的表现是外生殖器模糊和青春期后性征发育异常。在诊断性发育异常时，既往使用的一些术语，如两性畸形、真两性畸形、假两性畸形、睾丸女性化综合征等，由于具有某种歧视性意味，现已废弃不用。

（一）分类

DSD 的分类较为复杂，目前倾向于首先根据染色体核型分成 3 大类，即染色体异常型 DSD、46，XX 型 DSD 和 46，XY 型 DSD，然后再根据性腺情况和激素作用情况进行具体诊断。

（二）诊断

性发育异常的诊断较为复杂，临床上根据体格检查、内分泌测定、影像学检查、染色体核型分析进行诊断，必要时可能需要腹腔镜检查或剖腹探查。

1. 体格检查　体格检查重点关注性征的发育和外阴情况。

（1）无性征发育：幼女型外阴、乳房无发育，说明体内雌激素水平低下，卵巢无分泌功能。这有两种可能：卵巢发育不全或者下丘脑或垂体病变导致卵巢无功能。

多数先天性性腺发育不全是由 Turner 综合征和单纯性性腺发育不全引起的。Turner 综合征除了有性幼稚外，往往还有体格异常，如身材矮小、蹼颈、后发际低、皮肤多黑痣、内眦赘皮、眼距宽、盾形胸、肘外翻、第四和第五掌（跖）骨短等表现。单纯性性腺发育不全患者没有体格异常。

先天性低促性腺激素性性腺功能低下也没有体格发育异常。极个别可伴有嗅觉的丧失，我们称之为 Kallmann 综合征。

（2）有性征发育，无月经来潮：提示有生殖道发育异常可能。青春期有第二性征的发育，说明卵巢正常，下丘脑－垂体－卵巢轴已启动。如生殖道发育正常，应该有月经的来潮；如无月经的来潮则提示有生殖道发育异常可能。当检查发现子宫大小正常，且第二性征发育后出现周期性腹痛，应考虑为处女膜或阴道发育异常如处女膜闭锁、先天性无阴道或阴道闭锁。子宫未发育或子宫发育不全时，往往无周期性腹痛，如先天性无子宫、始基子宫和实质性子宫等米勒管发育异常等。

（3）外生殖器异常：又称外阴模糊，提示可能有性腺发育异常、雄激素分泌或作用异常等。如果患者性腺为卵巢，有子宫和阴道，外阴有男性化表现，则可能为 46，XX 型 DSD 中的雄激素过多性性发育异常，如 21－羟化酶缺陷等。如果患者性腺为睾丸，没有子宫和阴道，外阴有女性化表现，则很可能是 46，XY 型 DSD，如雄激素不敏感综合征等。

临床上一般采用 Prader 方法对异常的外生殖器进行分型：Ⅰ型，阴蒂稍大，阴道与尿道口正常；Ⅱ型，阴蒂增大，阴道口变小，但阴道与尿道口仍分开；Ⅲ型，阴蒂显著增大，阴道与尿道开口于一个共同的尿生殖窦；Ⅳ型表现为尿道下裂；Ⅴ型，阴蒂似正常男性。

2. 影像学检查　包括超声、CT 和 MRI 等，通过影像学检查可了解性腺和生殖道的情况。

3. 内分泌测定　测定的激素包括 FSH、LH、PRL、雌二醇、孕烯醇酮、孕酮、17α－羟孕酮、睾酮、雄烯二酮、二氢睾酮、硫酸脱氢表雄酮和去氧皮质酮（DOC）等。

性腺发育不全时，FSH 和 LH 水平升高，先天性低促性腺激素性性腺功能低下者的促性腺激素水平较低，米勒管发育异常和尿生殖窦发育异常者的促性腺激素水平处于正常范围。

雄激素水平较高时应考虑 46，XX 型 DSD 中的 21 - 羟化酶缺陷和 11β - 羟化酶缺陷、46，XY 型 DSD 和染色体异常型 DSD。孕酮、17 - 羟孕酮和 DOC 对诊断先天性肾上腺皮质增生症引起的 DSD 很有帮助。睾酮/二氢睾酮比值是诊断 5α - 还原酶缺陷的重要依据，雄烯二酮/睾酮比值升高是诊断 17β - 脱氢酶的依据之一。

4. 染色体检查　对所有怀疑 DSD 的患者均应做染色体检查。典型的 Turner 综合征的染色体为 45，X，其他核型有 45，X/46，XX、46，XXp⁻、46，XXq⁻、46，XXp⁻/46，XX、46，XXq⁻/46，XX 等。单纯性性腺发育不全的核型为 46，XX 或 46，XY。女性先天性肾上腺皮质增生症的染色体为 46，XX，雄激素不敏感综合征的染色体为 46，XY。卵睾型 DSD 的染色体核型有三种：46，XX、46，XX/46，XY 和 46，XY；其中最常见的是 46，XX。

5. 性腺探查　卵睾型 DSD 的诊断依赖性腺探查，只有组织学证实体内同时有卵巢组织和睾丸组织才能诊断。卵睾型 DSD 的性腺有三种：一侧为卵巢或睾丸，另一侧为卵睾；一侧为卵巢，另一侧为睾丸；两侧均为卵睾。其中最常见的为第一种。对含有 Y 染色体的 DSD 者来说，性腺探查往往是诊断或治疗中的一个必不可少的步骤。

（三）治疗

性发育异常处理的关键是性别决定。婴儿对性别角色还没有认识，因此在婴儿期改变性别产生的心理不良影响很小，甚至没有。较大的孩子在选择性别时应慎重，应根据外生殖器和性腺发育情况、患者的社会性别及患者及其家属的意愿选择性别。

1. 外阴整形　外阴模糊者选择做女性时往往需要做外阴整形。

手术的目的是使阴蒂缩小，阴道口扩大、通畅。阴蒂头有丰富的神经末梢，对保持性愉悦感非常重要，因此现在都做阴蒂体切除术，以保留阴蒂头及其血管和神经。

2. 性腺切除　体内存在睾丸组织或 Y 染色体的患者在选择做女性后，首要的治疗是切除双侧睾丸组织或性腺组织，因为性腺组织可能发生癌变。

3. 性激素治疗　包括雌激素治疗和孕激素治疗。原则是有子宫者需要雌孕激素治疗，无子宫者单用雌激素治疗。

性激素治疗的目的是促进并维持第二性征的发育、建立规律月经、防止骨质疏松的发生。常用的雌激素有戊酸雌二醇和妊马雌酮，孕激素有醋酸甲羟孕酮等。

4. 皮质激素治疗　先天性肾上腺皮质增生症者需要皮质激素治疗。

三、Turner 综合征

Turner 综合征（Turner syndrome）是最常见的先天性性腺发育不全，大约每 2 000 个女性活婴中有 1 例。1938 年 Turner 对 7 例具有女性表型，但有身材矮小、性幼稚、肘外翻和蹼颈的患者做了详细的描述，这是历史上第一次对该疾病的临床表现做详尽的描述，故该疾病后来被命名为 Turner 综合征。

（一）临床表现

Turner 综合征最典型的临床表现是身材矮小和性幼稚。另外部分患儿还可能有一些特殊的体征，如皮肤较多的黑痣、蹼颈、后发际低、盾状胸、肘外翻和第 4、5 掌（跖）骨短等。

1. 身材矮小　许多 Turner 综合征患儿出生身高就偏矮，儿童期身高增长较慢，比正常同龄人的平均身高低 2 个标准差以上。到青春期年龄后，无生长加速。典型的 Turner 综合征者的身高一般不超过 147cm。

以前认为 Turner 综合征者的身材矮小与生长激素缺乏有关，目前多数认为患儿体内不缺少生长激素。研究已证实 Turner 综合征者的身材矮小是由 X 染色体短臂上的身材矮小同源盒基因（short - stature homeobox－containing gene，SHOX）缺失所致。如果 SHOX 基因不受影响，患儿就不会出现身材矮小。

2. 骨骼发育异常　许多 Turner 综合征者存在骨骼发育异常，临床上表现为肘外翻、不成比例的腿短、盾状胸、颈椎发育不良导致的颈部较短、脊柱侧凸和第 4、5 掌（跖）骨短等。

Turner 综合征者异常的面部特征也是由骨骼发育异常造成的，这些异常特征包括：下颌过小、上腭弓高、内眦赘皮等。

Turner 综合征的骨骼发育异常是骨发育不全的结果，目前尚不清楚 Turner 综合征者骨发育不全的具体机制，推测可能与 X 染色体缺陷导致的结缔组织异常有关。

3. 淋巴水肿　Turner 综合征者存在淋巴管先天发育异常，从而发生淋巴水肿。有的患儿出生时就有手、足部的淋巴水肿，往往经过数日方可消退。颈部淋巴水肿消退后就表现为蹼颈，眼睑下垂和后发际低也是由淋巴水肿引起的。

4. 内脏器官畸形　20%～40% 的 Turner 综合征患者有心脏畸形，其中最常见的是二叶式主动脉瓣、主动脉缩窄和室间隔缺损等。约 1/4 的患者有肾脏畸形，如马蹄肾以及肾脏结构异常等。许多研究提示 Turner 综合征者的心脏畸形和肾脏畸形可能与这些部位的淋巴管发育异常有关。

5. 生殖系统　患儿为女性外阴，有阴道、子宫。性腺位于正常卵巢所在的部位，呈条索状。典型的 Turner 综合征患者到青春期年龄后，没有乳房发育，外阴呈幼女型，但患者可以有阴毛。有些 Turner 综合征患者（染色体核型为嵌合型者）可以有第二性征的发育，但往往来过几次月经后就发生闭经。

条索状性腺由结缔组织组成，不含卵泡。在胚胎期，Turner 综合征患者的原始性腺分化为卵巢。但是由于没有两条完整的 X 染色体，结果在胎儿阶段卵巢内的卵泡就被耗竭，到出生时，两侧卵巢已被结缔组织所替代。

6. 其他内分泌系统异常　Turner 综合征患者甲状腺功能低下的发生率比正常人群高，一项对平均年龄为 15.5 岁的 Turner 综合征者的调查发现，约 22% 的患者体内有甲状腺自身抗体，其中约 27% 的患者有甲状腺功能减退。另外，胰岛素拮抗在 Turner 综合征患者中也常见，随着患者的年龄增加，她们发生糖尿病的风险也增加，肥胖和生长激素治疗会使糖尿病发病风险进一步增加。

7. 其他临床表现　许多患者的皮肤上有较多的黑痣，这些黑痣主要分布在面、颈胸和背部。大部分患儿智力发育正常，但也有部分患者有不同程度的智力低下。

肝功能异常较常见，有研究发现 44% 的患者有肝酶升高。儿童期患者常有中耳炎反复发作，这与有关骨骼发育异常有关，许多患者因此出现听力障碍。

（二）内分泌检查

常规测定血 FSH、LH、PRL、睾酮和雌二醇水平。

Turner 综合征患者的激素测定结果如下：

FSH：↑达到绝经后妇女水平

LH：↑达到绝经后妇女水平

PRL：正常范围

睾酮：比正常女性正常平均水平低

雌二醇：↓比正常青春期女孩的卵泡早期水平低

（三）染色体核型分析

对疑似 Turner 综合征者，常规做染色体核型分析，目的有两个：①明确诊断；②了解有无 Y 染色体以指导治疗。

（四）治疗

Turner 综合征治疗的目的是治疗先天性畸形、改善最终身高、促进第二性征的发育、建立规律月经、减少各种并发症的发生。

1. 先天性畸形的治疗　有些先天性畸形，如心血管系统。患者如有心血管方面的畸形，需要外科医生进行评价和治疗。在外科医生认为不需要特殊治疗后，再给予相应的内分泌治疗。

2. 性激素治疗　目的是促进并维持第二性征的发育，维护正常的生理状况，避免骨质丢失。为最大限度改善患者的身高，一般在开始的2～3年采用小剂量的雌激素，这样可以避免骨骺过早愈合。以后再逐步加大雌激素剂量，一般要维持治疗二三十年。单用雌激素会导致子宫内膜增生症，增加子宫内膜癌的发病风险，加用孕激素可消除该风险。第一次加用孕激素往往在使用雌激素6～12个月以后或第一次有阴道出血（未使用孕激素）后。以后定期加用孕激素，每周期孕激素使用的天数为7～14天。

3. 生长激素治疗　虽然Turner综合征患者的身材矮小不是由生长激素缺乏引起，但是在骨骺愈合前及时给予生长激素治疗对改善身高还是有益的。一般说来，生长激素治疗可以使患者的最终身高增加5～10cm。

4. 其他治疗　含Y染色体的Turner综合征患者的性腺容易恶变为性腺母细胞瘤和无性细胞瘤，恶变率为20%～25%，恶变通常发生在儿童期和青春期。因此建议这些患者及时手术切除两侧的性腺组织。

四、45，X/46，XY综合征

染色体核型为45，X/46，XY的性腺发育不全者最初被称为混合性性腺发育不全，因为这些患者体内的性腺一侧为条索状性腺，另一侧为发育不全的睾丸。后来发现染色体核型为45，X/46，XY患者的临床表现差别很大，从类似典型的Turner综合征到类似正常男性、从混合性性腺发育不全到真两性畸形都有可能出现，这些表现千差万别的疾病唯一的共同点是染色体核型，故它们被统称为45，X/46，XY综合征（一般不包括真两性畸形）。

（一）临床表现

染色体核型异常导致性腺发育异常。根据性腺发育情况，内生殖器可有不同表现。如果两侧均为条索状性腺，那么患者就表现为Turner综合征；如果只有发育不全的睾丸，就表现为两性畸形；如果有发育较好的睾丸，患者多数按男孩抚养，此类患者往往因男性不育而在男性科就诊。

（二）诊断和鉴别诊断

根据体格检查、影像学检查、内分泌测定和核型分析不难诊断。

（三）治疗

来妇产科就诊的患者往往从小按女性抚养，性腺为条索状性腺或发育不良的睾丸，因此治疗的目的是切除性腺，使患者按女性正常生活。

1. 切除性腺　无论是条索状性腺还是发育不全的睾丸均容易发生恶变，因此不管性腺发育程度，均予以切除。

2. 外阴矫形术　对外阴模糊者，予以整形，使之成为女性外阴。

3. 激素替代治疗　激素替代治疗的方案与Turner综合征类似。要强调的是如果患者体内没有子宫，就不需要补充孕激素。

五、卵睾型性腺发育异常

当体内同时有卵巢组织和睾丸组织时，称为卵睾型DSD。

（一）发病机制

患者的染色体核型有46，XX、46，XY和46，XX/46，XY，其中最常见的核型是46，XX，其次是46，XY和46，XX/46，XY。在睾丸分化过程中起重要作用的基因是SRY，如果X染色体上携带SRY基因，就很容易解释发病机制。但是大多数核型为46，XX的卵睾型DSD患者体内并未找到SRY基因，目前认为可能的机制有：

（1）常染色体或X染色体上与性别决定有关的其他基因发生了突变。

（2）性腺局部存在染色体嵌合。

（3）SRY基因调控的下游基因发生了突变。

46，XX/46，XY 嵌合型可能是双受精或两个受精卵融合的结果，46，XX 核型使部分原始性腺组织向卵巢组织方向分化，46，XY 核型使部分性腺组织向睾丸组织方向分化，因此患者表现为卵睾型 DSD。核型为 46，XY 的卵睾型 DSD 的卵巢发生机制还没有很满意的解释，有作者认为原始性腺组织的 SRY 突变是主要原因。SRY 突变导致了原始性腺组织上既有 SRY 正常的细胞，又有 SRY 突变的细胞，前者使部分原始性腺组织分化成睾丸组织，后者使部分原始性腺组织分化成卵巢组织。

（二）诊断和鉴别诊断

诊断卵睾型 DSD 需要有组织学证据，因此性腺探查是必需的手段。另外，一些辅助检查对诊断也有帮助。如超声发现卵泡样回声时，可以提示卵巢组织的存在。注射 HMG 后，如果雌激素水平升高，提示存在卵巢组织。注射 HCG 后，如果睾酮水平升高，提示存在睾丸组织。

染色体为 46，XX 的卵睾型 DSD 主要与先天性肾上腺皮质增生症相鉴别。由于 95% 的先天性肾上腺皮质增生症为 21 - 羟化酶缺陷，因此测定 17 - 羟孕酮可以鉴别。染色体为 46，XY 的卵睾型 DSD 主要与雄激素不敏感综合征和 5α - 还原酶缺陷等 46，XY 型 DSD 相鉴别。

（三）治疗

卵睾型 DSD 处理的关键是性别决定。从纯粹的生理学角度上来讲，染色体为 46，XX 者，多建议选择做女性。对选择做女性的卵睾型 DSD 者，需要手术切除体内所有的睾丸组织。如果性腺为睾丸，则行睾丸切除术。如果性腺为卵睾，则切除卵睾的睾丸部分，保留卵巢部分。在有的卵睾中，睾丸组织与卵巢组织混在一起，没有界限，此时需要行卵睾切除术。术后需要做 HCG 试验，以了解是否彻底切除睾丸组织。

按女性抚养的患者，还要做外阴整形术，使外生殖器接近正常女性的外生殖器。选择做男性的患者，应切除卵巢组织、子宫和阴道，使睾丸位于阴囊内。如果睾丸发育不全，可能需要切除所有的性腺，以后补充雄激素。

六、21 - 羟化酶缺陷

21 - 羟化酶缺陷（21 - hydroxylase deficiency）是最常见的先天性。肾上腺皮质增生症，约占 CAH 总数的 90% ~95%。21 - 羟化酶缺陷既影响皮质醇的合成，也影响醛固酮的合成。由于 21 - 羟化酶缺陷者的肾上腺皮质会分泌大量的雄激素，因此女性患者可出现性分化或性发育异常。根据临床表现21 - 羟化酶缺陷可分为 3 种：失盐型肾上腺皮质增生症、单纯男性化型和非典型肾上腺皮质增生症，后者又被称为迟发性肾上腺皮质增生症。

（一）临床表现

21 - 羟化酶缺陷的临床表现差别很大，一般说来 21 - 羟化酶缺陷的表现与其基因异常有关，基因突变越严重，酶活性受损越大，临床表现也越重。

1. 失盐型　失盐型患者的酶缺陷非常严重，体内严重缺少糖皮质激素和盐皮质激素。出生时已有外阴男性化，可表现为尿道下裂。患儿在出生后不久就会出现脱水、体重下降、血钠降低和血钾升高，需要抢救。目前能在患儿出生后 1 ~2 天内明确诊断，进一步的治疗在儿科和内分泌科进行。

2. 单纯男性化型　21 - 羟化酶缺陷较轻的女性患者，如果在胎儿期发病，就表现为性发育异常，临床上称为单纯男性化型。另外，儿童期过高的雄激素水平可以促进骨骼迅速生长，骨骺提前闭合，因此患者的最终身高往往较矮。许多患者往往是因为原发闭经来妇产科就诊，此时她们的骨骺已经闭合，因此任何治疗对改善身高都没有意义。

3. 迟发型　迟发型 21 - 羟化酶缺陷在青春期启动后发病，临床表现不典型。患者在青春期启动前无异常表现。青春期启动后患者出现多毛、痤疮、肥胖、月经稀发、继发闭经和多囊卵巢等表现，易与多囊卵巢综合征相混淆。

（二）内分泌测定

患者典型的内分泌变化是血雄激素和 17 - 羟孕酮水平升高。

1. 单纯男性化型　患者的促性腺激素在正常卵泡早期范围。孕酮、睾酮、硫酸脱氢表雄酮（DHEAS）和17－羟孕酮均升高。其中最有意义的是17－羟孕酮的升高。正常女性血17－羟孕酮水平不超过2ng/mL，单纯男性化型21－羟化酶缺陷者体内的血17－羟孕酮水平往往升高数百倍，甚至数千倍。

2. 迟发型　FSH水平正常、LH水平升高、睾酮水平轻度升高、DHEAS水平升高。部分患者的17－羟孕酮水平明显升高，这对诊断有帮助。但是也有一些患者的17－羟孕酮水平升高不明显（<10ng/mL），这就需要做ACTH试验。静脉注射ACTH 60分钟后，迟发型21－OHD患者体内的血17－羟孕酮水平将超过10ng/mL。

（三）单纯男性化型21－羟化酶缺陷的治疗

应尽可能早地治疗单纯男性化型21－羟化酶缺陷。肾上腺皮质分泌的过多的雄激素可加速骨骺愈合，因此治疗越晚，患者的最终身高越矮。另外，早治疗还可避免男性化体征加重。

1. 糖皮质激素　糖皮质激素是治疗21－羟化酶缺陷的特效药。补充糖皮质激素可以负反馈地抑制ACTH的分泌，从而降低血17－羟孕酮、DHEAS和睾酮水平。

常用的糖皮质激素有氢化可的松、强的松和地塞米松。儿童一般使用氢化可的松，剂量为每天10～20mg/m^2，分2～3次服用，最大剂量一般不超过25mg/（m^2·d）。由于泼尼松和地塞米松抑制生长作用较强，因此一般不建议儿童使用。成人每天使用氢化可的松37.5mg，分2～3次服用；强的松7.5mg/d，分2次服用；或者地塞米松0.40～0.75mg，每天睡觉前服用1次。

在应激情况下，需要把皮质醇的剂量增加1～2倍。在手术或外伤时，如果患者不能口服，就改为肌内注射或静脉给药。

患者怀孕后应继续使用糖皮质激素，此时一般建议患者使用氢化可的松或泼尼松，根据患者的血雄激素水平进行剂量调整，一般把雄激素水平控制在正常范围的上限水平。如患者曾行外阴整形术，分娩时应选择剖宫产，这样可以避免外阴损伤。分娩前后应该按应激状态补充糖皮质激素。

需要终身服用糖皮质激素。开始治疗时可采用大剂量的药物，在17－羟孕酮水平下降后逐步减量到最小维持量。不同的患者，最小维持量不同。

2. 手术治疗　外生殖器异常者可通过手术纠正。

3. 生育问题　绝大多数患者经糖皮质激素治疗后，可恢复正常排卵，因此可以正常受孕。对女性患者来说，需终身服药，怀孕期间也不可停药。因为如果孕期不治疗的话，即使怀孕的女性胎儿没有21－羟化酶缺陷，依然会发生女性外阴男性化。

经糖皮质激素治疗后，如果患者没有恢复排卵，可以使用氯米芬、HMG和HCG诱发排卵。

七、11β－羟化酶缺陷

11β－羟化酶（cytoehrome P450 11β－hydroxylase，CYP11B1）缺陷也会引起先天性肾上腺皮质增生症，但是其发病率很低，约为210HD发病率的5%。

CYP11B1基因位于8号染色体的长臂上，与编码醛固酮合成酶的基因（CYP11B2）相邻。CYP11B1的生理作用是把11－脱氧皮质醇转化成皮质醇，把11－去氧皮质酮转化成皮质酮。当CYP11B1存在缺陷时，皮质醇合成受阻，ACTH分泌增加，结果肾上腺皮质增生，雄激素分泌增加。另外，醛固酮合成也受影响，但由于11－去氧皮质酮在体内积聚，11－去氧皮质酮有盐皮质激素活性，因此患者不仅没有脱水症状，反而会出现高血压。

11β－羟化酶缺陷的临床表现有雄激素水平升高、男性化和高血压等。11β－羟化酶缺陷最容易与21－羟化酶缺陷相混淆，两者的血17－羟孕酮水平均升高。11β－羟化酶缺陷患者体内的11－脱氧皮质醇和去氧皮质酮水平升高，有高血压；而21－羟化酶缺陷患者没有这些表现。

11β－羟化酶缺陷的治疗与单纯男性化型21－羟化酶缺陷的治疗相似，以糖皮质激素治疗为主。如果使用糖皮质激素后，血压还不正常，就需要加用抗高血压药。

八、雄激素不敏感综合征

雄激素不敏感综合征（androgen insensitivity syndrome，AIS）又被称为雄激素抵抗综合征（androgen resistance syndrome），其发生的根本原因是雄激素受体（androgen receptor，AR）基因发生了突变。由于雄激素受体位于X染色体上，因此AIS为X－连锁隐性遗传病。

（一）临床表现

完全性雄激素不敏感综合征的临床表现较单一，不同患者间的差别不大。部分性雄激素不敏感综合征的临床表现与雄激素受体缺陷程度有关，个体间的差异很大。

1. 完全性雄激素不敏感综合征　由于AR基因异常，导致胚胎组织对雄激素不敏感。中肾管分化受阻，最后退化。缺少雄激素的影响，尿生殖窦发育成女性外阴，有大阴唇、小阴唇和阴道，外观与正常女性没有差别。许多患者伴有单侧或双侧腹股沟疝，仔细检查疝囊时可发现睾丸。完全性雄激素不敏感综合征者的睾丸可位于腹腔、腹股沟管或阴唇内，病理学检查常可见大量无生精功能的曲细精管。无附睾和输精管，无子宫和输卵管，阴道为盲端。极少数患者有发育不良的输卵管和子宫，可能是睾丸功能不足造成的。

由于完全性雄激素不敏感综合征者为女性外阴，因此出生后按女孩抚养。进入青春期后，患者与正常女性的差异开始显现出来。完全性雄激素不敏感综合征者有正常发育的乳房，但没有阴毛、腋毛和月经。另外，患者的身高可能较一般女性高。

内分泌测定发现患者的血FSH水平正常，LH水平升高，睾酮水平达到正常男性水平，雌激素水平可达到卵泡早、中期水平。雄激素不敏感综合征者体内的雌激素是由睾酮在周围组织转化而来的。雄激素不敏感综合征患者的睾丸分泌的大量睾酮虽然不能通过AR发挥生物学效应，但是它却可通过周围组织的芳香化酶转化为雌激素，在雌激素的作用下，患者表型为女性。

2. 部分性雄激素不敏感症　部分性雄激素不敏感综合征的临床表现差异非常大。外阴可以从类似于正常女性的外生殖器到类似于正常男性的外生殖器，跨度很大。与完全性雄激素不敏感综合征相比，部分性雄激素不敏感综合征最大的特点是有不同程度的男性化。男性化程度差的患者可表现为尿道下裂、阴蒂增大，甚至可有带盲端的阴道。男性化程度好的患者可仅表现为男性不育或男性乳房发育。

男性化程度差的PAIS患者出生后一般按女孩抚养，而男性化程度好的部分性雄激素不敏感症患者出生后一般按男孩抚养。因此前者一般来妇产科就诊，而后者则去泌尿外科就诊。按女孩抚养的部分性雄激素不敏感综合征患者进入到青春期以后，可有乳房发育，但没有月经来潮。此时患者男性化体征往往更明显，如声音较粗、可有喉结、皮肤较粗、体毛呈男性分布和阴蒂肥大等。

部分性雄激素不敏感综合征患者的激素水平与完全性雄激素不敏感综合征患者相似。

（二）治疗

雄激素不敏感综合征的治疗关键是性别选择。完全性雄激素不敏感综合征和男性化程度差的部分性雄激素不敏感综合征患者，从小按女孩抚养，社会和患者都认为她们是女孩（即社会性别和心理性别均为女性），因此她们中的绝大多数都选择将来做女性。完全性雄激素不敏感综合征患者在选择性别时一般不会遇到的心理障碍，而部分性雄激素不敏感症患者在选择性别时应注意其心理变化，尽量避免不良心理影响。

1. 手术治疗　在部分性雄激素不敏感症患者选择做女性后，首要的治疗是切除双侧睾丸，因为异位的睾丸尤其是位于腹腔内的睾丸由于长期受到体内相对较高的体温的作用可能发生癌变。

对完全性雄激素不敏感综合征患者来说，由于睾丸分泌的激素对青春期体格发育和女性第二性征发育均有重要意义，因此建议在青春期第二性征发育后再行睾丸切除术。

完全性雄激素不敏感综合征患者不存在外阴畸形，不需要做外阴整形术。部分性雄激素不敏感综合征患者往往有明显的外阴畸形，因此在切除性腺的同时还需要做外阴整形术。

2. 雌激素治疗　性腺切除后应给予雌激素替代治疗以维持女性第二性征。由于患者没有子宫，因此只需要补充雌激素，不需要补充孕激素。如戊酸雌二醇 1～2mg，每天 1 次，连续服用；或者结合雌激素 0.625mg，每天 1 次，连续服用。在使用雌激素期间，应注意定期检查乳房和骨密度。

九、5α－还原酶缺陷

5α－还原酶位于细胞的内质网膜上，其生理作用是催化类固醇激素 $\Delta^{4,5}$－双键的加氢还原反应。睾酮（testosterone，T）在 5α－还原酶的作用下转化成二氢睾酮（dihydrotestosterone，DHT），二氢睾酮是人体内活性最强的雄激素。在胚胎期，尿生殖窦在二氢睾酮的作用下发育成男性外生殖器。对男性胎儿来说，如果 5α－还原酶有缺陷，二氢睾酮生成不足，那么就会出现两性畸形，临床上表现为外阴模糊，该疾病称为 5α－还原酶缺陷（5α－reductase deficiency）。

（一）临床表现

患者染色体均为 46，XY，有正常或基本正常的睾丸。患者没有子宫和卵巢。由于缺乏二氢睾酮，外阴发育异常。出生时阴茎很小，类似增大的阴蒂。阴囊呈分叉状，尿道开口于会阴，阴道呈一浅凹。睾丸位于腹股沟或分叉的阴囊内。

出生前绝大多数患者按男孩抚养，这些患者将来会去泌尿科就医，因此本文对这些患者将不多赘述。少数按女孩抚养的患者在青春期由于睾酮分泌增加，将出现男性的第二性征，如男性体毛生长、男性体态、阴蒂增大呈正常阴茎及无乳房发育等。

内分泌测定会发现患者的血促性腺激素水平和睾酮水平与正常男性相似。但是双氢睾酮水平明显下降，因此 T/DHT 比值升高。在青春期后，正常男性的 T/DHT 比值约为 10 左右，而 5α－还原酶缺陷者可高达 30 以上。HCG 刺激后，T 明显升高，但 DHT 无改变，因此 T/DHT 比值将进一步升高，该试验对诊断有帮助。

（二）诊断与鉴别诊断

男性化程度差的、按女孩抚养的 5α－还原酶缺陷患者主要与部分性雄激素不敏感综合征患者相鉴别。测定 DHT 和 HCG 试验可以鉴别。

（三）处理

早期诊断最为重要。早期诊断可以避免按女孩抚养，因为患者在青春期后可发育为基本正常的男性。有许多按女孩抚养的患者在青春期后被迫改变社会性别为男性。

对选择社会性别为女性的患者，最好在青春期前切除睾丸，以免将来出现男性第二性征。青春期给予雌激素替代治疗。成年后如性生活有困难，可以做阴道成形术。

（刘　青）

第二节　经前期综合征

经前期综合征（premenstrual syndromes，PMS）又称经前紧张症（premenstrual tension，PMT）或经前紧张综合征（premenstrual tension syndrome，PMTS），是育龄妇女常见的问题。PMS 是指月经来潮前 7～14 天（即在月经周期的黄体期），周期性出现的躯体症状（如乳房胀痛、头痛、小腹胀痛、水肿等）和心理症状（如烦躁、紧张、焦虑、嗜睡、失眠等）的总称。PMS 症状多样，除上述典型症状外，自杀倾向、行为退化、嗜酒、工作状态差甚至无法工作等也常出现于 PMS。由于 PMS 临床表现复杂且个体差异巨大，因此诊断的关键是症状出现的时间及严重程度。PMS 发生于黄体期，随月经的结束而完全消失，具有明显的周期性，这是区分 PMS 和心理性疾病的重要依据；上述心理及躯体症状只有达到影响女性正常的工作、生活、人际交往的程度才称为 PMS。

一、病因与发病机制

近年研究表明，PMS 病因涉及诸多因素的联合，如社会心理因素、内分泌因素及神经递质的调节等。但 PMS 的准确机制仍不明，一些研究结果尚有矛盾之处，进一步的深入研究是必要的。

（一）社会心理因素

情绪不稳定及神经质、特质焦虑者容易体验到严重的 PMS 症状。应激或负性生活事件可加重经前症状，而休息或放松可减轻之，均说明社会心理因素在 PMS 的发生或延续上发挥作用。

（二）内分泌因素

1. 孕激素　英国妇产科学家 Dalton 推断 PMS 是由于经前孕酮不足或缺陷，而且应用黄体酮治疗可以获得明显效果。然而相反的报道则发现 PMS 妇女孕酮水平升高。Hammarback 等对 18 例 PMS 妇女连续二月逐日测定血清雌二醇和孕酮，发现严重 PMS 症状与黄体期血清这两种激素水平高相关。孕酮常见的副反应如心境恶劣和焦虑等。

这一疾病仅出现于育龄女性，青春期前、妊娠期、绝经后期均不会出现，且仅发生于排卵周期的黄体期。给予外源性孕激素可诱发此病，在激素替代治疗（hormone replace therapy，HRT）中使用孕激素建立周期引发的抑郁情绪和生理症状同 PMS 相似；曾患有严重 PMS 的女性，行子宫加双附件切除术后给予 HRT，单独使用雌激素不会诱发 PMS，而在联合使用雌孕激素时 PMS 复发。相反，卵巢内分泌激素周期消失，如双卵巢切除或给予促性腺激素释放激素激动剂（GnRHa）均可抑制原有的 PMS 症状。因此，卵巢激素尤其是孕激素可能与 PMS 的病理机制有关，孕激素可增加女性对甾体类激素的敏感性，使中枢神经系统受激素波动的影响增加。

2. 雌激素

（1）雌激素降低学说：正常情况下雌激素有抗抑郁效果，经前雌激素水平下降可能与 PMS，特别是经前心境恶劣的发生有关。Janowsky 强调雌激素波动（中期雌激素明显上升，继之降低）的作用。

（2）雌激素过多学说：持此说者认为雌激素水平绝对或相对高，或者对雌激素的特异敏感性可招致 PMS。Morton 报告给妇女注入雌激素可产生 PMS 样症状。Backstrom 和 cartenson 指出，具有经前焦虑的妇女，雌激素/黄体酮比值较高。雌孕激素比例异常可能与 PMS 发生有关。

3. 雄激素　Lahmeyer 指出，妇女雄激素来自卵巢和肾上腺。在排卵前后，血中睾酮水平随雌激素水平的增高而上升，且由于大部分来自肾上腺，故于围月经期并不下降，其时睾酮/雌激素及睾酮/孕激素之比处于高值。睾酮作用于脑可增强两性的性躯力和攻击行为，而雌激素和孕酮可对抗之。经前期雌激素和孕酮水平下降，脑中睾酮失去对抗物，这至少与一些人 PMS 的发生有关，特别是心境改变和其他精神病理表现。

（三）神经递质

研究表明在 PMS 女性中血清性激素的浓度表现为正常，这表明除性激素外还可能有其他因素作用。PMS 患者常伴有中枢神经系统某些神经递质及其受体活性的改变，这种改变可能与中枢对激素的敏感性有关。一些神经递质可受卵巢甾体激素调节，如 5－羟色胺（5－HT）、乙酰胆碱、去甲肾上腺素、多巴胺等。

1. 乙酰胆碱（Ach）　Janowsky 推测 Ach 单独作用或与其他机制联合作用与 PMS 的发生有关。在人类 Ach 是抑郁和应激的主要调节物，引起脉搏加快和血压上升，负性情绪，肾上腺交感胺释放和止痛效应。Rausch 发现经前胆碱能占优势。

2. 5－HT 与 γ－氨基丁酸　经前 5－HT 缺乏或胆碱能占优势可能在 PMS 的形成上发挥作用。选择性 5－HT 再摄取阻断剂（SSRLS）如氟西汀、舍曲林问世后证明它对 PMS 有效，而那些主要作用于去甲肾上腺素能的三环抗抑郁剂的效果较差，进一步支持 5－HT 在 PMS 病理生物学中的重要作用。PMDD 患者与患 PMS 但无情绪障碍者及正常对照组相比，5－HT 在卵泡期增高，黄体期下降，波动明显增大，因此 Inoue 等认为，5－HT 与 PMS、PMDD 出现的心理症状密切相关。5－羟色胺能系统对情绪、睡眠、性欲、食欲和认知具有调节功能，在抑郁的发生发展中起到重要作用。雌激素可增加 5－HT 受体的数量及突触后膜对 5－HT 的敏感性，并增加 5－HT 的合成及其代谢产物 5－羟吲哚乙酸的水平。有临床研究显示选择性 5－HT 再摄取抑制剂（SSRIs）可增加血液中 5－HT 的浓度，对治疗 PMS/PM-

DD 有较好的疗效。

另外，有研究认为在抑郁、PMS、PMDD 的患者中 γ-氨基丁酸（GABA）活性下降，Epperson 等用磁共振质谱分析法测定 PMDD 及正常女性枕叶皮质部的 GABA、雌激素、孕激素等水平发现，PMDD 者卵泡期 GABA 水平明显低于对照组；同时 Epperson 等认为 PMDD 患者可能存在 GABA 受体功能的异常。PMS 女性黄体期异孕烷醇酮水平较低，而异孕烷醇酮有 GABA 激活作用，因此低水平的异孕烷醇酮使 PMS 女性 GABA 活性降低，产生抑郁。此外，雌激素兼具增加 GABA 的功能及 GABA 受体拮抗剂的双重功能。

3. 类鸦片物质与单胺氧化酶　Halbreich 和 Endicott 认为内啡肽水平变化与 PMS 的发生有关。他们推测 PMS 的许多症状类似类鸦片物质撤出。目前认为在性腺类固醇激素影响下，过多暴露于内源性鸦片肽并继之脱离接触可能参与 PMS 的发生。持单胺氧化酶（MAO）说则认为 PMS 的发生与血小板 MAO 活性改变有关，而这一改变是受孕酮影响的。正常情况下，雌激素对 MAO 活性有抑制效应，而黄体酮对组织中 MAO 活性有促进作用。MAO 活性增强被认为是经前抑郁和雌激素/孕激素不平衡发生的中介。MAO 活性增加可以减少有效的去甲肾上腺素，导致中枢神经元活动降低和减慢。MAO 学说可解释经前抑郁和嗜睡，但无法说明其他众多的症状。

4. 其他　前列腺素可影响钠潴留，以及精神、行为、体温调节及许多 PMS 症状，前列腺素合成抑制剂能改善 PMS 躯体症状。一般认为此类非甾体抗炎药物可降低引起 PMS 症状的中介物质的组织浓度起到治疗作用。维生素 B_6 是合成多巴胺与五羟色胺的辅酶，维生素 B_6 缺乏与 PMS 可能有关，一些研究发现维生素 B_6 治疗似乎比安慰剂效果好，但结果并非一致。

二、临床表现

历来提出的症状甚为分散，可达 200 项之多，近年研究提出大约 20 类症状是常见的，包括躯体、心理和行为三个方面。其中恒定出现的是头痛、疼痛、肿胀、嗜睡、易激惹和抑郁，行为笨拙，渴望食物。但表现有较大的个体差异，取决于躯体健康状态，人格特征和环境影响。

（一）躯体症状

1. 水潴留　经前水潴留一般多见于踝、小腿、手指、腹部和乳房，可导致乳房胀痛、体重增加、面部虚肿和水肿，腹部不适或胀满或疼痛，排尿量减少。这些症状往往在清晨起床时明显。

2. 疼痛　头痛较为常见，背痛、关节痛、肌肉痛、乳房痛发生率亦较高。

3. 自主神经功能障碍　常见恶心、呕吐、头晕、潮热、出汗等。可出现低血糖，许多妇女渴望摄入甜食。

（二）心理症状

主要为负性情绪或心境恶劣：

1. 抑郁　心境低落、郁郁不乐、消极悲观、空虚孤独，甚至有自杀意念。

2. 焦虑、激动　烦躁不安，似感到处于应激之下。

3. 运动共济和认知功能改变　可出现行动笨拙、运动共济不良、记忆力差、自感思路混乱。

（三）行为改变

可表现为社会退缩，回避社交活动；社会功能减低，判断力下降，工作时失误；性功能减退或亢进等改变。

三、诊断与鉴别诊断

（一）诊断标准

PMS 具有三项属性（经前期出现；在此以前无同类表现；经至消失），诊断一般不难。

美国国立精神卫生研究院的工作定义如下：一种周期性的障碍，其严重程度是以影响一个妇女生活的一些方面（如为负性心境，经前一周心境障碍的平均严重程度较之经后一周加重 30%），而症状的出现与月经有一致的和可以预期的关系。这一定义规定了 PMS 的症状出现与月经有关，对症状的严重程度做出定量化标准。

（二）诊断方法

前瞻性每日评定计分法目前获得广泛应用，它在确定 PMS 症状的周期性方面是最为可信的，评定周期需患者每天记录症状，至少记录 2 ~ 3 个周期。

（三）鉴别诊断

1. 月经周期性精神病　PMS 可能是在内分泌改变和心理社会因素作用下起病的，而月经周期性精神病则有着更为深刻的原因和发病机理。PMS 的临床表现是以心境不良和众多躯体不适组成，不致发展为重性精神病形式，可与月经周期性精神病区别。

2. 抑郁症　PMS 妇女有较高的抑郁症发生风险以及抑郁症患者较之非情感性障碍患者有较高的 PMS 发生率已如上述。根据 PMS 和抑郁症的诊断标准，可做出鉴别。

3. 其他精神疾病经前恶化　根据 PMS 的诊断标准与其他精神疾病经前恶化进行区别。

须注意疑难病例诊断过程中妇科、心理、精神病专家协作的重要性。

四、治疗

PMS 的治疗应针对躯体、心理症状、内在病理机制和改变正常排卵性月经周期等方面。此外，心理治疗和家庭治疗亦受到较多的重视。轻症 PMS 病例采取环境调整、适当膳食、身体锻炼、改善生活方式、应激处理和社会支持等措施即可，重症患者则需实施以下治疗。

（一）调整生活方式

包括合理的饮食与营养、适当的身体锻炼、戒烟、限制盐和咖啡的摄入。可改变饮食习惯，增加钙、镁、维生素 B_6、维生素 E 的摄入等，但尚没有确切，一致的研究表明以上维生素和微量元素治疗的有效性。体育锻炼可改善血液循环，但其对 PMS 的预防作用尚不明确，多数临床专家认为每日锻炼 20 ~ 30 分钟有助于加强药物治疗和心理治疗。

（二）心理治疗

心理因素在 PMS 发生中所起的作用是不容忽视的。精神刺激可诱发和加重 PMS。要求患者日常保持乐观情绪，生活有规律，参加运动锻炼，增强体质，行为疗法曾用以治疗 PMS，放松技术有助于改善疼痛症状。生活在经前综合征妇女身边的人，如父母、丈夫、子女等，要多关心患者，对她们在经前出现的心境烦躁，易激惹等给以容忍和同情。工作周围的人也应体谅她们经前发生的情绪症状，在各方面予以照顾，避免在此期间从事驾驶或其他具有危险性的作业。

（三）药物治疗

1. 精神药物

（1）抗抑郁药：5 - 羟色胺再摄取抑制剂（selective serotonergic reuptake inhibitors，SSRIs）对 PMS 有明显疗效，达 60% ~ 70% 且耐受性较好，目前认为是一线药物。如氟西汀（百忧解）20mg 每日一次，经前口服至月经第 3 天。减轻情感症状优于躯体症状。

舍曲林（sertraline）剂量为每日 50 ~ 150mg。三环类抗抑郁药氯丙咪嗪（clomipramine）是一种三环类抑制 5 - 羟色胺和去甲肾上腺素再摄取的药物，每天 25 ~ 75mg 对控制 PMS 有效，黄体期服药即可。SSRIs 与三环类抗抑郁药物相比，无抗胆碱能、低血压及镇静等不良反应，并具有无依赖性和无特殊的心血管及其他严重毒性作用的优点。SSRIs 除抗抑郁外也有改善焦虑的效应，目前应用明显多于三环类。

（2）抗焦虑药：苯二氮䓬类用于治疗 PMS 已有很长时间，如阿普唑仑为抗焦虑药，也有抗抑郁性质，用于 PMS 获得成功，起始剂量为 0.25mg，1 天 2 ~ 3 次，逐渐递增，每日剂量可达 2.4mg 或 4mg，在黄体期用药，经至即停药，停药后一般不出现戒断症状。

2. 抑制排卵周期

（1）口服避孕药：作用于H-P-O轴可导致不排卵，常用以治疗周期性精神病和各种躯体症状。口服避孕药对PMS的效果不是绝对的，因为一些亚型用本剂后症状不仅未见好转反而恶化。就一般病例而论复方短效单相口服避孕药均有效。国内多选用复方炔诺酮或复方甲地孕酮。

（2）达那唑：一种人工合成17α-乙炔睾酮的衍生物，对下丘脑-垂体促性腺激素有抑制作用。100~400mg/d对消极情绪、疼痛及行为改变有效，200mg/d能有效减轻乳房疼痛。但其雄激素活性及致肝功能损害作用，限制了其在PMS治疗中的临床应用。

（3）促性腺激素释放激素激动剂（GnRHa）：GnRHa在垂体水平通过降调节抑制垂体促性腺激素分泌，造成低促性腺激素水平及低雌激素水平，达到药物切除卵巢的疗效。有随机双育安慰剂对照研究证明GnRHa治疗PMS有效。单独应用GnRHa应注意低雌激素血症及骨量丢失，故治疗第3个月应采用反加疗法（add-back therapy）克服其不良反应。

（4）手术切除卵巢或放射破坏卵巢功能：虽然此方法对重症PMS治疗有效，但卵巢功能破坏导致绝经综合征及骨质疏松性骨折、心血管疾病等风险增加，应在其他治疗均无效时酌情考虑。对中、青年女性患者不宜采用。

3. 其他

（1）利尿剂：PMS的主要症状与组织和器官水肿有关。醛固酮受体拮抗剂螺内酯不仅有利尿作用，对血管紧张素功能亦有抑制作用。剂量为25mg每天2~3次，可减轻水潴留，并对精神症状亦有效。

（2）抗前列腺素制剂：经前子宫内膜释放前列腺素，改变平滑肌张力，免疫功能及神经递质代谢。抗前列腺素如甲芬那酸250mg每天3次，于经前12天起服用。餐中服可减少胃刺激。如果疼痛是PMS的标志，抗前列腺素有效。除对痛经、乳胀、头痛、痉挛痛、腰骶痛有效，对紧张易怒症状也有报告有效。

（3）多巴胺拮抗剂：高催乳素血症与PMS关系已有研究报道。溴隐亭为多巴胺拮抗剂，可降低PRL水平并改善经前乳房胀痛。剂量为2.5mg，每日2次，餐中服药可减轻不良反应。

（刘 青）

第三节 功能失调性子宫出血

调节女性生殖的神经内分泌功能紊乱引起的异常子宫出血称为功能失调性子宫出血（dysfunctional uterine bleeding，DUB），简称功血。根据有无排卵功血可分为两类：有排卵的称为排卵型功血，无排卵的称为无排卵型功血。临床上以无排卵型功血为主，约占总数的85%，而排卵型功血只占15%。排卵型功血包括黄体功能不足、子宫内膜不规则脱落和排卵期出血等。本节主要介绍无排卵型功血和黄体功能不足。

一、无排卵型功能失调性子宫出血

（一）病理生理机制

无排卵功血多发生在青春期和围绝经期，前者称为青春期功血，后者称为围绝经期功血。虽然青春期功血与围绝经期功血均为无排卵型功血，但它们的发病机制不同。青春期功血不排卵的原因在于患者体内的下丘脑-垂体-卵巢轴尚未成熟；围绝经期功血不排卵的原因是衰老的卵巢对促性腺激素不敏感，卵泡发育不良，卵泡分泌的雌激素达不到诱发雌激素正反馈的阈值水平。

由于不排卵，卵巢只分泌雌激素，不分泌孕激素。在无孕激素对抗的雌激素长期作用下，子宫内膜增生变厚。当雌激素水平急遽下降时，大量子宫内膜脱落，子宫出血很多，这种情况称为雌激素撤退性出血。在雌激素水平下降幅度小时，脱落的子宫内膜量少，子宫出血也少，这种出血称为雌激素突破性出血。另外，当增生的内膜需要更多的雌激素而卵巢分泌的雌激素却未增加时也会出现子宫出血，这种出血也属于雌激素突破性出血。

由于没有孕激素的作用，子宫螺旋动脉比较直，当子宫内膜脱落时螺旋动脉也不发生节律性收缩，血窦不容易关闭，因此无排卵型功血不容易止住。雌激素水平升高时，子宫内膜增生覆盖创面，出血才会停止。孕激素可以使增生的内膜发生分泌反应，子宫内膜间质呈蜕膜样改变，这是孕激素止血的机制。

（二）临床表现

临床上主要表现为月经失调，即月经周期、经期和月经量的异常变化。

1. 症状　无排卵型功血多见于青春期及围绝经期妇女，临床上表现为月经周期紊乱，经期长短不一，出血量时多时少。出血少时患者可以没有任何自觉症状，出血多时会出现头晕、乏力、心悸等贫血症状。

2. 体征　体征与出血量多少有关，大量出血导致继发贫血时，患者皮肤、黏膜苍白，心率加快；少量出血时无上述体征。妇科检查无异常发现。

（三）诊断

无排卵型功血为功能性疾病，因此只有在排除了器质性疾病时才能诊断。超声检查在功血的诊断中具有重要意义，如果超声发现有引起异常出血的器质性病变，则可排除功血。另外，超声检查对治疗也有指导意义。如果超声提示子宫内膜厚，那么孕激素止血的效果可能较好；如果内膜薄，雌激素治疗的效果可能较好。

（四）处理

1. 一般治疗　功血患者往往体质较差，因此应补充营养，改善全身情况。严重贫血者（Hb<6g/dl）往往需要输血治疗。

2. 药物止血　药物治疗以激素治疗为主，青春期功血的治疗原则是止血、调整周期和促进排卵。更年期功血的治疗原则是止血、调整周期和减少出血。

激素止血治疗的方案有多种，应根据具体情况如患者年龄、出血时间、出血量和子宫内膜厚度等来选择激素的种类和剂量。在开始激素治疗前必须明确诊断，排除器质性疾病，尤其是绝经前妇女更是如此。诊刮术和分段诊刮术既可以迅速止血，又可进行病理检查以了解有无内膜病变。对年龄较大的女性来说，建议选择诊刮术和分段诊刮术进行治疗。

（1）雌激素止血：机制是使子宫内膜继续增生，覆盖子宫内膜脱落后的创面，起到修复作用。另外雌激素还可以升高纤维蛋白原水平，增加凝血因子，促进血小板凝集，使毛细血管通透性降低，从而起到止血作用。雌激素止血适用于内膜较薄的大出血患者。

1）己烯雌酚（diethylstilbestrol，DES）：开始用量为1～2mg/次，每8小时一次，血止3天后开始减量，每3天减一次，每次减量不超过原剂量的1/3。维持量为0.5～1mg/d。止血后维持治疗20天左右，在停药前5～10天加用孕激素，如醋酸甲羟孕酮10mg/d。停用己烯雌酚和醋酸甲羟孕酮3～7天后会出现撤药性出血。由于己烯雌酚胃肠道反应大，许多患者无法耐受，因此现在多改用戊酸雌二醇或结合雌激素。

2）戊酸雌二醇（estradiol valerate）：出血多时口服2～6mg/次，每6～8小时一次。血止3天后开始减量，维持量为2mg/d。具体用法同己烯雌酚。

3）苯甲酸雌二醇（estradiol benzoate）：为针剂，2mg/支。出血多时每次注射1支，每6～8小时肌内注射一次。血止3天后开始减量，具体用法同己烯雌酚，减至2mg/d时，可改口服戊酸雌二醇。由于肌内注射不方便，因此目前较少使用苯甲酸雌二醇止血。

4）结合雌激素片剂：出血多时采用1.25～2.5mg/次，每6～8小时一次。血止后减量，维持量为0.625～1.25mg/d。具体用法同己烯雌酚。

在使用雌激素止血时，停用雌激素前一定要加孕激素。如果不加孕激素，停用雌激素就相当于人为地造成了雌激素撤退性出血。围绝经期妇女是子宫内膜病变的高危人群，因此在排除子宫内膜病变之前应慎用雌激素止血。子宫内膜比较厚时，需要的雌激素量较大，使用孕激素或复方口服避孕药治疗可能更好。

（2）孕激素止血：孕激素的作用机制主要是转化内膜，其次是抗雌激素。临床上根据病情，采用不同方法进行止血。孕激素止血既可以用于青春期功血的治疗，也可以用于围绝经期功血的治疗。少量出血和中量出血时多选用孕激素；大量出血时既可以选择雌激素，也可以选择孕激素，它们的疗效相当。一般来讲内膜较厚时，多选用孕激素，内膜较薄时多选雌激素。

临床上常用的孕激素有醋酸炔诺酮、醋酸甲羟孕酮、醋酸甲地孕酮和黄体酮，止血效果最好的是醋酸炔诺酮，其次是醋酸甲羟孕酮和醋酸甲地孕酮，最差的是黄体酮，因此大出血时不选用黄体酮。

1）少量子宫出血时的止血：孕激素使增殖期子宫内膜发生分泌反应后，子宫内膜可以完全脱落。通常用药后阴道流血减少或停止，停药后产生撤药性阴道流血，7～10 天后出血自行停止。该法称为"药物性刮宫"，适用于少量长期子宫出血者。方法：黄体酮 10mg/d，连用 5 天；或用甲羟孕酮（甲羟孕酮）10～12mg/d，连用 7～10 天；或甲地孕酮（妇宁片）5mg/d，连用 7～10 天。

2）中多量子宫出血时的止血：炔诺酮（norethindrone，norethisteron，noilutin）属 19－去甲基睾酮类衍生物，止血效果较好，临床上常用。每片剂量为 0.625mg，每次服 5mg，每 6～12 小时一次（大出血每 6～8 小时 1 次，中量出血每 12 小时 1 次）。阴道流血多在半天内减少，3 天内血止。血止 3 天后开始减量，每 3 天减一次，每次减量不超过原剂量的 1/3，维持量为 5mg/d，血止 20 天左右停药。如果出血很多，开始可用 5～10mg/次，每 3 小时一次，用药 2～3 次后改 8 小时一次。治疗时应叮嘱患者按时、按量用药，并告知停药后会有撤药性出血，不是症状复发，用药期间注意肝功能。

甲地孕酮（megestrol acetate）：属孕酮类衍生物，1mg/片，中多量出血时每次口服 10mg，每 6～12 小时一次，血止后逐步减量，减量原则同上。与炔诺酮相比，甲地孕酮的止血效果差，对肝功能的影响小。

醋酸甲羟孕酮（medroxyprogesterone acetate）：属孕酮衍生物，对子宫内膜的止血作用逊于炔诺酮，但对肝功能影响小。中多量出血时每次口服 10～12mg，每 6～12 小时一次，血止后逐渐减量，递减原则同上，维持量为 10～12mg/d。

（3）复方口服避孕药：是以孕激素为主的雌孕激素联合方案。大出血时每次口服复方口服避孕药 1～2 片，每 8 小时一次。血止 2～3 天后开始减量，每 2～3 天减一次，每次减量不超过原剂量的 1/3，维持量为 1～2 片/天。

大出血时国外最常用的是复方口服避孕药，24 小时内多数出血会停止。

（4）激素止血时停药时机的选择：一般在出血停止 20 天左右停药，主要根据患者的一般情况决定停药时机。如果患者一般情况好、恢复快，就可以提前停药，停药后 2～5 天，会出现撤药性出血。如果出血停止 20 天后，贫血还没有得到很好的纠正，可以适当延长使用激素时间，以便患者得到更好的恢复。

（5）雄激素：既不能使子宫内膜增殖，也不能使增生的内膜发生分泌反应，因此它不能止血。虽然如此，可是雄激素可以减少出血量。雄激素不可单独用于无排卵型功血的治疗，它需要与雌激素或（和）孕激素联合使用。临床上常用丙酸睾酮（testosterone propionate），25mg/支，在出血量多时每天 25～50mg 肌内注射，连用 2～3 天，出血明显减少时停止使用。注意为防止发生男性化和肝功能损害，每月总量不宜超过 300mg。

（6）其他止血剂：如巴曲酶、6－氨基己酸、氨甲苯酸、氨甲环酸（止血环酸）和非甾体类抗炎药等。由于这些药不能改变子宫内膜的结构，因此他们只能减少出血量，不能从根本上止血。

大出血时静脉注射巴曲酶 1kU 后的 30 分钟内，阴道出血会显著减少，因此巴曲酶适于激素止血的辅助治疗。6－氨基己酸、氨甲苯酸和氨甲环酸属于抗纤维蛋白溶解药，它们也可减少出血。

3. 手术治疗　围绝经期妇女首选诊刮术，一方面可以止血，另一方面可用于明确有无子宫内膜病变。怀疑有子宫内膜病变的妇女也应做诊断性刮宫。

少数青春期功血患者药物止血效果不佳时，也需要刮宫。止血时要求刮净，刮不干净就起不到止血的作用。刮宫后 7 天左右，一些患者会有阴道流血，出血不多时可使用抗纤维蛋白溶解药，出血多时使用雌激素治疗。

由于刮宫不彻底造成的出血则建议使用复方口服避孕药治疗，或者选择再次刮宫。

4. 调整周期　对无排卵型功血来说，止血只是治疗的第一步，几乎所有的患者都还需要调整周期。青春期功血发生的根本原因是下丘脑－垂体－卵巢轴功能紊乱，正常的下丘脑－垂体－卵巢轴调节机制的建立可能需要很长的时间。在正常调节机制未建立之前，如果不予随访、调整周期，患者还会发生大出血。

围绝经期功血发生的原因是卵巢功能衰退，随着年龄的增加，卵巢功能只能越来越差。因此，理论上讲围绝经期功血不可能恢复正常，这些患者需要长期随访、调整周期，直到绝经。

二、黄体期缺陷

排卵后，在黄体分泌的孕激素的作用下子宫内膜发生分泌反应。在整个黄体期，子宫内膜的组织学形态（子宫内膜分泌反应）是持续变化的；分泌期时相不同，子宫内膜组织学形态也不同。若排卵后子宫内膜组织学变化比黄体发育晚 2 天以上，则称为黄体期缺陷（luteal phase deficiency or luteal phase defect，LPD）。目前，国内常把黄体期缺陷称为黄体功能不足或黄体功能不全。导致黄体期缺陷的原因有两个：黄体内分泌功能不足和子宫内膜对孕激素的反应性下降。前者是名副其实的黄体功能不足，后者又被称为孕激素抵抗。

（一）发病机制

目前认为黄体期缺陷的发病机制如下：

1. 卵泡发育不良　黄体是由卵泡排卵后演化而来的，卵泡的颗粒细胞演变成黄体颗粒细胞，卵泡膜细胞演变成黄体卵泡膜细胞。当促性腺激素分泌失调或卵泡对促性腺激素的敏感性下降时，卵泡发育不良，颗粒细胞的数量和质量下降。由发育不良的卵泡生成的黄体质量也差，其分泌孕激素的能力下降。

2. 黄体功能不良　黄体的形成和维持与 LH 有关。当 LH 峰和黄体期 LH 分泌减少时，会发生黄体功能不足。另外，如前所述即使 LH 峰和 LH 分泌正常，如果卵泡发育不良也会出现黄体功能不足。黄体功能不足体现在两个方面。

（1）黄体内分泌功能低下，分泌的孕酮减少。

（2）黄体生存时间缩短，正常的黄体生存时间为 12～16 天，黄体功能不足时≤11 天。

3. 子宫内膜分泌反应不良　黄体功能不足时孕激素分泌减少，子宫内膜分泌反应不良，子宫内膜形态学变化比应有的组织学变化落后 2 天以上。子宫内膜存在孕激素抵抗时，虽然孕激素水平正常，但由于子宫内膜对孕激素的反应性下降，因此也将出现子宫内膜分泌反应不良。

（二）临床表现

黄体期缺陷属于亚临床疾病，其对患者的健康危害不大。患者往往因为不孕不育来就诊。

1. 月经紊乱　由于黄体生存期缩短，黄体期缩短，所以表现为月经周期缩短、月经频发。如果卵泡期延长，月经周期也可在正常范围。

2. 不孕或流产　由于黄体功能不足，患者不容易受孕。即使怀孕，也容易发生早期流产。据报道 3%～20% 的不育症与黄体期缺陷有关，另外诱发排卵时常出现黄体功能不足。

（三）辅助检查

临床表现只能为黄体期缺陷的诊断提供线索，明确诊断需要一些辅助检查。

1. 子宫内膜活检　是诊断黄体期缺陷的金标准。Noyes 和 Shangold 对排卵后每日的子宫内膜特征进行了描述，如果活检的内膜比其应有的组织学变化落后 2 天以上，即可诊断。活检的关键是确定排卵日，有条件者可通过 B 超监测和 LH 峰测定确定排卵日。临床上多选择月经来潮前 1～3 天活检，但该方法的误差较大。

2. 基础体温（BBT）测定　孕激素可以上调体温调定点，使基础体温升高。一般认为基础体温升高天数≤11天、上升幅度≤3℃或上升速度缓慢时，应考虑黄体功能不足。需要注意的是，单单测定基础体温对诊断黄体功能不足是不够的。

3. 孕酮测定　孕酮是黄体分泌的主要因素，因此孕酮水平可反映黄体功能。黄体中期血孕酮水平＜10ng/mL时，可以诊断黄体功能不足。由于孕酮分泌变化很大，因此单靠一次孕酮测定进行诊断很不可靠。

4. B超检查　可以从形态学上了解卵泡的发育、排卵情况和子宫内膜的情况，对判断黄体功能有一定的帮助。

（四）诊断和鉴别诊断

明确诊断需要子宫内膜活检。另外，根据常规检查很难明确诊断子宫内膜对孕激素的反应性下降。

（五）处理

目前的处理仅仅针对黄体功能不足。如果子宫内膜对孕激素的反应性下降，则没有有效的治疗方法。

1. 黄体支持　因为人绒毛膜促性腺激素（HCG）和LH的生物学作用相似，因此可用于黄体支持治疗。用法：黄体早期开始肌内注射HCG，1 000IU/次，每天1次，连用5～7天；或HCG 2 000IU/次，每2天1次，连用3～4次。

在诱发排卵时，如果有发生卵巢过度刺激综合征（OHSS）的风险，则应禁用HCG，因为HCG可以引起OHSS或使OHSS病情加重。

2. 补充孕酮　治疗不孕症时选用黄体酮制剂，因为天然孕激素对胎儿最安全。如果不考虑生育，而是因为月经紊乱来治疗，可以选择人工合成的口服孕激素，如醋酸甲羟孕酮和醋酸甲地孕酮等。

（1）黄体酮针剂：在自然周期或诱发排卵时，每日肌内注射黄体酮10～20mg；在使用GnRH激动剂和拮抗剂的周期中，需要加大黄体酮剂量至40～80mg/d。

（2）微粒化黄体酮：口服利用度低，因此所需剂量大，根据情况每天口服200～600mg。

（3）醋酸甲羟孕酮：下次月经来潮前7～10天开始用药，每天8～10mg，连用7～10天。

（4）醋酸甲地孕酮：下次月经来潮前7～10天开始用药，每天6～8mg，连用7～10天。

3. 促进卵泡发育　首选氯米芬，从月经的第3～5天开始，每天口服25～100mg，连用5天，停药后监测卵泡发育情况。氯米芬疗效不佳者，可联合使用HMG和HCG治疗。

（刘　青）

第四节　痛经

一、痛经的概述

痛经是指妇女在行经前后或经期反复出现小腹疼痛，或伴有其他不适，以至于影响工作及生活的一种病症。

大多数妇女在月经时期或者月经前后相关联出现的以明显下腹部疼痛为主，不论痛在经期、经前、经后或两次月经之间，有规律地发作，以致影响工作及生活者，均属于痛经的范畴。

痛经在十几岁至二十多岁女性中发病率最多，但也有部分中年妇女有痛经者。如果月经刚刚来潮就有周期性腹痛者，称为原发性痛经。如果月经初潮后数月或数年以后由于种种因素而引起痛经者，则称为继发性痛经。如果月经时期的前几天中，或月经期间下腹部隐隐地疼痛，并有下坠的感觉，对日常活动无任何影响者，可视为正常现象，不属痛经范畴，也没有必要进行治疗。

1. 发病时间　痛经一般在月经时期或月经前后1周的时间内发作，有的持续时间3～5天，有的甚至时间更长。而具体到临床的某一位患者来说，其发病时间是相对固定的。一般情况下，以经前及经期发作为多见。

2. 发病特点　痛经一般是有规律的屡次发作，就是每个月的月经时期或月经前后时期都会发作，其他时间症状会自然消失，此为痛经规律性发作的特点。屡次发作是指痛经在月经时期出现疼痛症状不是单纯的偶然现象，是达到两次或两次以上的。

3. 主要症状　痛经的主要症状为表现在小腹部疼痛，疼痛以间歇性的不定时发作为主，常常会出现小腹部隐隐作痛、绞痛、胀痛、坠痛，疼痛会延伸到整个腰部、腹部、生殖系统和泌尿系统。痛经症状严重的患者常常会面色惨白、手脚冰冷、冒虚汗，同时伴随有恶心、呕吐、头疼、腹泻等症状。

4. 疼痛程度　腹痛是以疼痛为主诉的病症，疼痛症状是患者的自觉症状，其程度的轻重尚无客观指标来反映，只凭患者自己描述，这给临床医生判断病情的轻重以及评价某种药物的效果等都带来了一定的困难。按其疼痛程度可将痛经大致分为三类。

（1）轻度：月经期或月经前后出现下腹部隐隐作痛或腰腹部酸软疼痛，但还能进行生活和工作，并不出现全身性的症状，只需要口服止痛药，但药效过后疼痛又会出现。

（2）中度：经期下腹部疼痛剧烈，难以忍受，并且伴随着腰腹部酸软无力，甚至会出现恶心、呕吐、腹泻和身体温度下降等症状，会使生活受到影响，必须服用止痛药才能缓解。

（3）重度：经期或月经前后阶段下腹疼痛剧烈，坐立不安，严重影响正常的工作以及生活，需要卧床休息。并且会出现腰腹部酸软疼痛、面色惨白、全身冒冷汗、头晕、呕吐、腹泻甚至晕厥现象，口服止痛药之后症状不会明显好转。

二、痛经的分类

痛经可分为原发性痛经和继发性痛经两种。

原发性痛经是指少女月经初潮后即有痛经，多数为功能性的，生殖器官无器质性病变，因此也可称为功能性痛经。此类痛经在青春期少女或未生育的年轻妇女中常见。

继发性痛经是指月经初潮一段时间以后出现的痛经，或人工流产术后，或安放宫内节育器后，或产后出现，常呈渐进性加重趋势。多数为器质性原因，也就是生殖器官发生器质性病变，如幼年时盆腔受结核杆菌侵袭，月经初潮后即可发生痛经；如子宫内膜异位症、子宫腺肌病、盆腔炎、子宫肌瘤，以及安放宫内节育器后痛经，也可称为器质性痛经。继发性痛经虽多属器质性病变，但也有功能性的，如月经期受寒或精神过于激怒以及剧烈运动时，均可发生痛经，此时盆腔并无器质性病变。临床在10～45岁女性中高发，特别是30～40岁妇女占多数。

原发性痛经与继发性痛经有时很难区分开来，如有时原发性痛经经过一段时间后，又合并有生殖器官的病变而使痛经加重，此时的痛经很难判定是原发性痛经还是继发性痛经。因此区分痛经，用功能性痛经和器质性痛经的名称，可能较原发性痛经与继发性痛经更为恰当。下面就现代医学对痛经的认识从功能性与器质性两个方面加以叙述。

1. 功能性痛经　常发生于初潮后2～3次的青年女性，剧烈腹痛多于月经来潮即开始，历时约半小时，或1～2h。常为阵发性绞痛，甚至出现晕厥。剧烈腹痛后转为阵发性中等度腹痛，持续12～24h后渐渐消失，有的卧床2～3天。病多在下腹部，亦可放射至腰、外阴、肛门部位。亦有部分患者在月经前1～2天就有下腹部病，经过妇科详细检查，未发现盆腔器官有明显异常。

功能性痛经的发病机制比较复杂，就现代研究已经知道的主要有以下几个方面：

（1）子宫因素：由于子宫因素引起的痛经在临床上最多，如子宫肌痉挛、子宫峡部张力变大、子宫位置改变、子宫内膜在行经时整块排出等，均是引起痛经的常见原因。

子宫肌痉挛可以导致组织缺血而引起痛经，称之为“痉挛性痛经”。这与身体其他部位的因血管痉挛或阻塞而引起的痉挛性疼痛很相似，实际上是子宫肌疼痛。可以引起子宫肌痉挛的原因多为宫颈梗阻或内分泌不协调所致。

子宫峡部张力增强，也是比较常见的由于子宫因素所引起的痛经。在正常情况下，子宫颈和子宫体之间，多数人认为这一区域肌纤维的分布与排列具有括约肌相互作用。有人在月经周期的不同时期进行宫腔造影，在正常情况下，于经前数小时到1～2天可见峡部显著变短变宽，造影剂排出很快，造影时并不引起疼痛。但对功能性痛经患者，经前 1 ~2 天造影，发现峡部无明显变短变宽，且宫腔端仍保持紧缩状态，造影时可引起严重绞痛。此种病例为了克服异常收缩的子宫峡部阻力，子宫必须加强收缩才能排出经血，因而造成经前及经期的疼痛。

子宫的位置不正，如过度前屈、宫颈口狭窄，或子宫畸形，包括双侧子宫或子宫一侧等。因经血排出受阻，也可引起子宫收缩增强，形成痉挛性收缩或不协调的子宫收缩而引起疼痛。膜样月经是指当子宫内膜整块排出时，则使子宫收缩增强，或出现不协调收缩而引起猝痛。

（2）内分泌因素：痛经与内分泌因素有关，这已被大量的实验研究所证实。在临床上痛经多发生在有排卵的月经周期，而在无排卵的月经周期，或子宫内膜增生过长引起的出血，则极少出现痛经。有不少资料报道，在孕激素诱导处于该时期的子宫内膜形成内源性前列腺素 F2α，当经期子宫内膜破碎后，前列腺素 F2α 即释放出来，作用于子宫及血管，引起痉挛性收缩而出现疼痛。有实验证明，痛经患者的经血中前列腺素远较无痛经患者为多，并有资料介绍青春期无排卵、无痛经者测得前列腺素量仅为有排卵月经周期的 1/5。可见前列腺素在痛经患者中所占的重要地位，能导致痛经的前列腺素 F2α 来自于子宫内膜，该物质能增强子宫肌收缩的频率和幅度，尤其对经前子宫肌效应最大。正常未怀孕女性应用前列腺素 F2α 能产生下腹部疼痛，子宫静止时张力升高，并增加收缩的频率和幅度。

（3）全身因素：能够引起或加重痛经的全身因素很多，主要是饮食起居与精神情绪方面的原因。如不良精神情绪的过分刺激或长期处在不良的心境当中，或过吃生冷食物，尤其是在月经期过用生冷食物以及受寒冷的刺激等，都容易引起痛经。

2. 器质性痛经　器质性痛经是指由于身体器官发生实质性改变诱发的痛经，主要是盆腔内有器官实质性改变，如慢性盆腔炎、盆腔结核以及子宫内膜异位症等。除有上述痛经的典型表现外，经妇科检查，还有的生殖器官有明显的异位变化。较为常见的有以下几种情况。

（1）盆腔炎：慢性盆腔炎引起的痛经，平常就有腰腹部及小腹部坠痛、劳累后加重、白带增多，以及月经周期紊乱、经血量多等表现。妇科检查有慢性盆腔炎的症状出现。盆腔炎有急性、亚急性、慢性三类，虽然各种类型的盆腔炎都可以引起痛经，但最常见的还是慢性盆腔炎。盆腔炎的病变过程与侵入细菌的种类、毒性大小及机体对这些细菌抵抗力等因素有关。在多数情况下，输卵管首先被侵染，由于盆腔的解剖位置，以及各器官之间淋巴系统及血液供应的相互关系非常密切，感染后极易蔓延到整个盆腔，并向盆腔腹膜扩散。因此盆腔生殖器感染常常不限于某个器官，各个器官仅有受累轻重的差别。一般开始为急性发作，以后感染渐渐减轻，或形成亚急性或完全消失或变为慢性炎症。转变为慢性炎症以后，可出现组织增生而形成炎块或积液，诱发痛经的可能更大。慢性盆腔炎患者，除表现为痛经外，还常合并不孕。

对盆腔炎多采取综合治疗措施，包括全身肢体疗法、对症治疗、抗感染治疗、物理疗法及手术治疗等。

（2）盆腔结核：盆腔结核也属于炎性病变，但有它的特异性。由于细菌毒力及机体免疫能力的不同，一般情况下有增生粘连和渗出两大类型。

1）增生粘连型较为普通，占全病例数的 80% 左右，病变进行缓慢，临床症状也不明显，呈病理改变为输卵管增厚、变粗、僵直，宫口虽能开放，但在管腔内的任何部位均可出现狭窄或梗阻，慢性病例还可能发生钙化。当病变扩展到宫颈内层或输卵管出现症状后，可有白色的渗出物，继而从肉芽组织侵入，导致输卵管与邻近器官四周脏器紧密粘连，有时与肠管肠系膜、膀胱及直肠粘连，形成一个不易分离的炎块。如果有腹水还常有包裹性积液。

2）渗出型盆腔结核通常为急性发作，也有亚急性病程。输卵管明显肿胀，黏膜病变严重，输卵管管腔分泌很多干酪物物质，器管壁厚度增加，形成结核性输卵管积脓。常与周围邻近的大肠、小肠、网膜、壁层膜、卵巢及子宫等紧密粘连。但也有少数不粘连者，常被误传为卵巢囊肿。有时输卵管积脓常波及卵巢而形成结核性输卵管、卵巢脓肿或积液。

盆腔结核对妇女月经影响很大，除多数有痛经表现外，绝大多数部件有不孕及结核病的特有表现。其诊断要经过化验检查、宫内膜病理检查、X 线检查及经血结核杆菌培养阳性等方可明确。

(3) 子宫内膜异位症：是指子宫内膜组织出现于机体的其他部位，异位的子宫内膜也受卵巢功能的影响，呈现周期性改变，但内膜与血液没有出路，不能外流，而达成一系列特有的病变。本病多发生于25~35岁的青壮年妇女，并常常影响其生育能力。由于异位部位的不同，临床上又分为内在性子宫内膜异位症和外在性子宫内膜异位症两种。前者子宫内膜仅移位于子宫肌层内，若为局限性病灶，并有肌纤维增生成瘤样者，称之为子宫肌腺瘤。若为弥漫性病灶，称之为子宫肌腺病。后者是子宫内膜移位至盆腔或盆腔内器官，如子宫直肠凹窝、卵巢、输卵管或宫颈韧带等。并有个别病例子宫内膜异位至其他部位，如手术切口疤痕、脐部、四肢及肺部等。

异位的子宫内膜在组织形态上与子宫内膜相同，同样在卵巢激素的影响下有周期性改变，最后内膜脱落出血和月经一样。在异位内膜脱落出血时，刺激周围组织，引起纤维组织的增生，形成粘连，病变不断发展，临床症状即随之而加重。但也有病变至某一时期停止发展、症状逐渐好转者，当卵巢功能衰退而停经时，病变也随之而萎缩，如果是少量内膜进入盆腔，可出现几个散在的蓝色点。当病变范围广泛，涉及子宫直肠窝、子宫筋骨韧带、输卵管、卵巢等处时，盆腔器官由很厚的纤维组织黏在一起可成为团块，若卵泡破裂，异位宫内膜种植在盆腔内，可形成大小不等的巧克力囊肿。变肿张力若过大，亦可破裂，使囊内陈旧血液流入盆腔与周围粘连，可形成新的内膜异位。当内膜组织侵入输卵管间质部及输卵管峡部，形成纤维增生或呈结节状时，可阻塞管腔，造成不育或部分阻塞，造成输卵管妊娠。子宫颈及阴道后穹窿也是子宫内膜异位症的好发部位。

(4) 子宫肌瘤：表现为月经过多，持续时间过长，小腹疼痛或坠痛，以及压迫邻近器官而产生的症状（如压迫膀胱而见尿频等），或扪及下腹部的肿块，妇科检查、超声波检查可发现有子宫肌瘤的体征。

(5) 子宫内膜结核：有如慢性盆腔炎的征象，并伴有结核病史，低热、盗汗等症状。实验室检查可见有淋巴细胞增殖、血沉加快，子宫内膜检查可发现有结核病变。

另外，子宫位置及生殖器发育异常、子宫颈粘连、子宫癌、子宫颈癌等引起的痛经，经妇科检查可以确诊。

三、痛经的临床表现

痛经以疼痛为主要症状，导致痛经的病因病机不同，则疼痛的性质、时间、程度、部位及月经情况、兼症也有所不同。

1. 按其疼痛程度不同可有以下表现

(1) 隐痛或空痛：一般是月经时期小腹部疼痛，轻柔轻按症状会缓解，月经量少，颜色淡较稀，味淡等，又伴随腰酸痛。

(2) 冷痛或“刀绞样”痛：一般在经前或经期小腹正中疼痛，受热时痛感减小。伴有月经量少，色暗有块，又伴有腰膝酸，腰腿部疼痛，月经量少、色淡、质稀。

(3) 胀痛：通常月经时期一两天小腹两边疼痛，按压疼痛加剧，月经量增大后此种疼痛减轻直至消失，但仍有刺痛。该症状是出血量少或月经流血不顺畅，颜色发暗有块。

(4) 烧灼痛：一般在经前或经期小腹两侧或正中疼痛，并发胀，按之痛甚，伴有月经提前，量多、色红、质稠。

(5) 刺痛：一般与胀痛相伴，是由于血淤造成的。

2. 本病的临床症状　是经行小腹疼痛，但病因不同，临床表现也有差异。

(1) 原发性痛经：常发病于青少年时期，大部分在月经初潮后半年或一年发病，疼痛多自月经来潮后开始，通常小腹部痉挛性绞痛，历时0.5~2h，在剧烈腹痛发作后，转为中等阵发性疼痛，持续12~24h。经血外流畅通后逐渐消失，亦有需卧床2~3天者。大部分患者在下腹部感到疼痛，症状严重的患者能蔓延至腰腹部或股内前侧。同时伴有忍心、呕吐、腹泻、头晕、头痛、疲乏感，严重者可面色苍白、手足冰冷、一时晕厥、片刻可缓和。原发性痛经一般妊娠后就会自动痊愈，或者结婚后逐渐消失。

（2）继发性痛经：此种痛经大多出现在育龄期妇女，许多患者有月经量大、不孕、放置宫内节育器或盆腔炎等症状。月经之前小腹有钝性痛，月经期间疼痛加剧成为痉挛或绞痛，疼痛延伸到腰及背部，甚至涉及大腿及足部，月经结束后消失，或伴有性交痛和不孕等症状。子宫内膜异位症痛经呈进行性加重趋势，妇科检查易发现引起痛经器质性病变，腹腔镜检查是很有价值的辅助诊断方法。

（3）膜样痛经：月经期中间小腹部疼痛增加，一般不定时发作，月经量多，颜色紫红，有大血块，伴随有大片腐肉样血块，血块流出后疼痛减轻，出血减少。同时伴腰酸腿软、胸闷烦躁或乳房胀痛等症状。本病多见于育龄期妇女。

（4）充血性痛经：多发生于年龄较大的产妇，疼痛出现时间较长，从经前至月经干净为止，妇检可见阴道及宫颈明显不同的脱垂，性交时有盆腔深处疼痛。

原发性痛经和膜样痛经妇检通常无盆腔器质性病变。充血性痛经阴道及子宫颈呈淡蓝色，子宫穹窿及移动子宫颈时明显疼痛，子宫肥大或后屈。输卵管卵巢部位有时可触及软球状物，一经按压立即消失，提示静脉曲张的存在。盆腔炎症继发痛经可发现盆腔组织增厚，输卵管变为粗条、包块、粘连、触痛等；子宫内膜异位症可在子宫直肠凹陷或宫颈的后上方或韧带处扪及有1个或数个压痛的结节，或一例或双侧附件处触及囊性包块，有压痛；检查子宫肌时可发现增大或不规则的子宫。

四、痛经的病因病理

1. 病因

（1）原发性痛经：主要与月经期子宫内膜合成和释放前列腺素有关。

1）内分泌因素：痛经患者子宫内膜和血中前列腺素（M）的量比正常妇女分泌的含量多，尤其当M增高、M下降时疼痛可加剧，因M具有刺激子宫收缩、使子宫张力升高的作用；相反，M抑制子宫收缩，使宫颈松弛。由四烯酸转化形成的前列腺素可使子宫平滑肌松弛，而其在痛经妇女子宫内膜中含量减少，致使子宫收缩更剧烈。子宫过度收缩引起子宫血流不足，子宫肌组织缺血，结果刺激子宫自主神经疼痛纤维而发生痛经。M的刺激还可使子宫收缩图形与正常妇女的不同，痛经患者子宫基础张力升高，收缩频率增加，且收缩不协调或呈非规律性。异常的子宫收缩使子宫缺血缺氧，引起痛经。

2）精神心理因素：情绪不稳定，生殖机能不够成熟，月经期间情绪不好的患者本病比例大。

3）阻塞性或解剖因素：如子宫颈内口狭小或子宫极度曲折，是导致痛经的因素之一。

A. 子宫颈管狭窄：疼痛大多发生在月经周期之前，若出血量增大且出血流畅，疼痛症状减少甚至消失。原发性痛经妇女子宫颈峡部松弛性减小，张力增加引起月经向外流出不通畅。

B. 子宫位置异常：子宫后倾后屈程度比较大时，经血的流出不顺畅，导致月经前期疼痛。

4）遗传因素：痛经患者可有直系遗传，使其易受刺激或子宫痛感降低。

5）雌、孕激素失衡：原发性痛经通常出现在月经期，故而腹痛与孕激素升高有关。雌、孕激素失去平衡，子宫内膜呈管型整片脱落，排出前刺激子宫强烈收缩，引起疼痛，而排出后疼痛消失。

（2）继发性痛经：由盆腔炎、子宫内膜异位症、盆腔肿瘤等疾病而诱发。

（3）膜样痛经：子宫内膜炎或黄体功能活跃导致子宫内膜模型的形成。

（4）充血性痛经：由自主神经不稳定、盆腔血管充血而致。多见于精神不稳定、多胎、月经过多、子宫下垂、卵巢输卵管部位静脉曲张者。

2. 发病机制　子宫肌肉强烈收缩，宫腔压力增大，子宫血流量减少，子宫缺血、缺氧而导致痛经；垂体水平增高，其中催产素引起子宫收缩，血管加压量则降低子宫血流量；经血中前列腺素含量增高，刺激子宫肌，增加收缩的频率和幅度，以致子宫张力升高并使子宫痛感下降，子宫肌对催产素作用敏感引起痛经；子宫排出内膜型时刺激子宫产生痉挛性收缩而形成膜样痛经；盆腔血管充血使血管壁神经受刺激，子宫痉挛性收缩而产生不规律的宫缩痛；盆腔炎症时子宫纤维组织增厚、充血、组织液浸润增多等，阻碍子宫有规律的收缩，反过来牵动周围炎症组织，因而产生牵引痛；子宫内膜异位时散在的经血刺激内膜表面，子宫因受其病变刺激而收缩强烈且不规则，周围的粘连受到收缩的牵引等引起剧烈疼痛。

3. 辅助检查

（1）测基础体温（BBT），多呈双相者；B 超或 CT 检查揭示：子宫很小，宫颈管很狭窄，子宫高度前屈或后屈等。

（2）经过双合诊和三合诊，能够发现很多能诱发痛经的因素，如子宫发育变形、子宫肌瘤、卵巢肿瘤、盆腔炎块等。

（3）门诊检查发现子宫骶骨韧带结节处厚度增加，为早期诊断子宫内膜异位症奠定了基础。

（4）其他检查：如血沉、子宫输卵管造影、白带细菌培养、B 超盆腔扫描、诊断性刮宫，最后应用宫腔镜、腹腔镜检查找出引起痛经的因素。

五、痛经的诊断与鉴别诊断

1. 诊断

（1）诊断原发性痛经：首先要排除生殖器官的器质性病变以外的继发性痛经。要详细询问病史，仔细进行体检及盆腔检查。

1）必要时可做腹腔镜检查、B 超显像检查等以除外子宫内膜异位症、子宫肌瘤等引起的继发性痛经的疾患。

2）发病年龄揭示痛经开始于初潮后的 1 ~ 2 年内。

3）下腹痛随月经周期反复发作为特征。

4）盆腔检查排除继发性痛经的生殖器官器质性病变。

（2）继发性痛经的诊断：患者罹患盆腔炎症并反复发作、月经周期不规律、月经量大、放置宫腔节育器、不孕等病史对继发性痛经的诊断有益处。

2. 鉴别诊断　患者症状无明显特点，对盆腔检查不满意者，应该进行 B 超扫描。盆腔检查发现无阳性体征，选择避孕药物或前列腺素合成抑制剂进行口服治疗，有疗效者可诊断原发性痛经。如用药半年左右没有效果，应该做腹腔镜或宫腔镜检查，以排除子宫内膜异位症、黏膜下肌瘤等器质性病变。

（1）流产：可通过详细询问月经史、婚产史以及病理检查腐肉样血块。病理检查子宫内膜组织，同时测量基础体温，提示高温相不稳定、偏短、偏低，血查孕值偏低。

（2）异位妊娠：伴随有停经病史和早孕反应，尿液检查呈阳性；妇科检查时，宫颈有抬举痛，腹腔中有多处出血位点，子宫震荡；B 超盆腔扫描常可见子宫腔以外，有孕囊或包块存在，后宫腔穿刺或盆腔穿刺阳性；内出血严重时，患者可休克，血色素下降。痛经虽可出现剧烈的小腹痛，但无上述妊娠征象。

（3）胎动不安：同样伴随有停经病史和早孕反应，尿液检查呈阳性。阴道中有出血现象和隐隐疼痛的感觉，同时也会出现腰腹部酸软，小腹有坠胀感；妇科检查，子宫体增大如停经月份，变软，盆腔 B 超扫描可见宫腔内有孕囊和胚芽，或见胎心搏动。

（4）子宫内膜异位症：多见于 40 岁左右的妇女，继发性痛经渐进性加重，三合诊检查发现子宫下段后壁、宫颈韧带、子宫直肠陷凹处触及痛性硬结。必要时行 B 超检查、腹腔镜检查。

（5）子宫肌瘤：多发生于 30 ~ 50 岁的中年妇女，一般痛经比较轻，除痛经外尚有月经量多、月经失调等症，妇科检查发现子宫增大，有不规则突起，质硬，必要时行 B 超显影检查。

（6）盆腔炎：非妊娠期有腹痛，并伴发热等炎症表现。妇科检查时可触及炎性包块，宫旁结缔组织水肿、增粗及压痛。

六、痛经的治疗

痛经的治疗分为功能性痛经和器质性痛经。其中功能性痛经的治疗如下：

1. 非手术疗法

（1）一般治疗

1）精神调养：现代人主要看中精神疗法，说明月经时期有不适反应是正常的，疼痛剧烈应该用非麻醉性镇痛治疗，可以应用镇痛、镇静、解痉药，如氯丙溴、地西泮、哌替啶等。

2）注意经期养生：注意保暖，少碰生冷之物，忌游泳、涉水。

3）热敷小腹：用暖手袋或热敷灵等热敷下腹部，对宫寒的患者能使其疼痛减轻。

（2）激素类药物治疗

1）口服避孕药：这种方法对不想妊娠的痛经妇女很有帮助，疗效可以达到90%以上。避孕药使不排卵及阻止子宫内膜组织成长，使前列腺素生成减少，使经血量变少，使前列腺素值降低，从而减少子宫收缩，抑制其敏感性。用法：避孕Ⅰ号、Ⅱ号，或用18－甲基炔诺酮，按避孕方法服用，连续3～4个周期。

2）雌激素：对于子宫发育不良者，可使子宫发育，基层变厚，可抑制排卵，造成排卵月经以解除痛经。用法：己烯雌酚0.2mg，从经期第5天开始服用，每日1次，连服22mg为1个周期，可连续用3～6个周期。

3）孕激素：能促进雌二醇的分泌，进而使妇女体内雄激素达到平衡，使黄体功能不全得到缓解，缓解子宫痉挛性收缩引发的痛经，适用于膜样痛经。用法：黄体酮10～29mg，每日1次，肌内注射，经前第7天开始，连续用5天，或炔诺酮口服，每日1次，从经前第10天开始，连续服用7天。

4）雄激素：有直接对抗雌激素的作用，或抑制促性腺激素分泌来降低雌激素的产生，排卵前后可使黄体期子宫肌壁张力降低，收缩强度亦降低，从而疼痛减轻。适用于月经量多的痛经患者。用法：甲睾酮10mg，每日1次，从经前15天开始服用，连服10～14天，连续服用3～6个周期。

（3）前列腺素拮抗剂：其可抑制前列腺素的合成，直接对抗前列腺素的生物活性，抑制子宫收缩，减轻疼痛。用法：阿司匹林0.3g，每日3次口服；或吲哚美辛片25mg，每日3次，从经前2～3天起口服，到月经来潮的第1～2天停止。

（4）镇痛、镇静、解痉药

1）止痛药：可待因0.06g，止痛片1片；延胡素乙素50～100mg等。每4～6小时服1次，或肌内注射阿尼利定1支。

2）解痉药：阿托品0.3～0.5mg口服，或皮下注射硫酸阿托品0.5mg。

3）镇静药：巴比妥类药如苯巴比妥0.03mg，或安定2.5～5.0mg，口服，每日3次。适用于精神紧张者。吗啡、哌替啶易成瘾，宜慎用。

（5）醋酸棉酚：20mg，每天服用1次，连用3个月到半年，对原发性痛经疗效可达95%以上。但可能产生明显的不良反应，如乏力、心悸、恶心、水肿、头晕、潮热、厌食、渗透性腹泻等，严重的还可发生血小板减少、低钾血症等。

（6）钙通道阻滞剂：该类药物使 Ca^{2+} 不能顺畅地通过细胞膜。用法：硝苯地平每日20～40mg口服，给药后10～30min子宫收缩减弱，疼痛减轻，可持续5h，无特殊不良反应。

维生素 B_6 能促进 Mg^{2+} 透过细胞膜，使细胞质内 Mg^{2+} 浓度增大，Mg^{2+} 直接作用于子宫肌细胞，拮抗 Ca^{2+} 对子宫的收缩作用，从而抑制子宫收缩，减轻疼痛。用法：400mg，口服2次，治疗4～6个月。

（7）β－受体兴奋剂：通过兴奋肌细胞膜上β受体，活化腺苷酸环化酶，转而提高细胞内cAMP含量。一方面促进肌质网膜蛋白磷酸化，加强 Ca^{2+} 的结合；另一方面抑制肌凝蛋白轻链激酶活性，导致子宫肌松弛，痛经得到迅速缓解，但同时有增快心率、升高血压之不良反应。近年临床应用单独兴奋子宫β受体之药物，不良反应显著减少。

常用的 β_2 受体兴奋剂有：羟甲基丁肾上腺素及间羟异丁肾上腺素。用于口服治疗，气雾吸入，皮下、肌肉采用注射及静脉给药等。在剧烈疼痛时宜用注射法：沙丁胺醇0.1～0.3mg，静脉注摄或间羟舒喘宁0.25～0.5g，皮下注射，4～8h 1次。中、轻度疼痛可口服，沙丁胺醇2～4mg每6h 1次或间羟舒喘宁2.5～5.0mg每8h 1次，亦可气雾吸入0.2～0.25mg，2～4h 1次。以气雾吸入较好，因用药量少而起效迅速。气雾吸入时应注意：a. 首先大口把气呼完；b. 开始深吸气时把药液吸入；c. 吸气完后保持3～4秒；d. 然后卷唇将气慢慢呼出。常用量每次吸入2口，可维持4～6h。

2. 手术治疗

（1）适用于药物治疗无效者

1）骶前神经切除术：本手术只切除交感神经。该手术的有效率不是很高，而且术后容易引起月经过多，很少有采用此法治疗的。

2）宫颈旁神经切断术：本手术同时切断交感神经和副交感神经。

3）乙醇阻滞盆腔神经丛：用80%～85%乙醇1mL注射于盆腔神经丛，能阻滞神经丛的交感神经和副交感神经的传递而达到缓解或解除痛经。

4）扩宫颈法：适用于先天性宫颈狭窄者，主要是有利于经血外流，减少前列腺素吸收达到治疗效果。对子宫颈管狭窄的患者，用器械扩张以后可有利于经血顺利排出，以减轻或缓解疼痛。这一手术特别适用于已婚不孕的痛经患者，同时可将所取子宫内膜进行病理检查，加以了解卵巢功能情况及内膜有无器质性病变。

5）子宫悬吊术：适用于子宫极度后倾后屈者。子宫后倾后屈，经采取一些治疗措施而效果不满意者，可行子宫悬吊术。纠正子宫位置后，有利于经血流通，从而缓解疼痛，特别是一些婚后不孕的子宫后倾后屈患者，采用子宫悬吊术，可有助于怀孕。

（2）器质性痛经的治疗：器质性痛经大多是继发性痛经，可以诱发器质性痛经的常见因素是慢性盆腔炎、盆腔结核、子宫内膜异位症等。

1）慢性盆腔炎：慢性盆腔炎所致痛经的治疗，首先要休息好，其次要有好的卫生习惯，均衡的营养，要加强锻炼，树立彻底治疗疾病的信心。常采取的治疗措施有：

A. 全身用药：主要的是使用抗生素，采取抗生素和肾上腺皮质激素搭配用药能使疗效增加。另外使用孕激素如黄体酮、甲羟孕酮等也有一定疗效。

B. 局部用药：慢性盆腔炎因为长期炎症，器官邻近部位易于出现粘连，抗炎药物不易进入病变组织，而局部用药则可有效地改补全身用药的这一不足，可以将已选定的药物进行侧穹窿封闭、宫腔注射等。

C. 物理治疗：理疗的方法类型很多，如超短波、远红外、超声等，这类措施能够加快血液循环，使组织粘连减少，局部营养均衡，有利于炎症消散。

D. 手术治疗：应根据病情和症状要求，了解清楚其适应证，酌情行子宫及双侧附件切除术。本治疗方法主要适用于年龄在40岁以上、不用考虑生育、久病且不易痊愈，使工作和学习无法正常进行，扫描检查有较大的炎块或积水，其肿块直径在6cm以上者。

2）盆腔结核：盆腔结核亦有炎性反应，但有它的特异性，治疗一般采取以下措施。

A. 一般治疗：生殖器官结核与其他器官结核相同，机体抵抗力的强弱、调控疾病发展的能力、促进病变区域的愈合、防止以后复发等都有着重要作用。故患者要注意，进行自我调节修养，对因生殖器官结核而引起的不孕者，更要注意精神情绪的调节，以提高机体对疾病的抵抗能力。

B. 抗结核药物治疗：抗结核药大部分是抗生素或合成药，主要是使结核菌的新陈代谢过程不正常发生或终止，从而抑制其生长繁殖及毒素的形成。最常用的异烟肼、链霉素、利福霉素类等为杀菌剂，其他如对氨水杨酸、乙胺丁醇等都是抑菌剂。临床上一般坚持联合、规则和全程用药。现在多数主张分强化（1～2个月）和巩固两个阶段治疗。总疗程一般不少于一年。由于生殖器官结核病变只有慢性复发性倾向，治疗效果以主体反应为主。治疗时间短，复发率很高；治疗时间过长，结核杆菌就易于形成耐药菌株。为了推迟耐药菌株的产生，提高治疗效果，在治疗初期可以将链霉素、异烟肼和对氨水杨酸三药联合应用，一般情况下即使有耐药菌株存在，联合用药的办法也会有治疗作用。倘若常用的抗结核药物已产生耐药时，则可应用无耐药的药物如利福平、卡那霉素、乙胺丁醇等继续治疗。

C. 手术治疗：手术治疗是位于药物治疗之后次要选择的治疗措施，因为结核因素诱发的急性输卵管积脓，脓肿等经抗结核药物治疗无效或治疗后又复发者；老年期或更年期以后生殖器结核，其他活动性结核者；行继发性感染、盆腔炎症反复发作、盆腔脏器严重受累者；月经血细菌持续阳性或月经过多久治不愈的结核性子宫内膜炎；久治不愈的结核性接管等，可考虑行子宫及附件全部切除术。需要注意的是，术前必须进行抗结核药物治疗，以免因手术致使结核活动及扩散。

3）子宫内膜异位症

A. 合成孕激素：采用炔异诺酮、炔诺酮、甲地孕酮、氯地孕酮、甲羟孕酮等来进行月经周期治疗，可使异位子宫内膜退化。一般从月经周期第1周周末开始到第4周中期开始，每天服用1次上述药物之中的1种5~10mg，治疗时间视治疗效果而定，此法可抑制排卵。若希望生育者，可以从月经后半个月开始服至第4周中期，日服1次炔异诺酮或炔诺酮。

B. 睾酮：对子宫内膜异位症有一定疗效。剂量受耐药性而定，开始剂量可为10mg，每日2次。于月经周期后2周开始，口含化内服，这一剂量很少影响周期及发生男性化的不良反应。但要达到止痛目的，常需持续服几个周期，此后可减少用量，再持续治疗一个时期后，停药观察。如能妊娠则本病即可治愈。也有每日1次口服甲睾酮10mg，或肌内注射丙酸睾酮25mg，每周2次，6~8周为1个疗程。两疗程之间，至少停药4周。

C. 手术治疗：手术治疗是有效的治疗方法。若药物治疗有反应或治疗无效，可施行手术治疗。如为内在性子宫内膜异位症，年龄接近40岁，或已有子女，不伴有特征性子宫内膜异位者，可行全子宫切除术，保留双侧附件。但有外在性子宫内膜异位症而病灶不能清除者，则严格附件切除。对年轻打算生育而子宫内膜异位症局限在子宫一处者，可行病变区域性切除术。

D. 放射治疗：病变区域在肠道、泌尿道或盆腔结缔组织等处进行手术比较困难，或内分泌治疗没有效果，或更年期停经后又反复复发，或患者身体素质不好，或其他原因如过于肥胖，对手术有很大顾虑等，也可采取放射治疗，造成人工绝经。通常采用子宫腔镭疗或钴放射治疗，使卵巢功能不全，导致异位内膜萎缩。

七、痛经的预防

1. 预防　女性因为月经、白带、妊娠、生产、流产的特殊生理现象以及生理结构，比较容易感染病菌，使机体生病而诱发其痛经。所以平时注意保持良好的卫生习惯，能有效预防痛经。

（1）学习掌握月经卫生知识：月经初潮的来临，是女性生殖器官发育的表现，然而有些年轻女性由于对月经出血现象认识不够，会有恐惧、紧张与害羞等心理变化。这些不良的心理变化过度持久刺激，则易造成心肌紊乱，血行不畅而诱发痛经。因而女青年多学习一些有关的生理卫生知识，消除对月经产生的误解，消除或改善不良的心理变化，是预防痛经的首要问题。

（2）生活起居要有一定规律：就是坚持锻炼身体，保持健康，凡事要有一定的度，使机体能适应自然环境的变化，饮食、起居、劳动等要有节制并科学安排，才不容易生病。由于女性特殊的生理结构，在生活与工作方面必须要合理安排，有一定的规律。不宜过食生冷、不宜久居寒湿之地、不宜过劳等，尤其是月经期更需要避免寒冷刺激、淋雨涉水、剧烈运动和过度精神刺激等。

（3）积极做好经期卫生保健：妇女月经期时机体免疫能力和抵抗病菌侵袭的能力降低，容易感染病菌发病。注意经期卫生，可预防痛经，特别是对继发性痛经。经期，无论是个人卫生，还是饮食调养、隋志调养、劳动锻炼等，都要恪守一定的保护措施，避免引起痛经，以保证其休养生息。

（4）锻炼身体提高免疫力：经常锻炼身体，增强体质，减少和防止疾病发生。体育锻炼能使血流畅通，气息通畅，可防治疾病，从而使身体康健。女性通过参加一些体育锻炼，对于预防和治疗月经期腹痛也是有好处的。

（5）积极进行妇科病的诊治：定期去医院检查和治疗妇科病，是预防痛经的一项重要举措。首先月经期应尽显避免进行一些不必要的妇科检查及各种手术。若行放环术以及妇科检查等，均应在月经干净后3~7天内进行，这样可防止细菌感染。再则在行剖宫产、子宫切开术时，可避免造成子宫内膜异位症。关键是发现患有妇科疾病，要做到积极治疗，以去除引起痛经的痛感。

总之，预防痛经，要从月经初潮出现开始，首先进行预防，直至更年期停经之后才能放松。特别是中年妇女，要重视这个问题，必须注意个人卫生，确保采取预防治病灶措施，发生痛经病后就要积极进行检查和治疗，以保证自己的身体健康。

2. 调养　调养是指痛经患者根据自己的实际情况，为了配合治疗所采取的一系列自我调养的方法，以促进身体康健。

（1）悦心畅神，安定情志：痛经患者大多具有性情易紧张、恐惧的心理变化，每至月经来临而加剧精神负担。作为这一类病，患者要调整精神，使自身心情舒畅，消除不良的心理变化，特别是月经之前一定要有轻松愉快的心情，否则精神过度紧张、恐惧、抑郁等，会直接影响肺腑气机，使疼痛加重，不利康复。尤其是少女，应掌握月经生理知识，解除疑惑，以消除精神负担。

（2）注意卫生，祛除病邪：某些痛经是出于不注重个人卫生所造成的。如月经期间男女同房、外阴不卫生、细菌上行感染等所引起的盆腔炎、宫颈炎、子宫内膜结核等。故而有良好的个人卫生习惯，特别是月经期的卫生，有助于痛经的康复。一是要绝对禁止经期性交、坐浴等；二是勤洗外阴部，平时注意冲洗阴道，勤换洗内衣、卫生巾，月经垫要洁净、消毒，以杜绝细菌上行感染。

（3）饮食有节，识病用膳：俗话说："十分病，七分养。"合理的饮食，不但能增强体质，补充机体所需的各种营养，而且能促进疾病的恢复，痛经患者在调养过程中，要针对自己的病情选择和调配饮食。一般来讲，痛经患者不可食用寒冰、酸涩的食物，可多食用一些温热的食物。

（4）劳逸适度，起居有常：劳逸有度是说痛经患者，切勿要过度劳累，运动要掌握适度。适当活动的本身，就能帮助经血运行，缓解疼痛。可是月经期要适当休息，保持体力，以增强抗御疼痛的能力。必须养成良好的生活规律，适当活动，以调动心理的积极因素，提升战胜病邪的能力，促进机体早日康复。

（金月梅）

第五节　闭经

闭经（amenorrhea）为月经从未来潮或异常停止。闭经可分为生理性闭经和病理性闭经。本节仅介绍病理性闭经。

一、概述

闭经分为原发性和继发性闭经两种。

1. 原发性闭经（primary amenorrhea）　是指女性年满16岁尚无月经来潮，或14岁尚无第二性征发育，或第二性征发育已过两年而月经仍未来潮者为原发性闭经。此定义以正常青春期应出现第二性征发育和月经初潮的年龄退后两个标准差年龄为依据。

2. 继发性闭经（secondary amenorrhea）　是指月经建立后月经停止，停经持续时间相当于既往3个月经周期以上的总时间或月经停止6个月者。

二、诊断

闭经的原因很多，是许多疾病的一种表现，其诊断要根据病史、体格检查和相关的辅助检查找出导致闭经的原发病因，才能最终诊断其类型、发生部位。因此，详细了解闭经患者的发病史、月经史、生育史、个人史十分重要。

1. 病史

（1）现病史：了解末次月经时间，并区分是自然月经或激素治疗后的撤退性出血。了解发病前有无诱因，如环境改变、精神刺激、过度劳累、寒冷刺激等，精神心理因素、节制饮食或厌食所致的明显体重下降，消耗性疾病引起的严重营养不良等。

（2）月经史：原发性闭经患者应询问有无自然的乳房发育、性毛生长、身高增长；继发性闭经者应询问初潮年龄、周期、经期、经量等。闭经以来有无伴发症状，如早孕样反应、腹痛、溢乳、视力改变、体重增加、围绝经症状等。曾做过什么检查，用过哪些药物等。最近的两次月经日期要问清楚。

（3）婚育史：包括婚姻状况、结婚年龄、避孕方法、使用时间等。妊娠生育史包括妊娠次数、分娩次数，有无难产、大出血和手术产情况、有无产后并发症；流产次数、方法、有无并发症等；有无人流、取环等可能造成子宫内膜损伤的病史。

（4）既往史：幼年有无腮腺炎、结核、脑炎、脑部创伤史、生殖器官感染史。有无垂体肿瘤、垂体手术、垂体外伤等病史。有无其他内分泌疾病史，如甲状腺、肾上腺和胰腺等异常病史。

（5）个人史：个人生活习惯、学习工作压力、环境改变、运动强度、家庭关系等。

（6）家族史：母亲、姐妹有无早绝经的病史，父母是否近亲结婚等。

2. 临床表现和体格检查

（1）临床表现：16 岁月经从未来潮，为原发闭经；原来月经正常，排除妊娠和哺乳，月经停止 6 个月以上，为继发闭经。

（2）体格检查

1）全身检查：包括全身发育状况、有无畸形；测量身高、体重、四肢与躯干的比例，五官特征，观察精神状态、智力发育、营养状等，对毛发分布和浓密程度进行评分，评估乳房发育情况并检查是否溢乳，腹股沟和小腹部有无肿块等。

2）妇科检查：观察外生殖器发育情况，有无先天性畸形；检查子宫和卵巢的大小，有无肿块和结节，输卵管有无增粗和肿块等。

3. 辅助检查

（1）激素试验

1）孕激素试验：根据孕激素试验将闭经分为Ⅰ度闭经和Ⅱ度闭经，反映闭经的严重程度：卵巢具有分泌雌激素功能，有一定雌激素水平，用孕激素有撤退出血称Ⅰ度闭经；卵巢分泌雌激素功能缺陷或停止，雌激素水平低落，用孕激素无撤退出血，称Ⅱ度闭经。方法为黄体酮 20mg，肌内注射，共 3 ~ 5 天；或甲羟孕酮 8 ~ 10mg，每日一次，共 5 ~ 7 天；或达芙通 10mg，每日两次，5 ~ 7 天。停药后 2 ~ 7 日内有撤退性出血为阳性，即Ⅰ度闭经，表示生殖道完整，体内有一定水平的内源性雌激素，但有排卵障碍；如本试验为阴性，则为Ⅱ度闭经。

2）雌激素试验：孕激素试验阴性者行雌激素试验以排除子宫性闭经。口服雌激素（己烯雌酚 1mg，或炔雌醇 0.05mg，或倍美力 0.625mg，或补佳乐 1mg）每日一次，共 20 天，于用药第 16 天开始用孕激素制剂（黄体酮 20mg，肌内注射，每日一次；或甲羟孕酮 8 ~ 10mg，每日一次；或达芙通 10mg，每日两次）共 5 天。停药后 2 ~ 7 天内有撤退性出血者为阳性，表示子宫内膜正常，下生殖道无梗阻，病变系内源性雌激素缺乏引起；试验阴性表示病变在子宫，重复两个周期仍无出血，子宫或下生殖道梗阻可诊断。

3）垂体兴奋试验：对于 FSH 低于正常者，需用此试验确定病变在垂体还是下丘脑。方法是静脉注射 GnRH 50μg，于注射前及注射后 15、30、60、120 分钟分别采血测定 LH，峰值为注射前 2 倍以上为阳性，说明病变可能在下丘脑。阴性者人工周期治疗 1 ~ 3 个月后重复试验仍无反应者表示病变在垂体。若 FSH 升高不明显，LH 较基础值明显升高，伴有 LH/FSH > 3，提示可能是 PCOS。

（2）靶器官功能检查

1）子宫功能检查：诊断性刮宫或内膜活检适用于已婚妇女，用以了解宫腔深度、颈管和宫腔有无粘连。刮取内膜活检可以了解子宫内膜对卵巢激素的反应，诊断内膜结核、内膜息肉等疾病。

2）卵巢功能检查：包括基础体温测定、宫颈评分、宫颈脱落细胞检查等。

a. 基础体温测定：孕酮通过体温调节中枢使体温升高，正常有排卵的月经周期后半周期体温较前半周期升高 0.3 ~ 0.5℃，因此体温呈双相型提示卵巢有排卵和黄体形成。

b. 宫颈黏液检查：宫颈受雌、孕激素的影响会发生形态、宫颈黏液物理性状的改变。分为宫颈黏液评分和宫颈黏液结晶检查两种，前者是根据宫颈黏液的量、拉丝度、宫颈口张合的程度进行评分；后者根据黏液的结晶判断受雌激素影响的程度及是否受孕激素的影响。

c. 阴道脱落细胞检查：通过观察阴道脱落中表、中、底层细胞的比例，判断雌激素水平，一般表层细胞的比例越高反映雌激素水平越高。卵巢早衰患者出现不同程度的雌激素低落状态。

(3) 内分泌测定

1) 生殖激素测定：促性腺激素 FSH、LH 测定适用于雌激素试验阳性者，以区别雌激素缺乏是卵巢性或中枢性。高促性腺激素性腺功能低落 (hypergoadotropic hypogonadism)：FSH≥30IU/L，病变在卵巢；低促性腺激素性腺功能低落 (hypogoadotropic hypogonadism)：FSH 或 LH < 5IU/L，病变在中枢（下丘脑或垂体）。LH/FSH 比值增大可能患有 PCOS。E_2 测定可反映卵巢激素的水平，E≤50pg 卵巢功能低下，P≥15.9mmol 说明有排卵，T 高提示有 PCOS、卵巢男性化肿瘤、睾丸女性化疾病、肾上腺皮质疾病等可能。PRL 测定要在上午 9～11 时，空腹、安静状态下，避免应激因素影响。PRL > 25～30ng/mL 为高泌乳素血症，要根据病史寻找相应的病因。

2) 其他激素：甲状腺激素、肾上腺激素、胰岛素等的测定可以确定闭经的原发病因。

(4) 其他辅助检查

1) B 超：可了解盆腔有无肿块，了解子宫大小、内膜情况、宫腔内有无占位病变，卵巢的大小形态、卵泡大小数目、有无肿块，有无腹腔积液等。

2) 子宫输卵管造影 (HSG)：对于怀疑子宫疾病、结核、粘连者应行 HSG 检查，了解子宫是否有粘连、输卵管是否通畅等。

3) 宫腔镜检查：有助于明确子宫性闭经的病变性质，了解宫腔粘连的部位、程度、范围等，估计月经恢复的可能性；腹腔镜检查可以在直视下观察卵巢的外观、大小、形状等，明确闭经的病因，腔镜下可以行活检，卵巢活检有利于明确两性畸形的病因。

4) 电子计算机断层扫描 (CT) 或磁共振成像 (MRI)：可用于头部蝶鞍区的检查，有利于分析肿瘤的大小和性质，诊断空蝶鞍、垂体瘤等疾病。

5) 染色体检查：对于原发性闭经应常规进行外周血染色体检查，对鉴别先天性性腺发育不全的病因、两性畸形的病因有重要意义。

6) 自身免疫性抗体检测：与闭经有关的自身免疫性抗体包括抗肾上腺抗体、抗甲状腺微粒体抗体、抗卵巢抗体、抗胰岛细胞抗体等。

7) 其他：疑为结核者测定血沉、结核菌素试验、胸片；怀疑妊娠或相关疾病者应查 HCG。

三、治疗

引起闭经的原因复杂多样，有先天和后天因素，更有功能失调和器质性因素之分，因此治疗上要按照患病病因制定出不同的治疗方案，全身治疗和病因治疗相结合。

1. 一般治疗　月经正常来潮受神经内分泌调节，精神心理、社会环境、饮食营养对其有重大影响。另外闭经本身也会影响患者的身心健康。因此，全身治疗和心理调节对闭经患者十分必要。对于因精神创伤、学习和工作压力导致的精神应激性闭经要进行耐心的心理疏导；对于盲目节食减肥或服药减肥导致的闭经要指导其正确认识和利用适当途径进行体重控制，并告知过度节食减肥的弊端；对于偏食引起的营养不良要纠正饮食习惯；慢性疾病导致的营养不良要针对病因进行治疗，并适当增加营养。若闭经患者伴有自卑、消极的心理问题，要鼓励其树立信心，配合治疗，有助于月经早日恢复。

2. 激素治疗　对于原发性闭经患者，激素应用的目的是促进生长和第二性征发育，诱导人工月经来潮；对于继发性闭经患者，激素应用的目的是补充性激素，诱导正常月经，防止激素水平低下造成的生殖器官萎缩、骨质疏松等影响。

(1) 单纯雌激素应用

1) 促进身高生长：Turner 综合征患者及性腺发育不良患者缺乏青春期雌激素刺激产生的身高突增阶段，因此，这类患者在骨龄达到 13 岁以后，可以开始小剂量应用雌激素，如孕马雌酮（倍美力）0.300～0.625mg/d，戊酸雌二醇 1mg/d，可增快生长速度。也可使用生长激素，剂量为每周 0.5～1.0IU/kg，应用时间可早至 5～6 岁，但价格昂贵。

2) 促进第二性征和生殖器官发育：原发性闭经患者为低雌激素水平者，第二性征往往发育不良或完全不发育，应用小剂量雌激素模拟正常青春期水平，刺激女性第二性征和生殖器官发育，如孕马雌酮

（倍美力）0.300～625mg/d，戊酸雌二醇1mg/d，使用过程中定期检测子宫内膜厚度，当子宫内膜厚度超过6mm时，开始定期加用孕激素，造成撤退性出血——人工月经。

3）激素替代：当患者雌激素水平低下，而缺乏子宫或子宫因手术切除时，可单纯应用雌激素进行激素替代治疗，如孕马雌酮（倍美力）0.625mg/d、戊酸雌二醇1～2mg/d、炔雌醇0.012 5mg/d等。

（2）雌、孕激素联合：雌、孕激素序贯治疗：孕马雌酮（倍美力）0.625mg/d，或戊酸雌二醇1～2mg/d，从出血第5天开始应用，连续21～28天，最后10～14天加用孕激素，如甲羟孕酮8～10mg/d，或地屈孕酮10～20mg/d。

（3）单纯应用孕激素：对于有一定雌激素水平的Ⅰ度闭经，可以应用孕激素后半周期治疗，避免长期雌激素刺激缺乏孕激素抵抗造成子宫内膜过度增生。用药方法为，甲羟孕酮8～10mg/d，或地屈孕酮10～20mg/d，从出血第16天开始，连续应用10～14天。

3. 促孕治疗　对于有生育要求的妇女，有些闭经患者在进行数个周期的激素治疗后，排卵恢复，可自然孕育；但有些患者无法恢复自发排卵，要在周期治疗诱导生殖器官发育正常后，进行促排卵治疗。

（1）小剂量雌激素：对于卵巢早衰患者，卵巢内尚有少量残余卵泡，这类患者不论对氯米芬或尿促性素都不敏感，可以用小剂量雌激素期待治疗，孕马雌酮（倍美力）0.625mg/d，或戊酸雌二醇1mg/d，定期监测卵泡生长情况，当卵泡成熟时可用HCG 5 000～10 000IU促排卵。

（2）氯米芬（CC）：适应于有一定雌激素水平的闭经妇女。从撤退性出血第3～5天开始，50～200mg/d，连续5天，从最低剂量开始试用，若无效，下一周期可逐步增加剂量。使用促排卵药物过程中要严密监测卵巢大小和卵泡生长情况。

（3）尿促性素（HMG）：适应于中枢性闭经。自撤退出血3～5天开始，每天75IU，连续7天，若无反应可逐渐增加剂量，每次增加37.5～75IU，用药期间必需利用B超、宫颈评分、雌激素水平监测卵泡发育情况，随时调整剂量。当宫颈评分>8，优势卵泡>18mm时，可以注射HCG促排卵，HCG的注射剂量要根据卵泡的数量和卵巢的大小决定，以防引起卵巢过激反应。

（4）纯促卵泡激素（FSH）：每支含纯化的FSH75IU，该制剂主要适应于LH不低的患者，如PCOS患者，使用方法同HMG，在撤退性出血3～5天开始使用，每天75IU，连续7天，之后通过定期监测卵泡发育情况调整用药量，直至卵泡成熟，停止应用FSH。

（5）HCG：促卵泡治疗过程中观察到卵泡直径>18mm，或宫颈评分连续2天大于8分时，可以注射HCG 2 000～10 000IU/d，诱使卵泡排出。HCG的使用量要根据成熟卵泡的数量、卵巢的大小慎重选用，避免剂量使用不当造成卵巢过度刺激。

4. 对因治疗　引起闭经的原因很多，因此治疗闭经要结合其病因诊断，针对发病原因进行治疗。

（1）子宫及下生殖道因素闭经

1）下生殖道因素闭经：无孔处女膜可手术切开处女膜，有经血者进行引流，并用抗生素预防感染；小阴唇粘连者一经确诊应立即行钝性分离术，术后抗感染、局部应用雌激素预防术后再次粘连；阴道闭锁和阴道完全横膈需手术打通阴道，术后适当应用阴道模具避免粘连；阴道不全横膈可在孕育成功，分娩时予以切开；先天性无阴道无子宫者，可在婚前3个月进行阴道成形术，术后放置模具。

2）宫腔粘连：宫腔粘连的处理要根据粘连的部位、面积、程度、有无生育要求决定是否处理。宫腔完全粘连或虽部分粘连但不影响经血外流者，若患者无生育要求者，无须处理；如有生育要求，宫腔部分粘连，或宫颈粘连影响经血流出有周期性腹痛，应分解粘连。方法有：用宫腔探针或宫颈扩张器分离粘连，或在宫腔镜直视下分离粘连。粘连分离后放置IUD 3～6个月，同时应用雌孕激素序贯治疗支持内膜的修复和生长，预防再粘连。

（2）卵巢性闭经：不论是先天性卵巢发育不良，或是后天因素导致卵巢功能衰退、卵泡耗竭，均表现为促性腺激素增高，雌、孕激素水平低下。

1）原发性卵巢性闭经：这类患者第二性征发育不良或不发育，因此，在骨龄达到13岁时应用小剂量雌激素促进生长和第二性征发育，当子宫内膜发育到一定程度开始使用雌、孕激素联合治疗诱发月经。该类患者由于卵巢内缺乏生殖细胞和卵泡，因此，不能孕育自己的孩子，如子宫发育正常，婚后可以借助他人供卵生育。

2）继发性卵巢性闭经：这类闭经引起的原因不详，治疗上亦无法针对病因。对于无生育要求的，应进行雌孕激素联合替代治疗，维持月经、避免生殖器官萎缩、预防骨质疏松等疾病。对于有生育要求，而卵巢内又有残存卵泡者，雌孕激素序贯治疗数周期后，有部分患者可恢复排卵而受孕；若不能自发恢复可试用促排卵治疗，但这类患者的卵巢对促排卵药物的敏感性差，生育希望较小。继发性卵巢性闭经患者，闭经时间越短，治疗后排卵恢复率越高，反之，排卵恢复率极低。

（3）垂体性闭经：多为器质性原因引起的闭经，如垂体瘤、空蝶鞍综合征、席汉综合征，要针对病因治疗。

1）垂体瘤：如前文所述，垂体瘤种类很多，各具不同的分泌功能，因此除了瘤体增大时的神经压迫症状外，对健康产生的影响依据其分泌的激素而不同。一般而言，垂体肿瘤通过手术切除可以根治，但近年来的研究和医学发展使垂体肿瘤的药物治疗成为可能。垂体催乳素瘤是引起闭经的主要原因之一，该病可以手术治疗，如开颅术、经蝶鞍术等，但垂体催乳素瘤手术常常造成肿瘤切除不全或正常垂体组织损伤，近年来药物治疗获得了巨大的进展，逐渐替代手术成为首选治疗方法。目前垂体催乳素瘤的首选治疗药物是溴隐亭，为多巴胺受体激动剂，每片 2.5mg，可从 1.25mg 开始给药，2 次/d，餐时或餐后给药，3 天无不适可逐渐加量，最大剂量 10mg/d。该药的主要副反应是胃肠道刺激症状，如不能适应，也可改用阴道给药，资料报道与口服生物利用度相似。另外，还有长效溴隐亭，每 28 天注射一次，一次 50～100mg，最大剂量 200mg，不良反应小，疗效好，可用于对口服溴隐亭不能耐受的患者。还有一种是诺果宁，是非麦角碱类多巴胺受体 D$_2$ 激动剂，为新一代高效抗 PRL 药，治疗初始剂量为 25μg/d，第二、第三天为 50μg/d，维持量为 75～150μg/d，该药副反应小、使用安全，但目前国内市场尚无销售。由于 PRL 降为正常后可以立即恢复自发排卵，因此对于已婚妇女，如不避孕可能很快怀孕，但建议如果是垂体瘤患者，最好是 PRL 控制正常一年后怀孕。尽管目前尚无任何资料证明溴隐亭对胚胎有害，但慎重起见，推荐妊娠期，特别是三个月以内停用溴隐亭。妊娠过程中定期观察 PRL 变化，有无头痛、视力下降等症状，如有催乳素瘤复发或加重，可立即使用溴隐亭，能迅速控制症状，控制不住可以立即手术。

2）希汉综合征：由于希汉综合征通常造成垂体分泌促性腺激素、促甲状腺素、促肾上腺素功能的损伤，因此根据患者的具体情况，需进行雌、孕激素、甲状腺素和肾上腺皮质激素三方面的补充替代治疗。雌、孕激素采用序贯治疗；肾上腺皮质激素采用泼尼松 5～10mg/d 或醋酸可的松 25mg/d，晨服 2/3，下午服 1/3；甲状腺素片 30～60mg/d。该病如果没有子宫和输卵管的损伤，如有生育要求，轻型者可用 CC 促排卵，重者可以用 HMG/HCG 促排卵治疗，排卵后建议使用黄体酮维持黄体功能。

（4）中枢性闭经：中枢性闭经的病因多为精神心理、应激相关因素，因此针对诱因进行治疗十分重要；部分为先天性下丘脑神经元发育异常导致，主要是进行激素替代，有生育要求者进行促排卵助孕。

1）Kallmann 综合征：由于这种先天性的中枢异常无法纠正，因此，需用激素替代方法补充治疗及诱导月经来潮。而卵巢本身并无异常，只是缺乏促性腺激素的刺激使其功能处于静止状态，给予外源性促性腺激素可以诱导卵巢内卵泡的发育和成熟。因此，该病的治疗分两个阶段，首先是激素替代治疗，用小剂量雌激素治疗促进第二性征的发育和生殖器官的发育，到生殖器官发育到一定阶段时，单纯雌激素治疗改为雌、孕激素联合治疗诱导月经来潮；当患者结婚有生育要求时，可用 HMG 和 HCG 诱导排卵，或用 GnRH 脉冲法诱导排卵，后者由于操作困难使用较少。

2）特发性低促性腺素性腺功能低下（IHH）：治疗同 Kallmann 综合征，用激素替代方法补充治疗及诱导月经来潮，有生育要求时，给予外源性促性腺激素诱导卵巢内卵泡的发育成熟和排卵。

3）继发性低促性腺素性腺功能低下：用周期性治疗诱导月经来潮，连续 3～6 个月。

（金月梅）

第五章

子宫内膜癌

第一节 概述

子宫内膜癌（endometrial carcinoma）又称子宫体癌（carcinoma of uterine corpus），是指原发于子宫内膜的一组上皮性恶性肿瘤，其中多数为起源于内膜腺体的腺癌，称子宫内膜腺癌（adenocarcinoma of endometrium）或子宫内膜祥腺癌（endometrioid adenocarcinoma）。

子宫内膜癌为女性生殖道常见三大恶性肿瘤之一，约占女性总癌瘤7%，占女性生殖道恶性肿瘤20%～30%。多见于老年妇女，多数患者诊断时病变尚局限于子宫，故预后较好。近二十多年由于手术－病理分期在世界范围内广泛应用，选择适宜的术后辅助治疗，其5年总存活率已由67%上升为77.6%；Ⅰ期5年存活率由70%～76%提高到88%。

近20多年来在世界范围内子宫内膜癌发病率有上升趋势，其发病率高低有种族、地域性差异，以北美、北欧地区发病率最高，亚洲日本、印度等国发病率较低。

国内外子宫内膜癌的发病率及其与宫颈癌的收治比例也有明显增加趋势。由于子宫颈病变的早期治疗，子宫颈癌发病率有明显下降，内膜癌与子宫颈癌的发病比例已由50年代的1∶（5～10），变为1∶3或1∶（1.1～1.5）。国内尚缺乏大范围确切的流行病学调查资料，但从有关对子宫内膜癌与子宫颈癌收治比率的变化可以反映出内膜癌发病率上升，与世界其他国家相近。

（1）人类寿命延长，使高龄妇女增多及内膜癌高发年龄人群量增大，肥胖妇女人数增加亦为内膜癌发病率增加原因。

（2）近年来子宫颈癌筛查工作广泛的开展，世界范围内宫颈癌癌前病变得以早期诊治，浸润癌发病率有所下降，子宫内膜癌病例数相对增加。

（3）外源性雌激素的广泛应用，特别是无孕激素拮抗单纯的刺激素补充疗法（unopposed estrogen replacement therapy）使用，使子宫内膜增生，非典型增生致使癌变。

（4）医疗保健知识普及及诊断技术的进步，使内膜癌能早期发现、确诊。

（5）病理诊断标准不够统一和明确，以致诊断的困难，如重度不典型增生与原位癌和高分化腺癌，在病理诊断界限可能出现困难或混淆等。

子宫内膜癌病死率占女性全身肿瘤3%，居第6位。死亡率升高可能与人类寿命延长高龄患者增多，内科并发症及肥胖患者增多，恶性程度高、癌变类型增多，或就诊时为晚期，或未能接受适宜的相关诊治等有关。发病的高龄年龄组为50～60岁，中位年龄数为61岁。70%为绝经后妇女，20%病例诊断时为绝经前妇女，40岁以下内膜癌约占5%。

子宫内膜癌可分为Ⅲ种类型，Ⅰ型：占70%，为与雌激素增高相关或雌激素依赖型（estrogendependent or E. related type）常见于年轻、肥胖或为绝经后妇女，发病与雌激素相关。其病理类型为子宫内膜样腺癌（endometrioid adenocarcinoma），多为高分化，其癌前病变为子宫内膜不典型增生，预后好。Ⅱ型子宫内膜癌（estrogen independent type），其病理类型为子宫浆液性腺癌、透明细胞癌（serous clear cell adenocarcinoma）、未分化癌及内膜癌中特殊类病例类型，其发病与雌激素无关，多由基因突变所致，约占10%。其中癌肉瘤属化生癌瘤，恶性程度高，预后差。Ⅲ型为与遗传性或基因疾病，其发生与家族遗传性相关，约占子宫内膜癌的10%，其中5%为LynchⅡ综合征患者，即遗传性非息肉样直肠结肠病综合征（hereditery nonpolyosiscolorectal cancer，HNPCC）患者。可为任何病理类型和级别，其中35%为晚期或低分化癌瘤。HNPCC患者为内膜癌的高危人群，可行基因检测（PMS2，MLH1，MSH2，PMS1等）诊断，应为监测对象。近年来对此三类型内膜癌的临床及基础研究均有较大的进展，并为研究和开发新的肿瘤标记物和靶向治疗奠定了基础并正在探索。如Ⅰ型的内膜癌中PTEN缺失或突变率高，Ⅱ型中子宫内膜癌中p53突变率高HER-2癌基因过度表达等研究。

手术治疗是子宫内膜癌治疗的重要治疗方法之一，自1988年FIGO实行手术分期以来，目前手术治疗已成为对内膜癌的主要治疗手段。手术分期有助于准确判断癌变范围及预后，决定术后辅助治疗的选用。盆腔淋巴结及腹主动脉旁淋巴结切除是子宫内膜癌分期手术中的重要组成部分。淋巴结有无转移是决定术后是否采用辅助放疗的重要依据。

放疗仍为子宫内膜癌主要的治疗方法之一，术后放疗的主要争议是对手术分期确定病变局限于子宫时（Ⅰ、Ⅱ期），若无复发高危因素（低危组）可不行术后放疗；若有复发高危因素（中危组）术后不行外照射，可仅行阴道腔内照射后，其预后均好。因中危组中复发者均为Ⅰc，G3，70%以上为阴道穹窿复发，故术后多采用阴道腔内照射，避免了外照射所致并发症。在子宫内膜化疗方面已有较大的进展，化疗已成为局部晚期或有远处转移子宫内膜癌重要（标准）治疗方法。在对Ⅲ，Ⅳ期任何组织学类型内膜癌前瞻性研究中比较全腹照射（WAR）和AP方案7疗程化疗疗效，化疗组5年生存率较放疗组高13%（55%：42%，P=0.004）。内膜癌对现代化疗方案敏感性较高，化疗中最有效药物为铂类，常用化疗方案为AP，TP方案。对早期高危患者化疗研究已引起关注；在对高危类型，晚期子宫内膜癌治疗方面比较放化疗是否优于单独放疗方面已有报道。激素治疗中以孕激素治疗为主，有毒性低的优点，多用于Ⅳ期，高龄、放疗后复发，或因血液毒性原因不能接受化疗等患者，但有效率仅20%左右。近年来雌激素受体抑制剂及芳香化酶抑制剂等药物也应用于晚期或复发性子宫内膜癌患者治疗。

年轻早期子宫内膜癌患者在保留卵巢和雌激素补充治疗方面亦有较大进展：内膜癌中5%患者为40岁以下，近年来年轻患者有增多趋势，对这组年轻早期内膜癌患者保留卵巢，或术后雌激素补充治疗为临床处理应予考虑的问题，年轻内膜癌患者保留卵巢是有一定风险的。手术分期确定为Ⅰa期G1，G2者，无遗传性高危因素者；有条件密切随访者，和愿意保留卵巢承担风险者方可行卵巢保留，即仅可对严格选择病例保留卵巢。

在对年轻早期子宫内膜癌患者保留生育功能方面，近年来亦进行了较多的研究和探索，目前亦均为选择性病例；应用高效孕激素治疗已有210余例成功报道，有效率为77%。尚无统一的纳入或排除标准，多数作者选择为子宫内膜样癌Ⅰa，G1，G2，无肌层受累，患者年龄<40岁，无家族癌瘤史（乳癌、卵巢癌等），无不孕疾患，强烈要求保留生育功能者。由于非手术治疗期间可能有癌变进展等风险，应密切随访，定期诊刮。完成生育后仍以切除癌变子宫为好。

内膜癌中多数为子宫内膜样癌，术前充分评估，制定适宜手术分期治疗，根据复发高危因素选用术后辅助治疗。对Ⅱ型子宫内膜癌及癌肉瘤等恶性内膜癌应按特殊病理类型采用手术及放化疗治疗。对内膜癌发病机制、基因和分子病理学方面研究的进展，使寻求新的内膜癌肿瘤标志物和内膜癌靶向治疗药物研究成为可能。对高危、晚期内膜癌、复发癌的化疗放疗，联合治疗的多中心临床研究亦在进行中。子宫内膜癌是常见的妇科癌症，内膜癌与肥胖一样已成为影响公众健康的疾病；世界范围内妇科肿瘤医师们将为内膜癌预防、早期发现、适宜手术治疗和辅助治疗进行总结研究，为提高疗效，降低内膜癌患者死亡率而共同不懈努力。

（金月梅）

第二节　发病相关因素

子宫内膜癌的病因尚未完全清楚。一般认为子宫内膜癌分为两种类型即雌激素依赖性子宫内膜癌

（Ⅰ型）及雌激素非依赖性子宫内膜癌（Ⅱ型）。Ⅰ型主要与缺乏孕激素拮抗的长期雌激素刺激有关，包括内源性及外源性雌激素作用。分子生物学方面的研究显示此型子宫内膜癌与PTEN、K－ras等基因突变有关。Ⅱ型子宫内膜癌与雌激素刺激无关，多与p53等基因突变有关。两种类型的分型最早于1983年由病理学家Bokhman提出，他对366例子宫内膜癌患者进行前瞻性研究，根据临床及病理学特点，首先提出子宫内膜癌分为Ⅰ型、Ⅱ型两种类型。Ⅰ型子宫内膜癌约占75%～85%，患者肥胖，发病年龄较Ⅱ型患者年轻。往往并发高雌激素、糖尿病、高血压等代谢紊乱症状，可同时伴发出现子宫肌瘤或子宫腺肌症。癌多由子宫内膜不典型增生进展而来，病理学类型主要为中、高分化的子宫内膜样腺癌，大多有雌激素受体及孕激素受体表达，对孕激素敏感，预后较好。Ⅱ型子宫内膜癌约占10%，患者往往无肥胖，发病年龄较Ⅰ型晚，癌与子宫内膜增生无关，多来源于萎缩子宫内膜，肿瘤进展较Ⅰ型快，病理类型多为浆液性癌、癌肉瘤及未分化癌等特殊病理类型，分化差，癌细胞雌激素受体、孕激素受体不表达或仅有弱表达，对孕激素治疗不敏感，预后差。这一分型目前已被广泛接受。但有些内膜癌在归类于Ⅰ型还是Ⅱ型子宫内膜癌上尚存在困扰，其一是伴有肥胖、高血压等Ⅰ型子宫内膜癌所特有的高危因素的透明细胞癌患者是否归类于Ⅰ型；其二是无高血压、肥胖、糖尿病等常见雌激素高危因素的低分化子宫内膜样腺癌是否归类于Ⅱ型，目前均尚无定论，需要进一步深入研究。将来分子生物学的分型可能会解决这个问题。

还有5%～10%的子宫内膜癌其发生与遗传因素相关，属于遗传性非息肉性结直肠综合征（hereditary nonpolyposis colorectal carcinoma，HNPCC）最常见的肠外表现。由于HNPCC家族女性成员患子宫内膜癌的风险高达50%，故HNPCC相关子宫内膜癌病因学研究也已经备受关注。认为此型主要由DNA错配修复基因（DNA mismatch repair gene，MMR）突变引起。

不同类型的子宫内膜癌发病机制不同，其相关发病相关因素及机制分述如下：

（一）Ⅰ型子宫内膜癌发病相关因素

1. 无排卵　主要见于无排卵性功能失调性子宫出血、多囊卵巢综合征（PCOS）。因排卵障碍子宫内膜长期受雌激素刺激而无孕激素拮抗所致。长期无排卵所致的子宫内膜癌一般为子宫内膜样腺癌，故目前对于年轻Ⅰa期、高分化子宫内膜样腺癌、PR阳性、迫切要求保留生育功能的患者，予以高效孕激素保守治疗，不仅子宫内膜转复正常，经促排卵等助孕治疗后成功妊娠的报道日渐增多，这从另一个侧面反映出雌、孕激素相辅相成共同维持子宫内膜周期性变化的重要性，一旦出现雌激素绝对或相对增多、孕激素绝对或相对缺乏都会使内膜稳态失调，缺乏正常周期性变化，继而发生癌变。

2. 月经生育因素　初潮年龄小、绝经延迟、不孕、不育或少育均增加EC风险，这与子宫内膜累积的高雌激素和低孕激素暴露有关。研究证实≥15岁较≤12岁初潮者EC风险降低，≥55岁较≤50岁绝经者EC风险增加。很多研究已经证实不孕患者子宫内膜癌风险明显增加，不孕使子宫内膜癌风险增加4.8倍，其中慢性无排卵性不孕使内膜癌风险增加10.3倍。此外，未产妇女发生子宫内膜癌的风险增加2～3倍，随着产次的增加发生子宫内膜癌的风险有所下降。初产年龄对子宫内膜癌发病的影响还存在争议，但末次生产年龄晚是独立的EC保护因素已为大规模流行病学研究证实，而且，这种保护作用对两型EC患者都存在，末次生产年龄≥40岁较≤25岁者EC风险降低44%，末次生产年龄每推迟5年，EC风险降低大约13%。

3. 多囊卵巢综合征（polycystic ovary syndrome，PCOS）　PCOS和子宫内膜癌发病的相关性目前尚缺乏大规模前瞻性队列研究数据。流行病学及横断面研究证实PCOS患者中EC发生率高达37%；在40岁以下的内膜癌患者中，大约有19%～25%患有PCOS；PCOS患者发生EC的风险较非PCOS者增加3～4倍。这可能与PCOS患者内分泌、代谢紊乱有关，PCOS多存在排卵障碍、肥胖、胰岛素抵抗和高雄激素血症，无孕酮拮抗的雌激素、高雄激素血症、继发于胰岛素抵抗的高胰岛素血症、肥胖及脂肪因子交叉协同作用，致使子宫内膜发生不典型增生甚至癌变。

4. 糖尿病、高血压　众多流行病学研究均支持糖尿病是子宫内膜癌的独立危险因素。糖尿病患者发生子宫内膜癌的风险较非糖尿病患者群增加2～4倍。肥胖人群中患糖尿病者患癌风险是非糖尿病患者的3倍；肥胖且患糖尿病患者群的患癌风险是非肥胖且非糖尿病患者群的6倍；肥胖、患糖尿病且缺乏运动者患癌风险是非肥胖未患糖尿病且积极锻炼人群的10倍；糖尿病患者中积极锻炼人群患癌风险并不增加。这个结果提示糖尿病是子宫内膜癌发病的独立因素；糖尿病、肥胖具有协同效应。

国内外许多病例—对照研究表明，高血压是与子宫内膜癌发生相关的危险因素，但仍需进一步的证据加以证实。肥胖（BMI≥30kg/m²）人群发生子宫内膜癌的风险是非肥胖人群的2.6倍。在肥胖人群中，高血压女性（BP≥140/90mmHg）患子宫内膜癌的风险是非高血压者（BP≤140/90mmHg）的3.5倍。

5. 肥胖　肥胖一直被认为是子宫内膜癌的高危因素。30%的子宫内膜癌患者并发肥胖，肥胖者患子宫内膜癌的发病风险增加2~3倍，且肥胖尤其是中心型肥胖与子宫内膜癌的不良预后相关。BMI反映机体的肥胖程度，具体计算方法是以体重（千克，kg）除以身高（米，m）的平方，即BMI=体重/身高²（kg/m²）。国际上通常用世界卫生组织（WHO）制定的体质指数界限值，即体质指数在25.0~29.9为超重，大于等于30为肥胖。中国人的BMI标准，BMI值“24”为中国成人超重的界限，BMI“28”为肥胖的界限；女性腰围≥80cm为腹部脂肪蓄积的界限。

肥胖、糖尿病、高血压被称为子宫内膜癌“三联征”。以往认为肥胖者皮下及腹部脂肪堆积，雄烯二酮可在脂肪组织内经芳香化酶作用下转化为雌酮，雌酮是绝经后妇女雌激素主要来源，使绝经后妇女子宫内膜发生恶性转化。绝经前肥胖患者往往伴有黄体期孕激素分泌不足，或伴有月经失调甚至闭经，绝经后肥胖患者脂肪组织多，其腺外转化作用强，故令子宫内膜长期受到缺乏孕激素拮抗的雌激素作用，进而增加了患子宫内膜癌的风险。而肥胖、糖尿病和高血压可能都是下丘脑-垂体-肾上腺功能失调或代谢异常引起的代谢综合征的表现。垂体功能异常，其促性腺功能也可能不正常，故卵巢无排卵功能，无孕激素分泌，使得子宫内膜受到雌激素的持续刺激。目前对肥胖、糖尿病、高血压在子宫内膜癌发病机制方面有了进一步认识，主要是胰岛素抵抗及脂肪细胞内分泌系统对子宫内膜癌发生的意义。

肥胖、糖尿病、高血压都是代谢综合征的重要症状。代谢综合征的核心是中心型肥胖，病理生理学基础是胰岛素抵抗。流行病学显示子宫内膜癌患者的血清胰岛素水平高于正常人群，子宫内膜癌患者中普遍存在胰岛素抵抗。胰岛素抵抗、高胰岛素血症是联系肥胖、糖尿病、高血压与子宫内膜癌的桥梁。胰岛素作为生长因子在子宫内膜癌发生中的作用机制包括：①直接作用：胰岛素可通过PI3K/Akt和（或）MEK/ERK信号通路直接促进子宫内膜癌细胞增殖和迁移，抑制其凋亡。②间接作用：胰岛素通过抑制性激素结合蛋白（sex hormone binding globin，SHBG）的合成，从而减少其与雌激素的结合，导致游离雌激素水平升高，持续作用于子宫内膜；胰岛素还通过降低血中胰岛素样生长因子结合蛋白-1（insulin like growth factor binding protein-1，IGFBP-1）及胰岛素样生长因子结合蛋白-3（insulin like growth factor binding protein-3，IGFBP-3）水平，减少二者与胰岛素样生长因子-1（insulin like growth factor-1，EGF-1）的结合，导致游离IGF-1水平升高，而IGF-1可以促进子宫内膜癌细胞的生长。此外，国内还发现胰岛素在致癌方面的协同作用，即与雌激素通过信号传导通路的串联对话（cross-talk），与雌激素协同发挥促进子宫内膜癌生长的作用。脂肪组织是体内重要的内分泌器官，可分泌一系列激素和脂肪因子，肥胖症者脂肪组织增加，脂肪组织分泌功能紊乱，导致体内脂肪因子如脂联素、瘦素、抵抗素、内脂素等异常增加或降低，从而影响子宫内膜癌的发生。有研究发现子宫内膜癌患者血清脂联素水平明显低于对照组，是子宫内膜癌呈负相关的独立危险因素。体外实验也证实脂联素可抑制子宫内膜癌细胞增殖。瘦素在调节体重和能量平衡方面具有重要作用，流行病学研究发现子宫内膜癌患者瘦素水平高于对照组。瘦素可通过STAT、ERK、PI3K/Akt等途径促进子宫内膜癌细胞增殖。肥胖者往往出现全身的低度炎症状态。这与脂肪细胞分泌的炎症因子如C反应蛋白、TNF-α、IL-6、IL-1、趋化因子等增加，抗炎因子如IL-10、IL-1α等减少有关。也有研究发现这些炎症因子、抗炎因子与子宫内膜癌发生有关，但仍需更多深入的研究证据。

6. 卵巢肿瘤　产生雌激素的卵巢肿瘤，如颗粒细胞瘤和卵泡膜细胞瘤可以与子宫内膜癌并发。Nocito等人对其所在医院收治的50例卵泡膜细胞瘤患者进行分析，其中5人并发子宫内膜癌，13例并发子宫内膜癌单纯增生，4人并发子宫内膜息肉。

7. 外源性雌激素　临床多见于长期单独应用雌激素补充治疗的绝经或早衰患者以及长期使用他莫

昔芬的乳腺癌妇女。

许多研究指出了雌激素补充治疗与内膜癌的关系。应用雌激素补充治疗者患 EC 的风险是未应用者的 3～4 倍，其风险大小与雌激素的剂量，特别是与用药时间有关。用雌激素大于 10 年者，患内膜癌风险较不用者增加了 10 倍。应用雌激素补充治疗的性腺功能不全或 Turner 综合征的年轻患者有 EC 报道。激素补充治疗已在半个世纪的国内外临床应用中获得较大进步，从循证医学方面提出了一些结论性意见：在激素补充治疗时，有子宫的妇女，必须加用孕激素，且孕激素使用时间每周期至少 10 天，可以阻止子宫内膜过度增生，EC 相对风险降低，提高激素补充治疗的安全性。

他莫昔芬是乳腺癌常用的内分泌治疗药物。作为乳腺癌的基本辅助治疗药物，他莫昔芬的应用日渐增多。他莫昔芬是第一代选择性雌激素受体调节剂，与不同的靶组织受体结合后具有抗雌激素作用和类雌激素作用。因他莫昔芬在乳腺发挥抗雌激素作用，能够明显降乳腺癌的发病率、复发率和死亡率，改善乳腺癌患者的预后，1978 年经美国 FDA 认证作为 ER 阳性乳腺癌预防和辅助治疗的基本药物在全国范围内广泛应用，但其类雌激素作用增加内膜癌的风险也随之受到关注。继 1985 年 killackey 首次报道乳腺癌术后长期应用他莫昔芬增加子宫内膜癌风险后，相关报道不断增加。对于他莫昔芬能否直接导致子宫内膜癌变，国内外研究尚存在争议，但是绝大多数研究认为长期服用他莫昔芬增加子宫内膜癌风险。其中，最有影响力的是美国国立乳腺癌和肠道外科辅助治疗项目（NSABP），该大规模随机对照研究认为他莫昔芬在子宫内膜表现为雌激素样作用；服用他莫昔芬者 EC 的发生风险增加 2.53 倍，且这种风险随服用他莫昔芬时间的延长而增加。另有研究发现他莫昔芬增加子宫内膜癌风险是时间依赖而并非剂量依赖的，服用他莫昔芬超过 5 年不但不增加乳腺癌获益，还可能增加子宫内膜癌和心血管事件风险。另外，他莫昔芬增加内膜癌风险可能与患者是否绝经有关，NSABP 研究发现他莫昔芬的子宫内膜癌风险突出表现在年龄≥50 岁者，韩国服用他莫昔芬的乳腺癌患者发生子宫内膜癌的风险较美国低，可能是因为他莫昔芬在韩国的应用多限于绝经前，尤其是＜40 岁的乳腺癌患者。研究证实他莫昔芬在绝经前子宫表现为抗雌激素作用，而在绝经后子宫表现类雌激素作用，这就从某种程度上解释了一些研究未发现绝经前乳腺癌患者服用他莫昔芬增加内膜癌风险的原因。基于以上对他莫昔芬增加子宫内膜癌风险的报道，新型选择性雌激素受体调节剂雷诺昔芬受到关注。较他莫昔芬，雷诺昔芬在子宫内膜发挥抗雌激素或中性作用，具有相对低的子宫内膜病变率，同时它是一种被确认的防治骨质疏松有效药物，因其在骨组织发挥类雌激素作用而能增加骨量、防治骨丢失，故不失为乳腺癌患者的重要选择，尤其对于同时存在绝经后骨质疏松的患者。他莫昔芬和雷诺昔芬对于子宫内膜影响不同，机制可能在于两者对雌激素受体的不同亚型具有不同的亲和性，对子宫内膜雌激素生物合成和代谢过程相关基因表达产生不同调节。但是对于乳腺癌患者而言，服用他莫昔芬的获益是非常明显的，服用他莫昔芬可以预防 121.3/1 000 的乳腺癌相关事件发生，而同期引起子宫内膜病变的相关事件为 6.3/1 000。所以要用风险/收益比来看待他莫昔芬的使用，对于服用他莫昔芬的乳腺癌患者至少每年要进行一次子宫内膜的评估和检验。

8. 子宫内膜增生　子宫内膜增生主要是缺乏孕激素拮抗的雌激素长期作用的结果。Kurman 根据有无腺上皮的异型性，提出子宫内膜增生的分类方法，即子宫内膜增生分为单纯性增生、复杂性增生和不典型增生。不典型增生包括了单纯不典型增生及复杂不典型增生。这一分类法很快被 1987 年国际妇科病理协会（International Society of Gynecological Pathology，ISGP）采用，随后被 1994 年 WHO 国际妇科病理协会及 2003 年 WHO 女性生殖道肿瘤分类所采用，在临床及病理学诊断中广为应用。Kurman 对 170 例"未予治疗"的子宫内膜增生病理进行回顾性分析显示：子宫单纯性增生者有 1% 发展为癌，子宫内膜复杂性增生者有 3% 发展为癌，单纯性不典型增生者有 8% 发展为癌，复杂不典型增生者有 29% 发展为癌。这说明子宫内膜单纯及复杂性增生的癌变可能小，子宫内膜不典型增生是子宫内膜癌的癌前病变。子宫内膜不典型增生者发生子宫内膜癌的风险是正常内膜的 45 倍。

术前刮宫或子宫内膜活检为子宫内膜不典型增生者，仍可能有 25%～43% 在子宫内膜术时发现为高分化子宫内膜样腺癌。

9. 其他因素　不同地域子宫内膜癌的发病情况有差别，北美洲和欧洲的发病率较高，亚洲和中南美地区的发病率较低。同一地区不同人种的发病率也不尽相同，生活在北美和欧洲的亚洲人子宫内膜癌的发生率较当地人低。而我国是个多民族国家，目前尚缺乏各民族发病率的报道。此外，经济状况、饮食及生活习惯亦与子宫内膜癌的发病有关。一般而言，经济发达地区，高脂、高糖、低纤维饮食结构及缺乏锻炼人群子宫内膜癌发病率较高。

（二）Ⅱ型子宫内膜癌发病相关因素

Ⅱ型子宫内膜癌的发生与雌激素刺激无关。从分子生物学角度来讲，大约有 90% 的Ⅱ型子宫内膜癌都存在 p53 基因突变，p53 抑癌基因突变是其最重要的特征之一。就病理学角度而言，Ⅱ型子宫内膜癌多发生于萎缩性子宫内膜背景下，而在良性子宫内膜发展为癌的过程中，应该存在一个过渡的桥梁将二者连接起来。

子宫内膜浆液性上皮内癌（serous endometrial intraepithelial carcinoma，EIC）的概念在 1992 年首先被提出并认为是子宫内膜浆液性癌的癌前病变。但随后发现 EIC 虽无间质或肌层浸润，但往往伴有子宫外癌灶，因此 EIC 并不符合癌前病变所应具备的特点。我国郑文新等人在这方面进行了大量研究，提出子宫内膜腺体异型增生（endometrial glandular dysplasia，EmGD）是Ⅱ型子宫内膜癌的癌前病变。EmGD 的发生与雌激素作用无关，即与Ⅰ型子宫内膜癌无关。EmGD 最常发生于包括萎缩性内膜在内的静止期子宫内膜，而很少与子宫内膜增生有关。EmGD 最重要的形态学特征在于其细胞核具有与良性静止期内膜不同的异型性且此异型性明显小于 EIC，其细胞核显示 P53 染色中到强阳性。因此 EmGD 可能是最早可从组织形态上识别的Ⅱ型子宫内膜癌的癌前病变。

（三）HNPCC 相关子宫内膜癌发病相关因素

遗传因素作为发病相关的重要危险因素之一，在子宫内膜癌的研究中日益受到关注。研究显示，约 5% ~10% 子宫内膜癌的发生与遗传因素有关，伴有 DNA 错配修复基因（DNA mismatch repair gene，MMR）突变，属于遗传性非息肉性结直肠癌综合征（hereditary nonpolyposis colorectal carcinoma，HNPCC）。HNPCC 又称 Lynch 综合征，是一种常染色体显性遗传性疾病，根据肿瘤发生部位不同分为两型：Ⅰ型（即遗传位点特异性结直肠癌），肿瘤仅发生于结直肠；Ⅱ型即癌家族综合征（cancer family syndmme，CFS），除结直肠外，肿瘤可累及子宫内膜、卵巢、胃、乳腺、小肠、肝脏、脑及胰腺等多个部位，其中子宫内膜癌是 HNPCC 中最常见的肠外表现。

HNPCC 相关子宫内膜癌主要由 MMR 基因（包括 hMSH2、hMLH、hPMS1、hPMS2、hMSH6、hMLH3、hMSH5、hMSH4 及 hMSH3 基因）突变引起，MMR 基因表达产物为错配修复蛋白，是一种核酸水解酶，能特异性识别、双向切除并修复错配碱基从而使 DNA 能精确地进行复制，保证遗传保守性和稳定性。MMR 基因突变和（或）特定位点的异常甲基化而失活，从而出现复制错误、“滑链错配”或有丝分裂、减数分裂期染色体交换不均，导致微卫星不稳定性（microsatelite instability，MSI），并最终影响正常细胞的增殖调控，使 DNA 在复制中产生的错误无法修复，产生遗传不稳定性，造成广泛的肿瘤易患性，从而促进肿瘤的形成。对不同的 MMR 基因研究发现，伴有 hMLH1 基因突变的女性终生患子宫内膜癌的风险为 25%，hMSH2 为 35% ~40%，而 hMSH6 基因突变女性至 70 岁患子宫内膜癌风险高达 71%。

HNPCC 家系女性成员终生患子宫内膜癌的风险高达 32% ~60%，远高于普通人群，并且家族中肿瘤聚集发生，HNPCC 相关性子宫内膜癌患者本人易并发结直肠等其他部位多原发癌，其家属患结直肠癌、胃癌、肝癌等 HNPCC 相关恶性肿瘤的概率也较高，因此遗传因素在子宫内膜癌的研究日益受到重视。实际上，遗传性子宫内膜癌与散发性相比具有不同的临床病理特征，薛凤霞等研究发现，HNPCC 相关子宫内膜癌占全部患者的 6.4%，平均发病年龄 49.7 岁，33.3% 患者并发其他部位原发肿瘤，与散发性子宫内膜癌相比具有发病年龄早、高分化子宫内膜样腺癌多见、预后较好等特征，这对于遗传性子宫内膜癌的临床筛查十分有帮助。因此 NCCN（2012 版）指南建议在临床实际工作中对有显著家族病史和其他病理学危险因素的年轻患者（<55 岁）及亲属进行遗传学咨询和基因检测等筛查，并对筛查阳性的人群采取密切随访和预防性手术等相应临床干预措施，以期有效降低高危人群子宫内膜癌的发

生率。

总之，不同类型子宫内膜癌的发病机制不同，针对各类型的发病相关因素方能进行有效治疗和预防。积极治疗无排卵性功血、PCOS 等以改善缺乏孕激素拮抗的雌激素作用状态；对高血压、肥胖、糖尿病患者，通过各种方式如运动、控制饮食，药物等控制体重、降低胰岛素抵抗以预防内膜癌的发生；饮食中含高脂肪、低糖类及低纤维者可增加子宫内膜癌的发病风险，而富含水果、蔬菜和胡萝卜素的饮食则可降低子宫内膜癌的发病风险；对于有显著家族病史的女性进行基因检测等筛查，对筛查阳性者密切随访甚至预防性手术有利于降低 HNPCC 相关子宫内膜癌的发生。

（金月梅）

第三节　诊断

主要根据病史、临床检查、病理检查及各种辅助检查结果确定诊断及临床分期。

（一）发病年龄

子宫内膜癌多见于老年妇女，绝经后妇女占总数 70% ~75%，围绝经期妇女占 15% ~20%，40 岁以下仅占 5% ~10%。国内报告高发年龄为 50 ~60 岁，平均年龄为 55 左右，国外报道年龄中位数为 61 ~63岁。

（二）主要临床症状

1. 主要症状　阴道流血、异常的阴道排液，宫腔积液或积脓为子宫内膜癌的主要症状，应作进一步检查明确诊断。

（1）阴道流血可表现为绝经后阴道流血，围绝经期的月经紊乱，40 岁以下年轻女性的月经过多或月经紊乱多种形式，其中经绝后出血者占 65% ~70%。国外报道 20 世纪 80 年代以来，40 岁以下妇女子宫内膜癌发病数已由 2/10 万上升到（40 ~50）/万。近年来国内多家报道 40 岁以下年龄内膜癌患者有增加趋势，绝经后阴道流血妇女随年龄增加，由子宫内膜癌引起之阴道流血的可能性明显增高，若年龄 >70 岁其概率为 50%，若并发有未产及糖尿病则可为 87%。任何围绝经期之月经紊乱及经量增多均应考虑有无内膜癌存在可能。

（2）异常阴道排液：为癌瘤渗出液或感染坏死之表现，多为血性液体或浆液性分泌物，恶臭，常伴有阴道异常出血。因阴道排液异常就诊者约占 25%。

（3）下腹疼痛及其他：若癌肿过大，或累及子宫下段、宫颈内口者，可引起宫腔积液或积脓，出现下腹疼痛。累及附件或盆腹腔的晚期患者可有下腹包块等症状。若病变晚期累及或压迫盆腔神经丛，或伴感染时可引起发热及疼痛。

（4）重视与子宫内膜癌发病有关因素病史收集：对有家族癌瘤史，子宫内膜增生过长史，年轻妇女持续无排卵者（不孕及多囊卵巢综合征），卵巢性索间质肿瘤（颗粒细胞癌及卵泡膜细胞瘤），外用雌激素或长期激素代替疗法等，及乳癌术后有长期应用他莫昔芬病史者，均应高度警惕有无子宫内膜癌存在，应做进一步检查。应对患者有无内科疾病，如糖尿病、高血压等应全面收集病史。

2. 体征　除作全面的体格检查外，妇科检查应排除外阴、阴道、宫颈出血，及由损伤感染等引起出血及排液。应注意子宫大小、形状、活动度、质地软硬，子宫颈、宫旁组织软硬度有无变化，对附件有无包块及增厚等均应有仔细全面检查。绝经后出血伴感染者可并发宫腔积脓。

3. 辅助检查及确诊

（1）病理检查确诊

1）细胞学检查：子宫颈刮片、阴道后穹窿涂片及子宫颈管吸片取材作细胞学检查辅助诊断子宫内膜癌的阳性率不高，分别为 50%，65% 及 75%。老年妇女宫颈管狭窄致使内膜脱落细胞较难排除宫颈，且易溶解变性。近年来在细胞学取材方法上有新的进展，如内膜冲洗，尼龙网内膜刮取等，及宫腔吸引涂片法等，后者准确率可达 90%，但操作较复杂，阳性也仅有筛选检查的作用，不能作确诊依据，故临床检查应用价值有限。

2）子宫内膜活检及分段诊刮：自 Kelly 提出可从门诊活检取得相当的子宫内膜组织进行病理组织学诊断以后，目前国外在门诊多常规进行内膜活检确诊子宫内膜癌，免除了患者住院或要求麻醉。分段诊刮取子宫内膜活检仅用于少部分患者。子宫内膜活检诊断子宫内膜癌的准确性为 90% 以上。

在拟诊子宫内膜癌的患者，取得足够的子宫内膜组织进行病理检查是最好的诊断方法。如果能在门诊进行活检，无须住院、麻醉和扩张子宫颈，则对医患双方均十分便利，如内膜活检不能取得足够的组织则需要进行宫颈扩张和分段诊断性刮宫。对有症状，而子宫内膜活检和分段诊刮均不能取到足够组织进行诊断者应进行宫腔镜检查及活检以明确诊断。

目前已有行子宫内膜活检的吸管或一次性刮匙，这些器械使得子宫内膜活检可在门诊进行，活检时无须扩张宫颈，也不需要麻醉。Stovall 等评估了子宫内膜吸管用于子宫内膜活检的价值：对 40 例已确诊的子宫内膜癌进行内膜活检，其中 90% 的病例为绝经后妇女，结果只有 1 例患者行子宫内膜活检时没有取到足够的组织进行诊断，在另 39 例患者均取到了足够的内膜组织和正确的诊断。病理医师也认可内膜活检能取得足够的组织。行内膜活检时 80% 的妇女均无明显的疼痛，只有 5% 的妇女感到明显的疼痛并需要镇痛。因此，子宫内膜活检应该是子宫内膜癌的首选子宫内膜活检诊断方法，在不能得到足够的组织供病理检查时再选择扩宫和子宫分段诊刮。

分段诊刮是盲视下的操作，不可避免有局限性，特别是有宫颈管狭窄、子宫肌瘤阻挡或肿瘤位于子宫角时常常发生漏诊，徐立礼等报道应用分段诊刮诊断子宫内膜癌的漏诊率为 5.6% ~9.6%。因此，在进行分段诊刮时应由有经验的妇科医师主持，先刮宫颈管以明确病变是否累及子宫颈，刮完宫颈管后再探宫腔、扩张宫颈管，全面刮宫，特别注意刮取宫底和双侧宫角的内膜组织。

国外有吸管取样装置及妇科病理医师行病理检查医院认为对有症状绝经后妇女应先行子宫内膜活检取样，若活检组织学检查阴性可观察，若仍有症状则应行分段诊刮。我国目前缺乏能行门诊取宫腔活检如吸管器械，亦缺乏对内膜活检能行正确诊断的妇科病理专家，故多先采用经阴道 B 型超声检查后决定是否行分段诊刮或宫腔镜取样，或暂观察，有减少内膜活检量，减少活检费用优点。

3）宫腔镜检查：目前宫腔镜检查已较广泛地用于子宫内膜病变的诊断，国内以纤维宫腔镜应用最广泛。经绝后阴道流血患者中约 20% 为子宫内膜癌，应用宫腔镜可直接观察宫颈管及宫腔情况，发现病灶并准确取活检，具有提高活检确诊率，避免常规诊刮漏诊，并可提供病变范围，宫颈管有无受累等信息，协助术前正确进行临床分期。但因宫腔镜检查时多要注入膨宫液，有可能经输卵管流入盆腔内，导致癌细胞扩散，影响预后，此点应引起注意。

子宫内膜癌在宫腔镜下可表现为息肉型、结节型、弥散型、乳头型和溃疡型，理论上讲宫腔镜指导下进行活检应能避免常规诊断性刮宫的漏诊，宫腔镜检查可协助诊断宫颈有无受累。但 Zorlu 等报道即使将分段诊刮和宫腔镜检联合应用，仍然有接近 20% 的假阴性，并且还有很多证据表明宫腔镜检可能引起子宫内膜癌细胞的腹腔内扩散，虽然现在没有证实腹腔冲洗液阳性对预后的影响，但宫腔镜检查诊断子宫内膜癌尚不能作为常规的检查方法。

（2）影像学辅助检查：常用的检查方法为超声、CT 和 MRI。术前评估中对癌变范围及程度的准确判断，是制定治疗方案的重要依据。在辅助诊断各种检测方法的选用上，以超声检查最为简便、适用。在对有高危因素，高龄或有内科并发症患者术前评估中可选用 CT、MRI、PET - CT 等影像学之检查，以便准确地进行术前评估。

1）超声检查：超声检查简便无创，能行动态观察，已成为子宫内膜癌术前检查中首选的检查方法，在临床Ⅰ期患者检查中，对内膜、宫腔状况检查其阴性预测值为 90% 以上，故已为常规采用，并以此检查结果对是否需采取内膜组织活检以及取活检方式的选择提供影像学参考资料。

B 型超声检查：近年来 B 型超声检查发展较快，特别是经阴道 B 型超声检查的广泛应用于妇科临床（transvaginal ultrasound examination，TUB），在辅助诊断子宫内膜病变方面有一定的进展。经阴道 B 超检查可了解子宫大小、宫腔形状、宫腔内有无赘生物、子宫内膜厚度、肌层有无浸润及深度，为临床诊断及病理取材（宫腔活检，或诊刮）提供参考。经绝后妇女子宫出血，可根据经阴道 B 超检查结果选择进一步确诊方法。据报道绝经后妇女经阴道测定萎缩性子宫内膜平均厚度为（3.4±1.2）mm，内膜癌为（18.2±6.2）mm，并认为绝经后出血患者若经阴道B超检查内膜厚度<5mm者，可不作诊断性刮宫。若B超检查确定局部小赘生物可选用宫腔镜下活检，若显示宫腔内有大量赘生物，内膜边界不清，不完整，或肌层明显变薄或变形，则以简单宫腔内膜活检为宜。

经阴道超声作为一项非侵入性的检查在子宫内膜病变的筛查中较常用，可准确测量子宫内膜的厚度，但很多内膜病变，如子宫内膜息肉、黏膜下子宫肌瘤、子宫内膜增生等均可引起子宫内膜增厚。在绝经后雌孕激素干预临床实验（the postmenopausal estrogen/progestin interventions，PEPI）中Robert等比较经阴道超声和子宫内膜活检用于检查子宫内膜病变的价值，448例接受激素补充治疗的绝经后妇女参加了这项对比研究，对448例妇女进行的577项检查中均同时进行了经阴道超声和子宫内膜活检，每年进行随访，取子宫内膜厚度5mm为超声检查的界点，经阴道超声检查子宫内膜病变的阳性预检值为9%，敏感性为90%，阴性预检值为99%，作为筛查，超过50%的妇女都须进行子宫内膜活检，而有内膜病变的妇女只有4%。因此经阴道超声诊断子宫内膜病变的阴性预检值较高，阳性预检值并不理想。经阴道超声检查可作为子宫内膜活检或宫腔镜检查的初筛，如检查发现子宫内膜与子宫肌层交界处结构清晰，内膜萎缩均匀，则基本可排除子宫内膜病变。

经阴道B型超声检查为评价妇女有不正常阴道流血，特别是对绝经后出血妇女重要的无创检查。Granberg等评估205例绝经后出血妇女，检测30例绝经后无症状妇女，及30例已知内膜癌之绝经后妇女，绝经后无症状组与内膜癌组内膜厚度分别为3.2mm：17.7mm。在对205例未知诊断的绝经后出血妇女内膜测定，其中18例为癌，无癌妇女内膜厚度≤8mm，以5mm为界值，诊断子宫内膜异常敏感性为100%，特异性为96%，阳性预测值为87%，阴性预测值100%。Bourne等对选择性183例绝经后妇女做B超内膜厚度检测，其中34例无症状，12例为内膜癌，其发现与以上报道相近。但因内膜癌也可能发生内膜厚度<5mm，故对测定内膜厚度<5mm不需行内膜活检此点尚未能取得一致同意。吴等在对394例绝经后子宫出血临床诊刮病理与内膜癌相关性资料分析中指出，子宫内膜癌内膜厚度为（14±7）mm，非子宫内膜癌厚度为（7±4）mm，按国际常用内膜厚度<5mm，5~15mm，>15mm分组，发病率为0，6.4%和19.3%。认为对绝经后出血者先行B超检查按内膜厚度选择是否诊刮，对内膜厚度<5mm因内膜癌发病概率为0，可暂不行诊断性刮宫术。内膜厚度超过5mm时，及时行诊刮术。

B型超声检查可评估测量肌层受累深度，在对15例内膜癌患者行MRI及超声检查对肌层受累状况评估，以浸润深度≤50%肌层为浅肌层受累，>50%为深肌层受累为标准，B超对肌层受累深度预测准确率为75%。

我国妇科肿瘤诊治指南将B超此种无创检查列为辅助诊断首选方法，按内膜及宫腔B超检查结果选用子宫内膜取样方法，对内膜厚度<5mm时可暂时观察，若仍有症状则行宫腔镜活检明确诊断；对内膜厚度>5mm行诊刮，对有大量癌灶或肌层受累者可直接取样确诊。

2）计算机断层扫描（CT）及磁共振成像（MRI）：在子宫内膜癌诊断的价值由于超声检查对软组织对比分辨率较差，相对视野较小，在对大范围内肿瘤评估中受到一定限制。CT、MRI诊断的优点是可以获得高度客观，可再现的稳定图像，能明确癌灶及淋巴结的转移状况。但在评价淋巴结有无转移时均仅从其大小，位置变化作出形态学诊断，即便增加处理也无法作出良、恶性之鉴别。由于CT检查有放射损伤，对淋巴结转移敏感性25%~70%，特异性78%~97%，准确率65%~80%与MRI相近似，对软组织之分辨不及MRI，故目前对内膜癌临床Ⅰ期术前评估内膜厚度、肌层受累状况、宫腔有无受累等多选用MRI。

磁共振成像（MRI）具有对软组织分辨高，能多方位、多序列成像优点，可准确显示盆腔及子宫解剖，在判断肿瘤的肌层浸润深度及淋巴结转移方面具有重要价值。目前已用于子宫内膜癌术前评估，特别是对高龄、肥胖、有内科并发症手术风险大的患者，作为制订治疗计划，选用治疗方式上重要检查依据。对MRI在内膜癌术前评估价值相关国外报道较多，我国开展此项检查较晚，报道较少。

MRI对子宫内膜厚度，肌层浸润深度，浆肌层受累，淋巴结转移等诊断标准：①绝经前妇女内膜厚度>10mm，绝经后子宫内膜厚度>5mm为子宫内膜增厚。由局灶性或弥漫性异常信号区，但结合带完整，为肿瘤局限于内膜无肌层受累。②肌层受累表现为结合带不连续，增强扫描宫壁内缘毛糙。浸润深度癌瘤外侧缘→子宫浆膜层最小距离/子宫肌层总厚度比值 > 0 为浅肌层受累，≤50% 为深肌层受累。③浆膜层及宫旁受累：子宫外形轮廓不规则，不完整，外缘连续性中断，或子宫旁有软组织影像等。④淋巴结转移：盆、腹腔淋巴结直径 >1cm 可为淋巴结转移。

Nagar 等研究报道 MRI 对宫颈受累之诊断准确率可达 83% ~92%，能较好地在术前作出评估。该研究对宫颈受累预测值敏感性为 100%，特异性为 91.9%。MRI 为能准确判断宫颈受累方法。对淋巴结转移之评价，Cabrita 等报道 MRI 对淋巴结转移的敏感性 17%，特异性 99%，准确性 89%。多数研究以淋巴结 >1cm 作为有转移之指标，结果显示敏感性为 60%，特异性为 97.4%，阳性预测值 75%，阴性预测值为 94.9%，故认为 MRI 对淋巴结转移敏感性偏低，但特异性高，对无淋巴结转移预测准确性高。

3）正电子发射体层成像（^{18}氟脱氧葡萄糖正电子发射体层成像，PET/CT）：由于癌细胞葡萄糖代谢较正常组织旺盛，摄取^{18}F－FDG 量多，因而能被识别。PET 显像为葡萄糖高密度聚积组织区，称为“功能影像诊断”，而 CT、MRI 诊断为对断层面地解剖构造，故为“形态影像诊断”。PET－CT 为 PET 与 CT 结合，克服 PET 解剖结构分辨不足的缺点，提高分辨率，集中断层显像和全身显像的优点，提高了定位和定性的精确性，因而具有较高的诊断效能和准确性，能为确定治疗方案提供依据。为手术、放疗提供精确的生物靶区定位信息，为放疗提供准确部位。故为目前具有较高的诊断性能和临床应用价值的功能代谢影像学检查。

对淋巴结转移方面（PET－CT 检查）显示出比 CT，MRI 更高的敏感性 Grigsby 等。Reinhardet 等报道 PET－CT 对淋巴结诊断敏感性、特异性，阳性预测值分别为 91%，100%，100%；而 MRI 为 73%，83% 和 67%。因价格贵，在我国内膜癌的诊断中很少应用，多用于监测和复发诊断。但应注意^{18}F－FDG 为显像剂可能有假阳性和假阴性的存在。假阳性可见于炎性病变、肉芽肿（如结核等），或放化疗后组织修复对^{18}F－FDG 摄取增多所致。假阴性可能为仪器分辨率限制，难于发现微小病灶，或葡萄糖转运蛋白变异，或某种肿瘤糖代谢偏低等。国外报道认为 PET－CT 术前诊断可减少剖腹探查，减少手术治疗及在选用术式方面提供信息。

Horowitz 等应用 PET 对子宫内膜癌盆腹腔淋巴结检查，其敏感性和特异性为 60% 和 98%，提出不能因 PET 阴性而不行盆腹腔淋巴清扫，但可协助选择治疗方式。Bristow 等在对卵巢癌仅有 CA125 升高局限于淋巴复发患者 PET－CT 检测阳性预测值 82.8%，PET－CT 可发现 5mm 直径淋巴结，对腹膜后淋巴结有较高预测值。

（3）子宫内膜癌的肿瘤标志物检测：目前用于子宫内膜癌的标志物已有多种，但绝大多数敏感性和特异性都不高，其中有些标志物如 CA125、PTEN、P53，在临床上较为常用，对子宫内膜癌的早期诊断、治疗选择及预后判断有重要的参考价值。

1）CA125：CA125 是一种糖类抗原，广泛存在于体腔上皮来源的组织及相应肿瘤中，是上皮性卵巢癌最常用的指标之一，在子宫内膜癌患者血清中也可见升高。术前血清 CA125 检测与肿瘤分期、组织学分级、肌层浸润深度、子宫外转移、淋巴转移等有关。目前国内外报道血清 CA125 诊断子宫内膜癌的敏感度和特异性差异很大，有研究报道 CA125 以 40U/mL 为界值，敏感度和特异性分别为 77.8% 和 81.0%；Koper 等报道将 CA125 界值定为 15U/mL 时，敏感度和特异性分别为 53% 和 76%；界值定为 35U/mL 时，敏感度和特异性分别为 27% 和 95%。多数研究认为早期子宫内膜癌患者血清 CA125 阳性率不高，因此术前血清 CA125 的测定多用于晚期有无子宫外转移及病情的监测。CA125 >35U/mL 可伴有子宫外转移，淋巴浸润，而 CA125 <35U/mL 则少有子宫外转移。术前血清 CA125 还对患者预后具有提示作用。王等对 154 例子宫内膜癌患者研究报道，CA125 正常及异常患者的 3 年生存率分别为 97.6% 和 69.2%，差异有统计学意义，因此认为 CA125 是对子宫内膜癌患者预后提示作用较强的肿瘤标志物。也有研究者将 CA125 >35U/mL 作为子宫内膜癌患者预后差的独立预后因素。术后 CA125 水平的上升常与疾病的复发有关，CA125 的检测可以作为诊断子宫内膜癌复发的有效指标之一。50% 的复发患者血清 CA125 >35U/mL，而当 CA125 <20U/mL，96.2% 的患者两年内无复发。正常绝经后妇女及子宫双附件切除妇女其 CA125 值均多低于 10U/mL，值得在监测及随访中进一步关注。

综上，血清 CA125 在早期子宫内膜癌患者中敏感性差，但可以作为预后判断的重要指标之一，也可用于监测疾病的复发。

2）PTEN：PTEN 定位于染色体 10q23.3，由 9 个外显子，8 个内含子组成。包括 1 209 个核苷酸，编码 403 个氨基酸组成的蛋白质。PTEN 是目前发现唯一具有特异性脂质磷酸酶和蛋白磷酸酶双重磷酸酶活性的抑癌基因，其缺失突变与多种人类恶性肿瘤的发生发展密切相关，尤其是在子宫内膜癌中缺失率最高。有研究报道，PTEN 在子宫内膜癌中的突变率为 34% ~55%，比 K - ras、p53 等基因的突变率更高，所以 PTEN 又被称为子宫内膜癌的看家基因。Risinger 等对 136 例子宫内膜癌研究发现，PTEN 在子宫内膜癌Ⅰ ~Ⅳ期中突变率分别为 44.6%、20.0%、19.0%、25.0%，而其中Ⅰa 期突变率最高，达 55.0%。说明 PTEN 基因的缺失或突变是子宫内膜癌发生的早期事件，在子宫内膜癌的发生中起着重要作用。PTEN 基因的缺失或突变可以加速子宫内膜病变进展，使子宫内膜由不典型增生发展为癌。多项研究显示，PTEN 基因在内膜样腺癌的突变率明显高于黏液性或浆液性腺癌，而其中单纯性腺癌突变率最高。这说明 PTEN 基因的缺失或突变更多见于Ⅰ型子宫内膜癌。

PTEN 的检测可以作为判断子宫内膜癌预后的一个指标，研究发现 PTEN 蛋白水平越低，肿瘤恶性程度越高，患者预后越差。Kanamon 等对 784 例子宫内膜癌患者的研究发现，PTEN 蛋白表达缺失率为 65.3%。正在接受化疗的患者中，PTEN 蛋白阳性表达者的生存率为 62.4%，明显高于阴性表达者（11.8%）。多因素分析显示，PTEN 蛋白阳性表达是一个有利于生存的独立预后因素，是晚期子宫内膜癌预后良好的指标之一。

因此，PTEN 基因的缺失或突变是Ⅰ型子宫内膜癌发生的早期事件，对子宫内膜癌的发生及预后判断有重要意义。通过测定 PTEN 蛋白的表达，可为临床筛查出子宫内膜癌的高危人群。

3）p53：p53 基因是与人类肿瘤关系最密切抑癌基因，定位于染色体 17p13.1，在细胞周期的调控和凋亡中起重要作用，可分为野生型和突变型两种。该基因的突变或缺失是导致许多肿瘤发生发展的重要原因。研究发现在子宫内膜和子宫内膜增生过长中无 p53 的表达，但在子宫内膜癌中却发现阳性表达。p53 在子宫内膜癌的阳性表达率为 16.7% ~75%，随着临床分期、组织学分级以及肌层浸润深度的增加，p53 阳性表达率逐渐增高；淋巴转移越多，p53 阳性表达率越高，故该基因的突变被看作是子宫内膜癌变的相对晚期事件。

多项研究证实，p53 在Ⅱ型子宫内膜癌的表达明显高于Ⅰ型子宫内膜癌，p53 的阳性表达与子宫内膜癌的临床分期、病理分级、肌层浸润、淋巴转移成正相关。多因素分析，与临床分期、病理分级、患者年龄比较，p53 的过表达是一个独立预测预后的指标。p53 过表达的患者病情进展快，预后差，生存率低。因此，p53 可作为子宫内膜癌进展的标志物，对预后判断具有重要意义。

4）其他：大约 35% 的子宫内膜癌患者血清 CA199 升高，尤其在晚期患者中。CA724 水平的升高，可能与子宫内膜癌的转移有关，研究报道在子宫内膜癌 CA125 和 CA199 水平正常而 CA724 升高的 7 例患者中发现有 4 例出现肿瘤子宫外转移。CP2 是一种与 CA125 类似的肿瘤标志物。研究显示，Ⅲ ~Ⅳ期子宫内膜癌患者血清 CP2 水平明显高于Ⅰ ~Ⅱ期，术前 CP2 正常患者术后均无瘤生存，目前相关研究报道不多。

5）联合标志：目前尚没有单一的肿瘤标志物可以达到理想的敏感性和特异性，因此，多数学者认为将多种肿瘤标志物联合起来检测可提高理想程度。如 CA125 与 CA199 联合，可提高复发检出的敏感性。有研究显示，子宫内膜癌复发患者中 CA125、CA199 及两者联合阳性检测率分别为 65.5%、43.7% 和 71.9%，其中 34.4% 的复发患者肿瘤标志物升高为首要复发线索。在治疗前血清肿瘤标志物升高，而治疗后保持正常的患者不易复发；而单一或多个血清肿瘤标志物高于正常，特别是 CA125 高于正常人 10 倍以上的患者，多在 6 个月内复发。

综上，多种肿瘤标志物的联合将更具有临床意义。但肿瘤标志物不能被孤立地看待，应该将其与临床表现、影像学检查联系起来综合评估，才能充分发挥指导和监测作用。

（三）诊断流程及术前评估

1. 诊断步骤　应根据直接宫腔活检、分段诊刮，或宫腔镜下活检，最后病理组织学检查结果等作出诊断。应注意子宫内膜腺癌浸润宫颈或癌组织掉入宫颈管和宫颈腺癌的鉴别。根据病理检查结果确诊，配合影像学及其他辅助检查进行术前临床分期。

国内诊断步骤多先行阴道B超检查，根据检查结果选用取样方法。国外则多采用门诊吸管取样行内膜活检。

2. 术前评估　术前评估包括对患者全身情况及内膜癌变的评估。确诊后术前常规检查，包括：血常规、肝肾功能、心电图及X线胸片，若疑有宫外病变，可行计算机断层扫描（CT）或磁共振（MRI）检查，以获得更多的资料协助术前评估。MRI较CT更能正确评估有无疑有直肠、膀胱或宫颈受累，若为原发结肠癌患者则应首先行结肠镜检查（colonoscopy），并进行癌胚抗原检查（carcinoembryonicantigen）。

目前对腹膜后淋巴结有无转移之评估仍多选择CT和MRI，并从CT或MRI之影像学资料中可了解肾、直肠、膀胱状态，可不再术前行肾静脉肾盂造影，乙状结肠镜或膀胱镜等检查。CT和MRI对腹膜后淋巴结有无转移的敏感性为40%～69%。目前M. D Anderson等癌症研究中心均认为，CT及MRI检查阴性者并不能归入低危组而不行淋巴结切除术。近年来研究资料认为手术分期切除腹膜后淋巴结将使所有患者获益，仅在“高危组”患者行手术分期和淋巴结切除是不恰当的。MRI检查对宫颈间质有无受累、术前评估具有重要作用。

CA125检测：血清CA125检测对术前判断子宫内膜癌宫外播散病变方面的意义亦不完全明确。绝经后妇女若CA125值>20U/mL，组织学分级为G3时其淋巴结有转移可能性为75%～87%（若患者CA125值为>40U/mL，具有淋巴结转移的危险性为无转移者的8.7倍，若单为CA125值>20U/mL，约70%患者术前需行淋巴结切除术）。虽然影像学及CA125检测对子宫内膜癌的术前评估均不完全肯定，但对内膜癌患者中老年、有内科并发症者、手术治疗风险大行术前全面评估，对确定手术范围是有益的。

约30%Ⅰ期的内膜癌患者行内膜活检确诊后在行子宫切除时需要手术分期，即行淋巴结切除的。25%～30%组织分级为Ⅰ（G1），其分级将上升，或有深肌层受累。若术前仍对患者状况有较全面的评估，对并发内科疾病者，确定是否应或不需要行手术分期，扩大淋巴结切除及手术风险大小是有益的。若术前评估患者为高危组，需要行完全手术分期，应由妇瘤医师会诊或手术。若术前评估为低危组也可能选择行经阴道、腹腔镜或下腹横切口术式。术前评估中若联合应用病理组织学（类型、分级），CA125检测及MRI盆腹腔影像学检查有可能降低对腹膜后淋巴结切除术之需要，将有助于临床医师对有手术禁忌证患者或并发症患者制订治疗计划。

（四）诊断步骤

子宫内膜癌诊断步骤见图5-1。根据病理检查结果，配合其他辅助检查作出术前临床分期诊断。有关宫颈管搔刮（诊刮）阳性之病理诊断见表5-1。

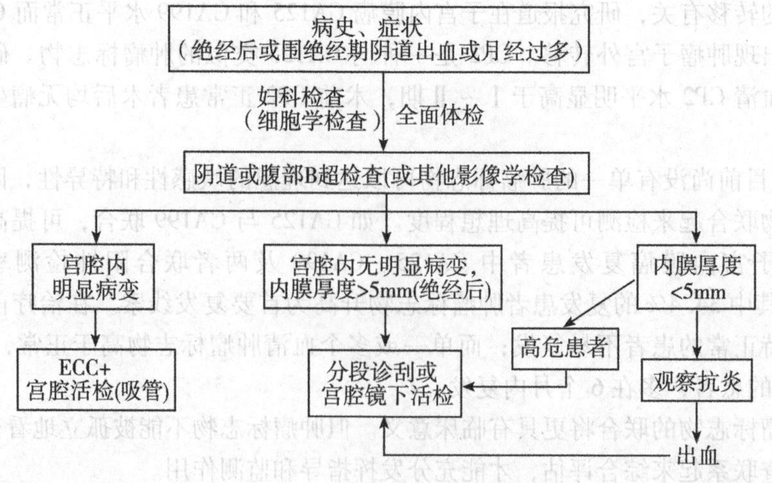

图5-1　诊断及辅助诊断选择

表5-1 子宫内膜腺癌浸及宫颈与宫颈原发腺癌的鉴别

	子宫内膜腺癌		宫颈腺癌（原发性）
	脱落宫颈管	浸润宫颈	
镜下：			
病理类型	以内膜样腺癌和腺乳头状癌为多。透明、黏液、浆液乳头、分泌、纤毛等癌少见	同左	以黏液腺癌多见，内膜样、浆液、透明等癌少见
癌组织与宫颈组织关系	无关，两者独立存在于切片内，或仅有癌组织	沿宫颈内膜表面扩散，或侵入宫颈深部，即癌与宫颈上皮相连或深入宫颈间质	由宫颈内膜表面向深部浸润，深度超过正常腺体深度
大体	宫颈管内无癌瘤	宫颈管增大，宫体内癌瘤与宫颈病变相似	宫颈菜花、浸润、糜烂、溃疡（宫颈内多无癌）
免疫组化			
CEA +	0% ~20%		70% ~100%
Vinemtin +	>65%		-
组织化学			
AB	-		+ + +
PAS	不抗消化 +		抗消化 +
标记物	CA125（+）		CEA（+）

（金月梅）

第四节 鉴别诊断

1. 子宫内膜不典型增生 子宫内膜不典型增生多见于生育期妇女，可表现为月经紊乱也可无明显临床症状，体征无明显异常，为最重要的鉴别诊断，我院郄明蓉等报道了子宫内膜不典型增生与子宫内膜癌鉴别诊断的复杂性，1987年以前一般把子宫内膜增生分为囊性增生，腺瘤样增生和不典型增生，1987年国际妇科病理协会把子宫内膜增生分为单纯性增生，复合增生和不典型增生，将1998年前诊断的65例子宫内膜增生性病变的病理和临床资料进行复核，结果发现8例与原诊断不符，误差率达12.3%，有4例原诊断为不典型增生的病例复核诊断为子宫内膜复合性增生，4例原诊断为子宫内膜灶性癌变及子宫内膜癌的病例复诊为子宫内膜不典型增生，而临床医生则根据病理诊断对误诊为子宫内膜癌的患者给予子宫及双附件切除及盆腔淋巴结清扫的过渡治疗。而在新的分类标准实施后也不断有报道认为子宫内膜不典型增生的病理诊断重复性很差，Trinble等报道，根据诊刮组织病理诊断为不典型增生的病理再次复核后仅有40%符合原诊断，不符合的病例中既有过度诊断也有诊断不足，有30%的病例复核后诊断为子宫内膜癌，更有其他的病例中只有内膜增生而没有细胞异型性。Kendall报道，不典型子宫内膜增生与高分化子宫内膜癌的诊断的确很困难，不同的病理医生，甚至同一病理医生在不同时间阅片其结果都存在很大的变异。

因此，在鉴别高分化子宫内膜癌和子宫内膜不典型增生时一定要慎重，应注意以下几点：

（1）患者的年龄和生育要求：子宫内膜不典型增生的平均发病年龄30~40岁，而子宫内膜癌的平均发病年龄50~60岁，两者相差约有20岁。对有生育要求，年龄小于40岁，病理上同时看到不典型增生、灶性癌变和高分化子宫内膜样腺癌时更要警惕，既然组织学诊断有困难，对年轻有生育要求者在做鉴别诊断时可以更倾向于子宫内膜不典型增生。当然，如果病理诊断考虑Ⅱ型子宫内膜癌，则不论年龄高低都应更多地倾向于子宫内膜癌。

（2）子宫内膜的取材方法：由于子宫内膜不典型增生和子宫内膜癌均可表现为散在性病变，理论上讲能取到宫腔内所有的内膜组织进行检查至关重要，但在临床工作中很难办到。目前常用的子宫内膜的取材方法有子宫内膜活检、分段诊刮术、负压吸宫术和宫腔镜检查术。其中子宫内膜活检的代表性最差，分段诊刮能取到更多内膜，但往往会遗漏双侧宫角和子宫底部的内膜组织，负压吸宫术能取到双侧宫角和宫底的组织，但由于是盲视操作难免有遗漏。宫腔镜检查不仅可全面细致观察子宫内膜，还可在宫腔镜直视下进行组织活检。因此宫腔镜检查是最可靠的诊断方法。

（3）治疗反应：根据患者对孕激素治疗的反应也有助于鉴别子宫内膜不典型增生和高分化子宫内膜癌，用药剂量小、治疗时间在3月内就有效者多为不典型增生，而需大剂量，治疗3～6个月，甚至反复治疗的病例多为子宫内膜癌。

2. 子宫内膜增生和息肉　不规则阴道出血的症状和内膜癌相似，但血性分泌物或排液现象少见，及时行分段诊刮、宫腔镜检查及B型超声检查等，确诊并不困难，但最后鉴别需依靠子宫内膜病理检查。

3. 子宫肌瘤　浆膜下和肌壁间肌瘤常表现为子宫增大且质硬，外形不对称；当肌壁间肌瘤体积较大导致子宫内膜面积增大时，可表现为月经量增多；由于子宫肌瘤和子宫内膜癌两者的并发率较高，应避免单纯用子宫肌瘤来解释月经紊乱的临床症状。黏膜下肌瘤最常表现为月经紊乱、月经量增多，妇科查体子宫可正常大小或增大，质不硬，出血同时可伴有阴道排液或血性分泌物，临床症状与子宫内膜癌十分相似，可通过B超检查、子宫碘油造影、宫腔镜检查等鉴别。

4. 子宫颈癌和子宫肉瘤　均可表现为不规则阴道出血及排液增多，子宫颈癌妇科检查可见子宫颈外生性病变或宫颈管增粗如桶状，子宫肉瘤多在宫腔内导致子宫增大，宫颈活检和分段诊刮可鉴别。但如内膜癌或肉瘤累及宫颈，则和原发性颈管癌难以鉴别，活检结果只能作为参考。

5. 原发性输卵管癌　临床表现为阴道排液、阴道流血和下腹疼痛；阴道分泌物和阴道排液涂片可能找到类似内膜癌的恶性细胞，但分段诊刮内膜检查为阴性，可查到宫旁包块，可鉴别；如宫旁包块较小，盆腔检查不易触及，可通过腹腔镜确诊。内膜癌分段诊刮阳性，盆腔检查阴性，宫旁无包块扪及。

6. 老年性子宫内膜炎并发宫腔积脓　常表现为阴道排液增多，浆液性、脓性或脓血性，子宫正常大小或增大变软，压痛明显，扩张宫颈可见脓液或脓血性液体自宫颈管流出，刮出物可见炎性细胞，无癌细胞。应注意内膜癌并发宫腔积脓同时存在，刮宫漏诊时，常忽略内膜癌存在，以宫腔积脓处理而延误病情。

（许家珍）

第五节　分期

近一个世纪由于科学显著的进步和医学科学研究及实践进展，在癌瘤研究和治疗上有了飞跃进展。在FIGO的支持下，妇癌委员会在一定的阶段对某些妇科恶性肿瘤的分期系统做了复习和修改。子宫内膜癌在1971年、1998年及2009年分别进行了分期修改，目的在于对疾病预后进行分类，合理科学地比较预后以及指导术后治疗。

FIGO子宫内膜癌临床分期（1971年）：

Ⅰ期　癌瘤局限于宫体

ⅠA　子宫腔长度≤8cm

ⅠB　子宫腔长度>8cm

Ⅱ期　癌瘤累及子宫颈

Ⅲ期　癌瘤播散于子宫体以外，盆腔内（阴道，宫旁组织可能受累，但未累及膀胱，直肠）

Ⅳ期　癌瘤累及膀胱或直肠，或有盆腔以外的播散

子宫内膜癌手术－病理分期（1988年）：

Ⅰ期Ⅰa（G1，2，3）　癌瘤局限于子宫内膜

Ⅰb（G1，2，3）　癌瘤浸润深度<1/2肌层

Ⅰc（G1，2，3）　癌瘤浸润深度>1/2肌层

Ⅱ期Ⅱa（G1，2，3） 宫颈内膜腺体受累

Ⅱb（G1，2，3） 宫颈间质受累

Ⅲ期Ⅲa（G1，2，3） 癌瘤累及浆膜和（或）附件和（或）腹腔细胞学阳性

Ⅲb（G1，2，3） 阴道转移

Ⅲc（G1，2，3） 盆腔淋巴结和（或）腹主动脉淋巴结转移

Ⅳ期Ⅳa（G1，2，3） 癌瘤浸及膀胱或直肠黏膜

Ⅳb（G1，2，3） 远处转移，包括腹腔内和（或）腹股沟淋巴结转移

子宫内膜癌手术病理分期（FIGO 2009）：

Ⅰ期 肿瘤局限于子宫体

ⅠA 无或小于1/2肌层受累

ⅠB 等于或大于1/2肌层受累（≥1/2肌层浸润）

Ⅱ期 癌瘤累及子宫颈间质，但未扩散至宫外

Ⅲ期 局部和（或）区域扩散

ⅢA 癌瘤累及子宫体浆膜层和（或）附件

ⅢB 阴道和（或）宫旁受累

ⅢC 癌瘤转移至盆腔和（或）腹主动脉旁淋巴结

ⅢC1 癌瘤转移至盆腔淋巴结

ⅢC2 癌瘤转移至腹主动脉旁淋巴结有/无盆腔淋巴结转移

Ⅳ期 癌瘤累及膀胱和（或）直肠黏膜；或远处转移

ⅣA 癌瘤累及膀胱和（或）肠道黏膜

ⅣB 远处转移，包括腹腔转移及（或）腹股沟淋巴转移

2009年FIGO新分期：由于手术病理分期为世界范围中绝大多数机构常规采用，手术分期资料收集显著增加，对预后相关特殊资料的证实和分析成为可能。FIGO对其收集的42 000例内膜癌手术分期资料行浸润深度统计分析，并评估预后相关性。

分期修改的说明：①Ⅰ期：Ⅰa，Ⅰb合并Ⅰa，5年生存率ⅠAG1、ⅠBG1、ⅠAG2、ⅠBG2分别为93.4%、91.6%、91.3%、93.4%，差异无显著性，故认为这Ⅱ亚期是可以合并的。②Ⅱ期：取消原Ⅱa期宫颈管内腺体受累。对预后无显著影响，而间质受累预后显著不良。③Ⅲ期：原Ⅲa腹腔冲洗液细胞学检查阳性，对预后影响不明确，不作为独立影响愈后的因素，但应分开记录，故不作单一分期标准。取消Ⅲa中腹腔冲洗液阳性部分。

Ⅲb期原阴道受累不变，增加了子宫旁受累。

Ⅲc期：原为盆腔和腹主动脉旁淋巴结受累，现分为两组ⅢC1，ⅢC2。ⅢC1为盆腔淋巴结受累，ⅢC2为腹主动脉旁淋巴受累，资料显示：腹主动脉旁淋巴结阳性时，无论有无盆腔淋巴结受累，预后更差，故分为ⅢC1，ⅢC2两组预后不同之亚期。

临床手术分期和手术分期之差异：肌层浸润深度和癌组织分级是影响对临床Ⅰ期内膜癌有无淋巴结转移，宫外病变的独立影响因素。认为若仅按术前影像学及病理检查（分级）确定手术范围是不准确的。术中肉眼检查肌层浸润深度和冷冻切片检查有助于进一步确定肌层受累程度，但在组织学分级上诊断会存在一定困难。鉴于临床Ⅱ期误差率高达80%，建议在手术范围可选用筋膜外或次广泛子宫切除术，根据术后病理检查分期，再选用辅助治疗。根据FIGO 2009年新手术病理分期，仅有宫颈间质受累方为Ⅱ期，若术前行MRI可降低Ⅱ期之术前、术后之差异。王等评价术前诊刮后病理分级和术中肉眼判断肌层浸润深度预测，临床Ⅰ期子宫内膜癌高危因素，对687例临床Ⅰ期的病理资料进行比较，对有高危因素者进行了腹膜后淋巴切除术，与术后病理分期结果对比，敏感性70.4%，特异性80.2%，准确性77.6%，假阳性率43%，阳性预测值57%，阴性预测值88%。有关术前诊刮用于判断病理分级准确性报道较多，约20%检查标本在术后诊断升级，病理分级升级的这部分患者是应予淋巴结切除而未切除，可造成分期误差和治疗之不足。在对临床Ⅱ期分期误差已有较多的报道，Disia等报道临床Ⅱ期

中术后病理约3/4宫颈为无癌或已存在宫外播散，诊断符合率低，多数文献报道符合率仅为20%～30%。以往术前分期之诊断多采用分段诊刮活检结果作出宫颈受累的诊断，而癌组织可由宫腔脱落于宫颈管内，亦可由宫颈管间质受累向宫旁及淋巴结扩散，均造成诊断的不准确性，可因分期误差率高，造成过度治疗或不足。

现代影像学的检查在判断肌层和宫颈受累方面有了较大的进展，特别是MRI应用可提供更准确信息，有助于术前判断，正确分期，减少分期误差。但任何的辅助检查对淋巴结转移，宫外病变的存在均可存在误差，故有学者认为在可能情况下（患者全身状况，无技术难度等）仍以全面手术分期为判断癌变程度及预后的最准确方法。

（许家珍）

第六节　治疗

由于对子宫内膜癌转移播散规律认识的深入，对内膜癌病理组织学类型、分化程度、肌层受侵深度及淋巴转移等与预后相关因素的重视，使得FIGO 1988年采用的手术－病理分期（surgical－pathologic staging）在临床得以广泛应用，2009年又在手术分期资料总结及分析后进行修改。根据手术探查及病理检查的分期结果，对病变范围及影响预后相关危险因素作出准确全面的评估，结合患者全身状况选择制订最佳的治疗方案，对内膜癌患者进行个体化的治疗已成为当前总趋势。治疗的主要方法有手术（包括手术分期）、放射治疗（腔内，腔外放射）、化学抗癌药物及激素治疗。子宫内膜癌诊断时多为早期病变局限于子宫体，可用全子宫切除和双附件切除术，因而以往均认为其5年存活率高，是相对“好”的癌瘤，但若仔细地对内膜癌患者存活资料行全面评估，可发现即使病变局限于子宫的患者其治疗的结局常有较大的差异。20世纪90年代由于手术病理分期的实施，准确分期，术后治疗，选择更为合适。

（一）常用治疗方法

目前总的治疗原则是早期以手术治疗为主，按分期及高危因素选择最适宜的辅助治疗（或仅手术治疗即可）；晚期患者则以综合治疗为主，根据病变部位及全身状况（年龄，有无内科并发症等）选择手术缩瘤、术后再辅以放射、化疗；或以放射治疗为主辅以化疗及激素治疗。近年来，临床研究的进展，在手术（术式）选择、术后放射治疗的选择等已有进一步规范（表5－2）。

表5－2　Piver－Rutledge宫颈癌广泛子宫切除术术式分类

	宫颈癌术式	子宫切除术
Ⅰ类术式	筋膜外子宫切除术	切除全部宫颈组织
Ⅱ类术式	改良广泛性子宫切除术	切除50%主、骶韧带，子宫血管在输尿管交叉处切除
Ⅲ类术式	广泛性子宫切除术	子宫血管从分支处切除，主、骶韧带靠盆侧、骶骨起点切除，输尿管分离入膀胱处，切除阴道（1/2）及阴道旁组织
Ⅳ类术式	广泛性子宫切除术	输尿管从膀胱带完全分离，膀胱上动脉结扎，阴道切除2/3
Ⅴ类术式	扩大广泛性子宫切除术	可能扩大至膀胱，肠或输尿管部分切除

子宫内膜癌常用治疗方法：

单纯手术（surgery alone）：首次治疗为手术，术后90天内无其他任何治疗。

单纯放疗（radiotherapy alone）：首次治疗为外照射同/或腔内照射，放疗结束后90天内无其他任何治疗。

放疗及手术治疗（radiosurgery）：腔内照射同/或外照射治疗后60天内行手术治疗。以后可给其他治疗。

手术＋辅助放疗（surgery＋adjuvant RT）：首次治疗为手术，术后在90天内行外照射同/或腔内照射。以后患者可行其他治疗。

手术＋辅助化疗（surgery＋adjuvant chemotherapy）：首次治疗为手术，术后90天内行外照射同/或腔内照射。此后可给其他治疗。

辅助激素治疗（adjuvant hormonal＋lurapy）：手术或放疗，或化疗－放疗为首次治疗，后在90天内加用激素治疗。以后可用其他治疗。

（二）各期手术治疗及术后辅助治疗选择

1. 手术目的及术式选择　手术目的有两方面，一是进行手术－病理分期（surgical pathologic staging），探查病变的真实范围及确定预后相关的重要因素，二是切除病变子宫，及其他有可能存在转移病灶（包括附件，腹膜后淋巴结等）。子宫内膜癌临床分期的不准确性是选择适宜治疗的障碍，也是多年来导致过治或治疗不足的主要原因。大宗的系统的对临床Ⅰ、Ⅱ期内膜癌手术－病理分期研究资料已表明临床早期内膜癌可存在有较高的盆腔及腹主动脉淋巴结转移。前瞻性手术分期的研究表明淋巴转移率随肌层浸润深度，组织分化程度和宫颈或峡部受累而增高。癌瘤的分级，肌层受浸的深度和预后有显著的相关性。临床分期对淋巴结转移，肌层的浸润深度，腹腔内播散，附件转移，腹腔细胞学检查等均不可能作出评估。在癌肿组织学分级上，子宫切除后的标本与诊刮标本有高达20%～26%误差，宫颈管活检的假阳性率可为30%～34%；大量临床研究已表明临床Ⅰ期内膜癌中有25%已有子宫外的病变存在。临床Ⅰ期分期总误差为12%～22%，而Ⅱ期可高达60%～75%，即临床Ⅱ期患者中可有60%～75%实际为Ⅰ期或Ⅲ期病变。子宫内膜癌中约75%的患者临床分期为Ⅰ期，因此首选手术进行分期，了解癌变真实的播散范围，确定有无影响预后的危险因素，对患者术后辅助治疗的选择具有重要意义。手术病理分期所积累的病理资料，亦有助于对癌瘤生物学行为的研究，有助于发现宫外病变，增加处理依据，在同一期别上比较治疗效果。目前手术病理分期已积累大量资料，作为2009年分期修改之依据。

2. 术式选择依据

（1）术前临床分期包括妇科检查，分段诊刮病理检查结果，影像学检查及其他辅助检查。

（2）术中探查发现：包括腹腔冲洗液细胞学检查，可疑病变部位活检及冷冻切片（frozen section）检查，剖视子宫肉眼检查癌灶大小、部位、肌层浸润深度、宫颈管有无受累及冷冻切片检查结果。

（3）患者年龄，全身健康状况及有无内科并发症，综合考虑决定手术范围。

3. 各期手术治疗

（1）临床Ⅰ期：临床Ⅰ期子宫内膜癌的手术治疗：适宜的手术方式为经腹筋膜外子宫全切，双侧输卵管及卵巢切除术（extrafacial hysterectomy and bilateral salpingo－oophorectomy，TH/BSO）及选择性的盆腔淋巴结及腹主动脉旁淋巴结切除术（selected pelvic and paraaortic lymphadenectomy or sampling）。子宫内膜癌临床Ⅰ期的手术－病理分期步骤见图5－2。

美国GOG研究报道对895例临床Ⅰ期子宫内膜癌手术－病理分期研究中G1、G2占77.7%，癌肿位于宫底部为77.8%；完全没有任何复发危险因素（深肌层浸润，淋巴转移，腹腔细胞学阳性，子宫外转移，宫颈及峡部受累等）占58.4%。患者若无任何与复发相关的危险因素则不需要做术后任何的放射治疗，亦可避免术后放射治疗所引起的并发症，节约治疗费用。

对临床Ⅰ期患者来说进行彻底全面的手术病理分期的同时也是进行手术治疗。做下腹切口，开腹后术中应用生理盐水200mL冲洗盆腹腔，收集冲洗液送细胞学检查并全面探查及切除可疑的病灶送检。切除子宫后应立即剖视，肉眼检查癌肿大小、部位、肌层受累深度，并可取样作冷冻切片检查了解肌层受累情况。国内外均有报道认为术中剖视子宫，做冷冻切片检查为判断临床Ⅰ期肌层浸润最佳方法，其阳性符合率最高。因双侧附件常有镜下转移癌灶原则上均应切除，对个别年轻妇女，经术中手术分期为ⅠA，G1子宫内膜样腺癌，患者要求并有条件随访者可保留一侧卵巢，但需作一定前瞻性研究方可得出结论。

有关腹膜后淋巴结切除术/或取样术的问题，按1988年FIGO手术病理分期要求，若患者全身情况许可（无严重内科并发症如：高血压、糖尿病、心血管疾患、过度肥胖及高龄等因素）应争取作腹膜后淋巴结切除术，因临床Ⅰ期中多数腹膜后转移为组织学转移（即镜下转移），以淋巴切除术为佳。鉴于低危组ⅠA G1患者淋巴转移率低（盆腔淋巴结转移率<2%），腹主动脉旁淋巴转移率为0，故可不

作淋巴结切除（FIGO 2006）。据报道临床Ⅰ期中ⅠA盆腔淋巴转移率为1%～11%，腹主动脉旁淋巴结阳性率为4%～7%，ⅠB期则10%～26%，7%～16%，ⅠC G3盆腔淋巴结转移率28%～30%，故除低危组外临床Ⅰ期均应作淋巴结切除术并有病理组织学检查作结论。盆腔淋巴切除术本身是分期手段，但临床Ⅰ期患者中多数腹膜后淋巴结转移为组织学转移，对组织学转移的病例中淋巴结切除术除有诊断上的作用外，彻底切除亦有治疗作用，其5年生存率有显著改善。NCCN指南均要求凡无禁忌全身状况许可，手术无技术上困难，均应行淋巴清扫术。

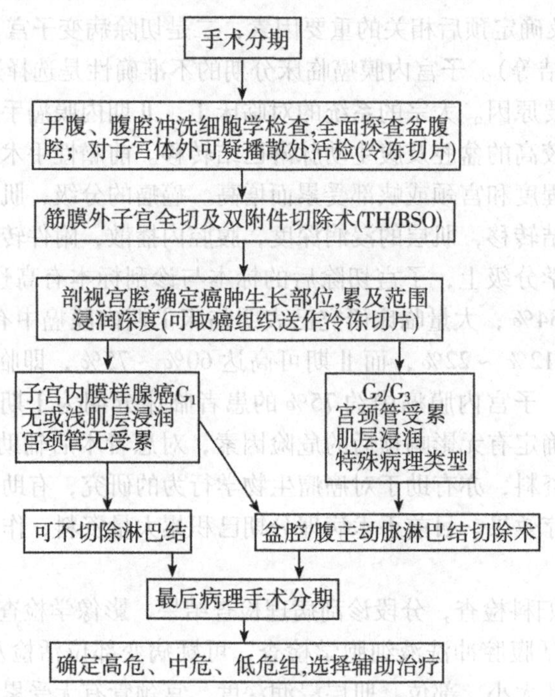

图5-2　子宫内膜癌临床Ⅰ期的手术-病理分期步骤

Averette等认为高危病例（high-risk cases）有以下1种或多种因素，即应作腹膜后淋巴结盆腔及腹主动脉旁切除或取样：①病理组织学检查高危特殊类型如浆液性乳头状腺癌（UPSC），透明细胞癌（CCC），鳞癌及腺鳞癌；②G2、G3子宫内膜样腺癌同时有>50%肌层受累者；③肉眼（大体）疑有盆腔淋巴结、附件、腹主动脉旁可疑转移者；④癌肿累及宫腔50%以上或血清CA125值有显著升高者。切除或取样腹主动脉旁淋巴结有困难者，又有术后盆腔放射治疗禁忌者应作盆腔淋巴结切除，此为多数作者在临床治疗中采用。

腹膜后淋巴结切除的范围：①盆腔淋巴结切除术：切开盆壁腹腔进入腹膜后间隙，对于沿血管增大的任何淋巴结均应切除、并作组织学检查；若无增大的淋巴结则应从髂总动脉下段，髂外内动脉至腹股沟整块组织切除，清除闭孔神经上方在闭孔窝中的全部组织，术后应于双侧闭孔窝处放置负压引流以免发生淋巴囊肿。②腹主动脉旁淋巴结切除/取样范围：上界应在十二指肠第2、3部跨腹膜后大血管处，下界为腹主动脉分支处，包括右侧，前，左侧，骶前组，共15～20个淋巴结。原则上应作系统切除或多区取样，若有明显增大可疑转移淋巴结可选择性切除（sampling）送检，若切除或取样困难可作细针穿刺活检（FNA）明确有癌瘤转移的诊断即可。指出：切除淋巴结个数有重要预后价值，多数作者认为清扫淋巴结数应多于20枚，20枚～10枚为取样，<10枚则仅为活检。

腹腔镜手术进行分期及在腹腔镜协助下经阴道子宫和双侧附件切除术（laparoscopic staging and conjunction with laparoscopic-assistand vaginal hysterectomy and adnexetomy）选择性地应用于子宫内膜癌Ⅰ期低危患者之治疗近年来国内外已有较多报道，有分期可靠，损伤小，术后恢复快等优点，但术者应有熟练之手术技巧，必要时应能及时开腹手术。

鉴于子宫内膜浆液性乳突状癌（UPSC）等Ⅱ型子宫内膜癌恶性程度高，早期淋巴转移及盆腹腔转移的特点，其临床Ⅰ期手术范围应与卵巢癌相同。除分期探查、切除子宫及双附件以及腹膜后淋巴结外，亦应切除大网膜及阑尾。2009 年后 NCCN 分期中将子宫癌肉瘤纳入子宫内膜癌范围，其手术治疗同Ⅱ型子宫内膜癌。

（2）临床Ⅱ期：由于Ⅱ期子宫内膜癌变已累及子宫颈间质，可直接或经淋巴蔓延，播散途径与子宫颈癌相同。多选用经腹广泛性子宫及双附件切除术，盆腔淋巴及腹主动脉旁淋巴结切除/或取样（radical hysterectomy，bilateral sappingo - oophorectomy，pelvic and para aortic lymphyadenctomy）。术式多选用子宫颈癌子宫切除术Ⅱ类术式（modified radical hysterectomy）。盆腹腔冲洗液细胞学检查，全面探查对可疑病变部位取样作冷冻切片检查，术中剖视切除之子宫、附件、经手术及病理检查确定有无子宫外的病变存在；癌组织可送作雌、孕激素受体检测等为术后选用辅助治疗的依据。对高龄、过度肥胖、有严重内科并发症Ⅱ期患者，或宫颈癌肿过大者，可采用放射与手术联合治疗。可先放射治疗后再作筋膜外子宫全切除术及双附件切除及淋巴结取样，有缩小手术范围，减少术中危险及术后并发症的优点。此类先放射后手术患者应按 1971 年临床分期。鉴于临床Ⅱ期（分段诊刮行分期）误差大，部分学者已提出以筋膜外子宫全切除及双附件切除及淋巴切除术为好，术后若确诊为Ⅱ期可补充放疗。目前（2009 年后）术前行 MRI 检查宫颈间质有无受累，以确定是否Ⅱ期和选用术式。

（3）临床Ⅲ期及Ⅳ期：属晚期癌，治疗应为综合治疗，首选手术的目的是明确分期及缩瘤，尽可能切除肉眼可见的癌瘤，要求达到镜下水平。晚期子宫内膜癌的诊断常是在手术探查时确定，若能完成手术治疗做到尽可能缩瘤，为术后选用其他辅助治疗创造条件提高疗效。与卵巢癌相比，子宫内膜癌对化学抗癌药物不够敏感，故手术缩瘤对患者来说更为重要。术中尽可能切除癌肿，切除大网膜，增大的淋巴结、子宫及双附件，术后辅以放射、化疗、激素等综合疗法，可延长患者生存时间。

Ⅲ期：阴道旁受累者应选择盆腔放射治疗，完成治疗后若有可能手术者应作手术探查，若有盆腔转移则应术后扩大照射或全身化疗。若为“附件包块”之临床Ⅲ期应首先手术切除，明确附件包块的性质，一些病例卵巢包块并非宫内膜癌转移至卵巢，而是原发性卵巢癌，经手术切除，组织学标本方证实明确诊断。行手术 - 病理分期，对多数病例可完成肿瘤细胞减灭术（cytoreductive surgery）。

Ⅳ期：有盆腔外转移证据之患者应采用综合治疗，如：全身化疗或激素治疗；局部放射治疗，放疗特别对脑、骨转移疗效好，盆腔放射治疗可能有助于控制复发及局部癌灶所引起之并发症（如流血等）；手术治疗方面，对晚期患者不主张作广泛性子宫切除术，因其可能影响晚期子宫内膜癌生存期及存活率，即便是 USPC 患者亦有作者主张对Ⅳ期患者尽可能行肿瘤细胞减灭术，并认为若缩瘤后残留癌灶 <1cm，术后加用紫杉醇及铂类化疗可获较好疗效。

腹腔镜行手术分期及子宫和双附件切除术应用于子宫内膜癌Ⅰ期低危患者治疗，有分期可靠、损伤小，术后恢复快等优点，已较广泛地应用。腹腔镜行盆腔和腹主动脉旁淋巴结切除术，腹腔镜子宫切除术已成为可选择的手术方式。但尚应对行腹腔镜手术的内膜癌患者作长期随访和传统开腹手术的治疗结局进行大样本比较。临床Ⅲ期研究评估中（GOG - LAP2）在对内膜癌Ⅰ ~ Ⅱa 期比较腔镜手术和开腹治疗疗效研究报道，其中约 24% 转为开腹，在细胞学阳性、淋巴结阳性、分期结果两治疗组相近。特殊肥胖患者亦可选用经阴道切除子宫双附件。

（4）术后辅助治疗的选择：见图 5 - 3。

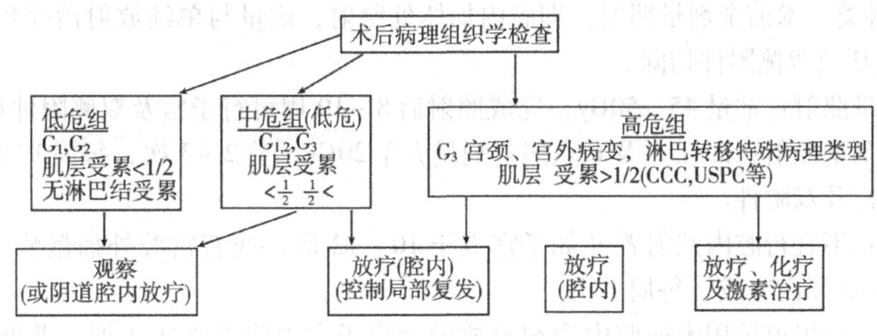

图 5 - 3 临床Ⅰ期术后辅助治疗的选择

G_1：PR 阳性可加用激素治疗；G_2：高危组；G_3：者可加用全身化疗

（三）放射治疗

放射治疗（radiation therapy）是治疗子宫内膜癌有效的方法之一，但单纯的放射治疗Ⅰ期子宫内膜癌的5年生存率仅为52%，疗效明显低于手术治疗或手术与放射联合治疗的5年生存率，平均低20%。目前多数学者认为单纯放射治疗仅用于有手术禁忌证的患者或无法手术切除的晚期子宫内膜癌患者。近20年来由于对子宫内膜癌转移途径及预后相关因素研究的深入及放射治疗技术的进展，已证实手术与放射联合治疗可明显降低局部复发，提高生存率，对子宫内膜癌放射治疗已进一步受到重视。放射治疗在子宫内膜癌的治疗中的作用经历了几个发展阶段：①20世纪40年代之前，放疗在子宫内膜癌的治疗中几乎不占任何地位，没有引起足够的重视。此期的子宫内膜癌治疗方式以手术为主。②放疗应用在子宫内膜癌的术前辅助放疗和术后辅助放疗中，手术方式为全子宫和双附件切除。③FIGO分期后，治疗重点再次转向手术治疗，手术范围扩大，以全面分期手术为主，大多数患者均需要手术分期，因此术前放疗比例下降，而放疗主要应用于对具有不良预后因素的患者进行术后辅助治疗。

1. 放射治疗方法及放射源　对子宫内膜癌的常用放射治疗方法分为腔内照射（intracavitary radiation）及体外照射（external beam radiation）两种。腔内照射多用后装腔内照射（afterloading systems），其放射源有低能放射源镭（Radium）或铯-137（^{137}Cesium），高能放射源为钴-60（^{60}Co-balt）或铱-192（^{192}Iridum）。中国医学科学院孙建衡等采用二个剂量参照点（正常组织受量A点及肿瘤部受量F点）来评估腔内治疗剂量分布的合理性，临床简易可行，具有实用价值。体外照射常用^{60}Co或直线加速器（linear accelerators）。

2. 外照射范围

（1）盆腔外照射：包括上界L_4或L_5，两侧为距骨盆侧壁1~2cm，下界包括阴道上1/2，一般使用2或4照射野（four-field），后者用于肥胖患者可减少放射线对皮肤及皮下组织损伤。

（2）腹主动脉旁淋巴结区：即盆腔照射区向头侧扩展区（cranial extension of the pelvic field），由盆腔外照射点向头侧扩展长18cm，宽8cm包括腹主动脉旁淋巴结及肾动脉淋巴结。若仅有髂总淋巴结受累者则可用头侧扩展长9cm包括腹主动脉下段照射。

3. 全腹照射（Whole abdominal radiotherapy，WAR）　仅用于腹腔转移晚期患者，多用移动条形照射（moving stip）。

临床应用：

（1）单纯放疗：用于高龄，有严重内科并发症，无法手术或晚期患者，应按临床分期选用放射治疗。腔内（后装）A及F旁，总剂量为45~50Gy，每周1~2次，分6~7周完成。体外照射总剂量40~45Gy，6周内完成。除临床Ⅰa期G1，不能接受手术治疗者可选用单纯腔内照射外，其他各期均应采用腔内腔外照射联合治疗。

（2）术前放疗

1）术前放射治疗的目的及优点：降低术中癌肿播散的危险，预防复发，提高生存率。术前放射治疗对癌细胞有毒性作用，并可封闭淋巴管及微血管，预防术中癌细胞播散和转移；放疗可缩小癌灶，创造手术条件或消除隐匿性的转移灶。

2）术前照射种类：术前全剂量照射：即腔内加体外照射，剂量与单纯放射治疗相同。完成治疗后2~3个月行子宫全切及双侧附件切除。

术前腔内全剂量照射：剂量45~50Gy，完成照射后8~10周可行子宫及双侧附件切除术。

术前腔内部分剂量照射：即在A及F点照射剂量大于20Gy，分2~3次，每周1次，放疗后10~14天可做手术切除子宫及双附件。

术前体外照射：不宜行腔内照射者（如子宫大于10~12周，或有宫腔外播散病变者）。盆腔外照射剂量为20Gy，2~3周内完成，每周1次。

中国协和医科大学报道采用术前腔内全剂量放射治疗子宫内膜癌临床Ⅰ期、Ⅱ期，其5年生存率96.5%及90%，高于术前非全剂量腔内照射组（84.8%，51.4%），单纯放疗组（62.5%，62.7%）及单纯手术组（83.1%，82.0%）。

（3）术后放疗

1）术后放疗的目的和优点：目的：给予有或可能有淋巴转移区术后放疗可提高疗效；对盆腔残留或可疑区照射，减少复发；补充对阴道切除不足，减少阴道复发，提高生存率。

优点：优点是可根据手术病理分期的结果明确癌变范围及有无高危因素，确定是否选用放射治疗及种类（腔内或体外），放射治疗的范围及部位。既可消灭残留或可疑残留的病灶，预防复发，又可避免不必要的放疗，减少因放疗引起之并发症及费用。对子宫内膜癌来说，因多数患者不存在有复发高危因素，在适当的手术治疗后，约 58.1% 以上的Ⅰ期患者是不需要任何的辅助治疗的。大量的研究已报道，认为术后放射治疗不宜选用低危及中危组的Ⅰ期患者，包括：①全部 G1，无肌层受累者；②G2，肌层受累 <1/2 者。高危患者已行全部手术分期排除子宫外病变存在，术后放射治疗的受益尚不能肯定，但目前仍采用术后外照射，预防盆腔复发。对 G3，肌层受累 >1/2，此种极高危之患者术后仍可采用辅助放疗。阴道腔内照射多采用于术后发现有宫颈受累之患者。

对于子宫内膜Ⅰ期患者的术后辅助放疗存在很大争议。几项前瞻性研究证实Ⅰ期患者术后放疗能够降低局部复发率和延长无病生存期，但并不能改善总体生存率。另外两项研究则认为，术后辅助放疗能够提高深肌层浸润和组织学分级为 G3 级患者的总体生存率。一项系统评价证实，术后放疗对于子宫内膜癌Ⅰ期患者，能有效降低其局部复发率，但对远处复发率、总体生存率、无瘤生存率无明显改善，疗效和单纯手术效果相似；放疗的不良反应较单纯手术大。2011 年 NCCN 指南建议：如果患者有良好的依从性，所有Ⅰ期患者均可采用观察随访。若决定进行辅助治疗，具体方案的选择需要考虑组织学分级和其他一些潜在危险因素，包括：年龄 >60 岁、淋巴脉管间隙浸润、肿瘤较大、子宫下段和宫颈腺体浸润，具有以上因素之一者定义为高危。多数情况下，首选阴道后装放疗；当患者同时存在深肌层浸润、组织学 3 种、高危因素或以上三项中的两项时，治疗方案可考虑加用盆腔外照射放疗；若同时存在三项时，还可考虑加用化疗。

对于子宫内膜癌 FIGOⅡ期患者的术后辅助治疗意见比较统一。GOG 根据子宫内膜癌手术分期后复发率及复发部位，提出术后放疗适应证。将子宫内膜癌分为低危组：ⅠA、ⅠB 期且 G1/G2；中危组：G3、ⅠC 期、Ⅱ期；高危组：Ⅲ期及以上。GOG 根据 G2/3、淋巴血管间隙受侵、外 1/3 肌层受浸将中危组分为高中危组（HIR 组）和低中危组（LIR 组）。高中危组定义为：①年龄在 70 岁以上，仅有 1 个高危因素；②年龄在 50 岁以上，有 2 个高危因素；③任何年龄有 3 个以上高危因素。建议术后放疗用于高中危组患者。2011 年 NCCN 指南推荐Ⅱ期患者术后辅助治疗仍以放疗为主，可根据组织学分级选择阴道近距离放疗和盆腔放疗，组织学 3 级可加用化疗。王刚等认为：对于 FIGOⅡ期、高、中分化（G1、G2）子宫内膜样腺癌患者，分期手术后均应同时补充阴道近距离放疗和盆腔放疗；如为低分化（G3），分期手术后除补充阴道近距离放疗和盆腔放疗外，尚需酌情补充术后化疗。

2011 年 NCCN 指南：Ⅲ期以上患者的辅助治疗以化疗为主，ⅢA 期患者可选择化疗联合放疗，肿瘤靶向放疗联合化疗，或盆腔放疗联合阴道后装放疗；ⅢB 及ⅢC 期患者可选择化疗和（或）靶向放疗。

Ⅳ期以化疗为主，可根据情况加用放疗。在选择以上这些治疗方案时，更多时候需要考虑的是肿瘤的具体情况，如数量、部位、大小、有无术后残留等。

2）方法及剂量：术后全盆腔照射：剂量为 40 ~ 50Gy，每周 2 次，4 ~ 6 周完成，每次 180 ~ 200cGy，用于盆腔淋巴结受累，或附件有转移者。

腹主动脉旁扩大区照射：剂量 30 ~ 40Gy，每周 2 次，3 ~ 4 周完成。照射前应行肾扫描，定肾位，并行保护，若术前已行体外照射者应减少术后照射剂量。

术后腔内照射：适用于手术范围不够，如阴道切除长度不足，有癌瘤残存或疑有残存者，剂量 20Gy 可于术后 2 周开始，2 ~ 3 周完成。

术后腹腔内放射治疗（intraperitoneal radiation）为应用放射性核素 ^{32}P（radioactive phosphorous）的纯 β 射线作用于腹腔表面 2mm 深，每次剂量为 15 ~ 20mci ^{32}P，加入 500 ~ 1 000mL 生理盐水中注入腹腔。

综上所述，放射治疗为子宫内膜癌重要的治疗方法之一，特别是手术与放疗的联合应用，对减少复发，提高5年生存率具有重要的作用。

首选放射治疗，其治疗步骤见图5-4：

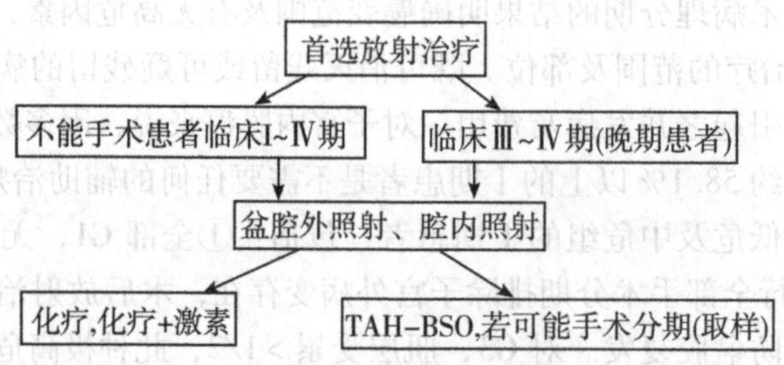

图5-4　子宫内膜癌放射治疗步骤

（四）化疗药物治疗

子宫内膜癌诊断时70%~75%是临床Ⅰ期，可选用手术治疗。对有高危因素的Ⅰ期及复发或晚期子宫内膜癌，除手术治疗外，放射治疗对控制局部复发效果较好，大剂量孕激素治疗对激素受体阳性者也有一定的效果。因此近年来不少作者对子宫内膜癌的细胞毒药物化学治疗进行了研究，尽管有不同的结果，但大多数学者的报告的结果显示，化疗对具有高危因素的子宫内膜癌的盆腔外复发可能有一定的预防作用，复发及晚期癌对化疗有一定的客观反应率。现在一般认为子宫内膜癌化疗的适应证包括：①有高危因素的Ⅰ期子宫内膜癌，如肿瘤侵犯深肌层、低分化肿瘤、淋巴管癌栓、恶性程度高的病理组织类型如浆液性乳头状癌和透明细胞腺癌；②肿瘤累及宫颈或子宫下段；③子宫外转移如肿瘤侵犯附件、腹膜、大网膜或腹膜后淋巴结等；④子宫内膜癌复发。

子宫内膜癌的化疗最早开始于20世纪60年代。早期的研究主要是单一药物化疗。目前发现氟尿嘧啶、长春新碱、甲氨蝶呤、依托泊苷等单一化疗药物对子宫内膜癌有一定的缓解率。比较多的资料表明顺铂（或卡铂）、阿霉素（或表阿霉素）、异环磷酰胺及紫杉醇等对子宫内膜癌有肯定疗效。一般来说，有效的单一药物化疗有效率在20%~40%，而有效时间（response duration）较短，一般只有4~8个月。

总的来说单一药物化疗虽有一定效果，但疗效不满意。多年来，许多作者在联合化疗方面进行了一些探索，发现联合化疗的有效率可达40%~60%，目前单一用药已被联合化疗所取代。

在子宫内膜癌，最常用的联合化疗是顺铂加阿霉素（或表阿霉素）（PA方案），或者是顺铂加阿霉素（或表阿霉素）再加环磷酰胺（PAC方案），具体方案如下：

PAC方案：

顺铂　50~70mg/m^2

阿霉素　50mg/m^2

或表阿霉素　60mg/m^2

环磷酰胺　500~600mg/m^2

3周重复。

PA方案：

顺铂　50~70mg/m^2

阿霉素　50mg/m^2

或表阿霉素　60mg/m^2

3周重复。

紫杉醇联合铂类或其他药物在卵巢癌化疗中取得了较好的疗效，近年来也用于子宫内膜癌的化疗。Price用紫杉醇和卡铂对20例晚期、复发或组织学上高危的子宫内膜患者进行联合化疗，具体方案如下：

卡铂 AUC 5　静脉滴注

紫杉醇 135～175mg/m^2　静脉滴注 3 小时

3 周重复。

在其治疗的 20 例患者中，8 例有可测量的病灶，其中 5 例肿瘤明显缩小，有效率为 63%。有学者认为该方案对子宫内膜癌有效，而且其不良反应可以接受。

Dimopoulous 用紫杉醇和顺铂联合对 24 例转移或复发的子宫内膜癌进行化疗，化疗方案如下：

紫杉醇　175mg/m^2　静脉点滴 3 小时

顺铂　75mg/m^2　静脉点滴

3 周重复。

在其治疗的 24 例患者中，最多化疗 6 个疗程，结果 7 例完全缓解，9 例部分缓解，缓解率达 67%，平均缓解时间 7 个月。但该方案有 44% 的患者出现神经毒性，22% 出现 3～4 度的粒细胞减少。

其他作者也提出了一些联合化疗方案，并认为有较好的疗效。Bafaloukos 用卡铂、甲氨蝶呤、5－氟尿嘧啶及甲羟孕酮（JMF－M 方案）治疗了 23 例晚期或复发子宫内膜癌患者，JMF－M 方案的具体用法为：卡铂 300mg/m^2，MTX 30mg/m^2，5－Fu 500mg/m^2 均第一天给药，每 3 周重复，同时服用醋酸甲羟孕酮 300mg，每日 1 次。结果有 17 例缓解，缓解率达到 74%，缓解时间超过 10 个月。患者对该方案的耐受性良好。

Lissom 用紫杉醇联合阿霉素和顺铂治疗了 30 例以前未结接受过放疗或化疗的年龄不超过 75 岁的晚期或复发性子宫内膜癌患者，结果总的临床和病理缓解率分别为 73% 和 35%，认为此方案可以作为一线化疗方案进一步研究。具体用法为：表阿霉素 70mg/m^2，紫杉醇 175mg/m^2，顺铂 50mg/m^2，每 3 周重复。

Pierga 等报告了应用依托泊苷、5－氟尿嘧啶及顺铂联合化疗，治疗晚期是子宫内膜癌，共 49 例。化疗方案如下：

VP－16　80mg/m^2　静脉滴注

5－Fu　600mg/m^2　静脉滴注

DDP　35mg/m^2　静脉滴注

1～3 天，间隔 4 周。

3～6 个疗程后评价疗效，平均缓解率为 41%，其中 14.3% 为完全缓解，平均存活 14 个月，有反应者的存活期是 20 个月，有 3 例于治疗后 5 年仍存活。3～4 级的不良反应是：白细胞减少 $<$25%，血小板减少为 14%，5 人有末梢神经毒性，6 人有肾功能受损。无因治疗引起的死亡。为进一步提高疗效，该作者在上述方案的基础上在化疗的第一天加上阿霉素 35mg/m^2 静脉点滴，结果平均缓解率达到 45%，平均存活 14 个月，但不良反应明显增加。

Long 等对 30 例晚期或复发的子宫内膜癌，应用甲氨蝶呤、长春新碱、阿霉素及顺铂联合化疗。取得了 67% 的缓解率，其中 27% 完全缓解。平均存活 9 个月，有反应者平均存活 11 个月。主要不良反应：胃肠道反应、神经毒性、肾毒性、脱发等，有 2 例死亡可能与化疗有关。

MTX　30mg/m^2　静脉滴注第 1、15、22 天

VBL　3mg/m^2　静脉滴注第 2、15、22 天

ADM　30mg/m^2　静脉滴注第 2 天

DDP　70mg/m^2　静脉滴注第 2 天

每 4 周重复。

Jenning 等应用 DDP＋ADM＋VP－16 联合化疗，6～8 个疗程，再联合放射治疗。共治疗 18 例低分化癌，浆乳癌或晚期的子宫内膜癌。其 2 年存活率达 67%。

DDP 50mg/m^2　静脉滴注

ADM 50mg/m^2　静脉滴注

VP－16 150mg/m^2　静脉滴注

每 4 周重复。

近年 Umesaki 在对 14 例有淋巴结转移患者的化疗中，提出了与上述方案近似的方案（PVP 方案），患者总的 5 年存活率为 50%。该方案将阿霉素改为吡喃阿霉素，并调整各药用量如下：

顺铂 75mg/m^2 第 1 天

吡喃阿霉素 40mg/m^2 第 1 天

VP－16 75mg/m^2 第 2～4 天

4 周重复，3 个疗程。

另外，还有作者将细胞毒药物与激素治疗联合应用，取得了较好的疗效。Pinelli 用卡铂、甲地孕酮及他莫昔芬治疗了 18 例晚期或复发的子宫内膜癌患者，卡铂 300mg/m^2，每 4 周重复，共 6 个疗程或至疾病进展，甲地孕酮 80mg 口服，每日两次，与他莫昔芬 20mg 口服，每日两次，每 3 周重复。结果在可评价疗效的 13 例患者中，CR 4 例（30.8%），PR 6 例（46.2%），SD 1 例，完全缓解患者的存活时间为 33 个月。Piver 等应用左旋苯丙氨酸氮芥 0.2mg/m^2，每日 1 次，口服 4 天及 5－Fu 10～15mg/m^2，每日，静脉输注 4 天，每 4 周重复以上化疗。同时应用甲羟孕酮 400mg，肌内注射，每周 2～3 次（平均 1g/W）。共治疗 50 例晚期或复发的子宫内膜癌，达到了 48% 的缓解率。化疗药物与激素联合应用值得探讨。

5 年无进展生存率在放疗组为 84%，化疗组为 82%，5 年总体生存率在放疗组为 85%，在化疗组为 87%。作者进行了分组分析：低到中危组（Ⅰc 期，高中分化腺癌，小于 70 岁，共 190 例）总体生存率没有差异，在放疗组为 95%，在化疗组为 91%。但在中到高危组（Ⅰc 期，腺癌，大于 70 岁低分化，Ⅱ或Ⅲ期，深肌层浸润，共 120 例）放疗组和化疗组的 5 年无进展生存率分别为 66% 和 84%，放疗组合化疗组的总体生存率分别为 74% 和 90%，高危组（Ⅲb 和Ⅲc 期，共 75 例）放疗组和化疗组的 5 年无进展生存率分别为 79% 和 64%，放疗组合化疗组的总体生存率分别为 76% 和 71%。

总之，手术后盆腔放疗可以消除放疗区域内潜在的微小转移病灶，但随机对照研究发现术后放疗并没有改善生存时间。因此对系统化疗寄予厚望，在子宫内膜癌，化疗对具有高危因素的晚期、复发宫内膜癌的术后患者均有肯定疗效。尤其 PA 或 PAC 方案应用较普遍。但化疗不能代替手术及放疗，对生存时间的改善有限。在用药的选择、剂量、疗程以及手术、放疗及内分泌治疗的关系等还有待进一步研究。有必要开发更好的化疗药物，而对子宫内膜癌分子发病机制的研究也可能发现新的治疗靶点。而在晚期子宫内膜癌的治疗中已有研究发现放疗和化疗结合可能更为有效。

（五）内分泌治疗

早期的动物实验证明了无孕激素对抗的外源性雌激素对子宫内膜有一个持续的刺激作用，可使子宫内膜由增生发展到癌变。Kistner 于 1959 年证实了孕激素可使子宫内膜癌的腺体向良性逆转。以后又有作者对 488 例内膜癌患者的子宫内膜进行手术前后的比较观察，结果发现术前给予孕激素治疗者，其子宫内膜较治疗前，在结构及功能上均向更好的方向转化。孕激素的作用机制，按“二步机制”，即孕激素分子先进入胞质，与受体结合形成复合物再进入细胞核。激素受体复合物进入细胞核内是激素作用的关键一步，激素受体复合物影响着癌细胞内 DNA 的转录反应，可能延缓了 DNA 及 RNA 的复制，从而抑制肿瘤细胞的生长。可见孕激素与受体的作用是在基因水平上调节着细胞的生物活性。孕激素治疗后的组织相为腺体与间质发生逆转改变，使癌细胞分化趋于成熟。陈晨等也证实了，孕激素除抑制雌激素的促增生作用外，对肿瘤细胞有直接作用，使肿瘤细胞生长受抑，促使其向成熟转化，细胞发生凋亡及萎缩。

孕激素因其服用方便，毒性小，能耐受，在子宫内膜癌的治疗方面已应用了几十年。但疗效各作者的报告不甚一致。有诸多因素均可影响缓解率。最重要的是肿瘤的分化程度及雌、孕激素受体（ER、PR）状况。GOG 组曾对 47 例已知肿瘤分级及 ER、PR 的子宫内膜癌患者进行孕激素治疗的观察：肿瘤分级 1 及肿瘤分级 2 的患者其缓解率分别为 20% 及 40%，而 12 例肿瘤分级 3 的患者对孕激素治疗均无反应。

Kauppila 等报告了孕激素受体（PR）阳性的内膜癌对孕激素的反应明显，其缓解率可达 89%，而

PR 阴性者，其缓解率只有 17%。GOC 组对 51 例内膜癌给予孕激素治疗，ER、PR 均阳性者，其缓解率可达 40%；反之 ER、PR 均阴性者，其缓解率只有 12%。

此外，肿瘤体积大、原发的晚期癌、近期复发，年龄大等均为对孕激素反应的不良因素。许多作者指出，年轻患者较老年患者对孕激素治疗反应较好。但也有作者认为，老年患者的肿瘤多为低分化，所以决定肿瘤对孕激素治疗的反应仍是组织分化程度而不是年龄。Reifenstein 等观察到，术后半年内复发者服用孕激素，其缓解率只有 6%；而术后 5 年后复发者服用孕激素的缓解率可达 65%。事实上，低分化患者的肿瘤复发及转移常较早，因此病程长短实际上也反映了肿瘤的分化程度。

有作者统计，在早期内膜癌，应用孕激素死于心血管病的比率较不用孕激素者明显升高。因此，目前认为，在早期内膜癌，孕激素不作为术后的预防用药，除非患者具有高危因素，而且肿瘤的雌、孕激素受体为阳性者。对晚期或复发癌；有手术禁忌证者；年轻的早期内膜癌希望保留生育功能者均可用孕激素治疗。对年轻、保留生育功能的内膜癌患者，孕激素治疗中，每 3～6 个月需 B 型超声及内膜活检或诊刮，以观察疗效。

至于给药途径，Kauppila A 等对 287 例思者给予肌内注射 MPA，223 例给予口服 MPA，口服者缓解率似略高，但与肌内注射者相比无统计学差异。

关于用药剂量，Lentz SS 等报告了应用大剂量的甲地孕酮（MA）800mg/d，连用 1 个月，治疗了 63 例复发及晚期的内膜癌患者，收到了 24% 的缓解率。结果显示：对分化好的肿瘤效果好，低分化者效果差；用大剂量与低剂量缓解率无不同；其缓解率在晚癌及复发癌之间也无不同。总的存活时间是 7.6 个月，有 3 人出现高血糖；3 人体重增加 >20%；3 人死于心血管病与糖尿病，不能除外与服药有关。因此，学者认为，既然大剂量与低剂量无明显差异，主张应用低剂最激素治疗。

GOG 推荐孕激素剂量为：口服甲羟孕酮 200～250mg/d 或甲地孕酮 160～320mg/d。常用药物有：醋酸甲羟孕酮（medroxyprogesterone acetate，MPA）200～250mg/d；己酸孕酮（长效黄体酮，hydroxyprogesterone caproate，HPC）250～500mg，每周两次；甲地孕酮（megestrol acetate，MA）160～320mg/d。用药时间至少 3 个月。孕激素不良反应较轻，可引起水钠潴留，水肿，体重增加，头疼。药物性肝炎，血栓性静脉炎及高血压偶有发生。一般来说，不良反应于停药后即逐渐消失。

他莫昔芬（Tamoxifen，TMX 或 TAM）是一种非甾体类抗雌激素药物，并有微弱的雌激素样作用。TAM 与雌激素竞争受体，抑制了内源性雌激素与受体结合，减少了雌激素对子宫内膜促进增生的作用。TMX 也可提高雌激素受体水平，PR 水平低的肿瘤，可先用 TAM 使 PR 水平升高后再用雌激素；或 TAM 与孕激素同时应用，均在晚期或复发的内膜癌达到了一定的缓解率。TAM 也可能直接作用于腺癌细胞，使之抑制有丝分裂。但是，TAM 在动物实验及对乳腺癌的治疗中均有导致子宫内膜癌的报道，这可能与 TAM 的雌激素样活性有关。在一个 1 846 例绝经后的乳腺癌的报道中，给予 TAM 40mg/d，给药组内膜癌的发生率明显高于对照组，尤其在 TAM 应用大于 2 年以上者，内膜癌的发生率明显升高。但也有作者在实验室研究中，未见到 TAM 有刺激子宫内膜癌细胞系生长的作用。总之，在子宫内膜癌的治疗中，单独应用 TAM 要十分慎重。

TAM 的不良反应主要是潮热，畏寒，急躁等类似更年期综合征的表现；也可有轻度骨髓抑制、头晕、恶心、不规则阴道出血或闭经。一般用量为 10～20mg，每日两次。此外，有作者曾应用氯米芬（clomiphene citrate）在子宫内膜癌看到组织学的改变。也有作者应用 LHRH 类似物治疗晚期内膜癌，观察到了一定效果。但因例数太少，经验不多，难下结论。

（许家珍）

第七节　疗效、影响预后的因素及随访

（一）疗效

子宫内膜癌因解剖及肿瘤生物学特点，具有生长缓慢、转移播散时间较晚和早期有较明显症状等特点，故患者就诊早；因确诊方法较简单，多数患者就诊时诊断为临床Ⅰ期。在妇科恶性肿瘤中其治疗效

果较好，总5年生存率为70%左右，临床Ⅰ期5年生存率可达80%。

自手术病理分期在世界范围内广泛使用后，子宫内膜癌5年生存率亦有显著提高。

（二）影响预后的因素

应用临床和病理的经验，对子宫内膜癌患者治疗前后进行评估，判断与预后相关的各种因素，选用个体化治疗是提高疗效重要措施。对子宫内膜癌患者预后有显著影响的因素较多，常同时存在，或有相互影响。

影响子宫内膜癌预后因素：

（1）年龄。

（2）期别。

（3）病理类型。

（4）组织分级（G1，2，3）。

（5）肌层受侵深度。

（6）宫颈及峡部受累。

（7）子宫外病灶部位：附件受累、淋巴结转移、脉管受累、腹腔细胞学检查阳性。

（8）其他：雌、孕激素受体、DNA倍体检测等。

（9）治疗及并发症。

以上各种因素包括代表肿瘤生物学恶性程度及病变状况（病理类型，分级，肌层受累，淋巴转移，期别等），宿主全身状况如年龄与全身健康状况及免疫状况相关，治疗方式是否适当及因治疗而引起的并发症及其严重程度均是影响治疗效果和患者预后的重要因素。总之，子宫内膜癌患者的预后（生存率）是与宿主全身状况，癌瘤生物学恶性程度相关，并受治疗及并发症的影响。

1. 年龄　就诊时的年龄是影响预后之显著因素之一。20世纪70年代已有多篇文献报道Ⅰ期内膜癌诊断时年龄在59岁以下者与60岁以上者比较其5年生存率分别为80%及56%，有显著差异，认为较年轻者生存率高与诊断时多为早期，癌瘤分化较高，常无肌层受累有关，曾服用避孕药或妊娠过妇女亦有可能有较高的生存率。老年患者内膜癌常为特殊病理类型或低分化腺癌，有子宫外病变存在，即恶性程度高及期别晚，治疗困难。其他如免疫力低亦可能是影响老年患者生存率因素。老年患者并发有内科疾患，选用治疗方式及治疗的彻底性均要受到一定限制（如手术等），治疗并发症较为严重，均可影响预后。Morrww等报道在经手术治疗后证实无子宫外病变存在的子宫内膜癌患者中，75岁者与45岁相比较，其复发的相对危险性为18：1.0。多数报道均认为80岁以上之内膜癌患者预后极差，与缺乏手术分期及术后充分之辅助治疗亦有一定关系。

2. 期别（临床及手术－病理分期）　治疗前临床分期为影响预后的重要因素。

对未作手术分期的内膜癌患者临床分期对生存率有显著的影响。现临床分期仍用于术前或放射治疗者作预后重要因素。

因子宫外不同部位的转移（淋巴、附件、腹腔转移），肌层受累深度等，可能对预后均有不同程度的影响，故对已做手术－病理分期的患者应根据分期中的发现，分析判断预后，并直接指导选择辅助治疗。手术－病理分期与预后（存活率）密切相关，是独立的影响预后的因素，国外已有多篇文献报道。

根据手术分期，选用合适术后辅助治疗，使内膜癌总5年生存率有一定提高，各期生存率世界范围内显著提高。

3. 病理类型　近年来随着对子宫内膜癌病理类型研究的深入，及对生存率、预后大量病例的分析，证实病理亚型与预后密切相关。一般认为子宫浆液性乳突状癌（UPSC/SPEC）、透明细胞癌（CCC）、鳞癌（SCC）5年生存率低于腺癌及腺棘皮癌。未分化癌的预后不良5年生存率低于子宫内膜样腺癌（腺癌及腺棘皮癌）。

子宫内膜样腺癌（endometrioid Adenocarcinoma）是最常见的病理类型，其中1/3～1/2可含有鳞状成分（若所含鳞状成分超过10%即可算为含鳞状成分的腺癌），其亚型中腺鳞癌预后极差，其组织分化程度愈低，预后亦愈差。子宫浆液性乳突状癌以含沙粒体的浆液性乳头结构为其病理特征，诊断临床Ⅰ

期时50%已有转移，恶性程度高，分化低，早期极易发生浸润，淋巴结及盆腹腔转移，复发率高（70%～80%），预后比同期的卵巢浆液性乳突状腺癌差，5年生存率仅为25%～36%，晚期低于15%。国内孙建光报道此类型宫外扩散率为53.3%，深肌层累及75%，未控率为41.7%。透明细胞癌为另一类恶性程度高，易复发类型，较少见（1%～5.5%），其中5年存活率仅为40%左右，若病变仅累及内膜5年生存率为90%，累及肌层者仅为10%。子宫内膜鳞状癌极少见，发生率占子宫内膜癌0.1%，国内仅有少量个案报告。预后较腺鳞癌差，放疗化疗均不敏感。即使为Ⅰ期，40%在3年内死亡。未分化癌极少见，可与其他类型子宫内膜癌或恶性中胚叶混合瘤共存，需作免疫组化染色方可鉴别，恶性程度高，多在短期内转移死亡。其他病理亚型文献报道较少。子宫内膜样腺癌的预后与组织分化的级别显著相关，低分化者有较高的复发率，其癌组织结构与核的分级是一致的，此点与USPC及CCC这些特殊病理类型不同，后者组织分级为Ⅰ级时其核分级可高于Ⅱ、Ⅲ级，表明后者恶性程度更高。

4. 组织分级　子宫内膜癌组织分级的级别是判断预后的重要指标。

对癌变局限于子宫的患者来说，癌组织分级是影响生存率的重要因素。文献报道子宫内膜腺鳞癌G3与G1相比较，其复发相对危险性为8.1：1；腺癌G3与G1比为15.0：4.7。Lanclano报道病理分级为G3的Ⅰ期患者组织分级为预测远处转移和盆腹腔复发，降低生存率的独立相关因素。经多变量因素分析指出，组织分级为与预后（生存率）相关的独立因素，组织分级的G1、2、3的5年生存率分别为95%，66%和48%；最近大宗手术分期资料，手术分期Ⅰ期G1、2及G3、5年生存率分别为92.1%，87.5%及74.5%；Ⅱ期各级为81.0%，80.9%，57.3%；Ⅲ期的各级为69.7%，63.3%，39.6%。可见G1、G2在各期中5年生存率数字相近，明显高于各期中G3。

对特殊类型的子宫内膜癌（UPSC，CCC，SC等）进行组织分级时应重视细胞核的不典型改变，若与结构分级不符合时，应将组织分级升高1级（G1、2向上提1级）。含有鳞状成分的腺癌应根据腺体成分、核分级进行分级。

5. 肌层浸润深度　肌层受浸润的深度（depth of tumor invasion）是判断肿瘤恶性程度的重要指标，也是影响预后及复发的重要因素。对无显著子宫外癌变的患者来说，有肌层的浸润复发率比无肌层浸润者高4倍。深肌层受累的复发率危险性明显高于浅肌层受累者。文献报道Ⅰ期ⅠA，ⅠB，ⅠC 5年生存率分别为93.3%，95%，77.8%，深肌层受累组复发率增高4.8倍。生存率的不同可能与深肌层受累后淋巴转移率增高或癌瘤易穿破浆肌层引起子宫外播散，使术后复发率升高有关。对有深肌层受累者应注意有无子宫外播散癌变存在，属高危组，术后应给予辅助治疗。

6. 淋巴及脉管间隙受累　文献报道经手术分期确定为Ⅰ期之内膜癌，若病理组织学检查证实有淋巴及脉管间隙（invasion of lympha－vascular space或capillary－like space involvement，CLS）受累，约有10%已有淋巴转移故预后不良，生存率低。有癌瘤细胞侵入间隙者复发和死亡率为27%，无者为9%，复发的相对危险性增高2.4倍。对819例临床Ⅰ、Ⅱ期（病变局限于子宫者），采用相同治疗方法，有淋巴及脉管间隙受累者5年生存率为61%，无受累者为86%。若比较手术－病理分期为Ⅱ期患者，淋巴及脉管间隙受累，则不是独立影响预后的因素。CLS常见于低分化及有深肌层受累者，无CLS与有CLS患者的复发率分别为2%和44%；腹腔及盆腔淋巴结转移率分别为7%，3%与27%及9%。Dis aia报道无盆腔淋巴结转移之复发率为10.5%（21/199），而有淋巴结转移者为56%（13/23）。

7. 淋巴结转移　长期以来，子宫全切及双侧附件切除术是治疗子宫内膜癌的主要术式，对淋巴结转移（lymphanode metastasis）的真正发生率是难以确定的。Javert报道淋巴结转移率为28%，据报道无淋巴结转移5年生存率约85%，盆腔淋巴结转移者约70%，而腹主动脉淋巴结转移者则低于40%。有无淋巴结转移与预后密切相关。

近年来在对除ⅠAG1期及Ⅳ期外，其他各期内膜癌腹腔后淋巴结转移的临床病理及存活率进行研究，Boronow等对222例临床Ⅰ期手术分期研究指出，Ⅰ期盆腔及腹主动脉淋巴转移率各为10.0%。有盆腔淋巴结转移中57.1%（8/14）同时有腹主动脉淋巴结转移，在盆腔无淋巴结转移中8.2%（4/49）有腹主动脉淋巴结转移。多变量因素分析显示，组织分化不良（分级高）及深肌层浸润是腹主动脉淋巴转移的独立相关因素，而淋巴脉管间隙受累和子宫颈受累为独立的与盆腔淋巴结转移相关的因素。在

Ⅰ、Ⅱ期有淋巴结转移者其预后明显差于无转移者。进一步的分析表明腹主动脉淋巴转移预后明显较盆腔淋巴结转移差，其5年生存率分别为44.4%与80.0%（$P<0.05$），因而认为腹膜后淋巴结，特别是腹主动脉淋巴结转移有否对子宫内膜癌生存率有很大的影响，除ⅠAG1及Ⅳ期外，临床Ⅰ期转移率为10%，临床Ⅱ期为36.5%。若有宫颈间质受累则其淋巴转移率可为36%，无宫颈间质受累者则仅为17%。

8. 宫颈受累及癌灶部位　宫颈受累即Ⅱ期患者的预后明显差于Ⅰ期，经手术分期确定为Ⅱ期者其5年生存率为74%，明显低于Ⅰ期（88%）。资料分析发现临床Ⅰ期中92%癌灶位于子宫底部，位于宫腔下部或累及峡部易早期转移，生存率低于前者。Matthew报道202例宫颈受累之子宫内膜癌临床、手术及病理资料，手术－病理确定有宫颈受累为151例（75%），51例（25%）未发现宫颈受累。其中子宫外有癌肿播散为24例（32%）应为Ⅲ期实际为Ⅱ期者仅有76例为50%。国内报道41例术前临床诊断为Ⅱ期内膜癌患者手术－病理分期，7例宫颈未发现癌肿（17.1%，下降为Ⅰ期），23例发现有子宫外播散（56%）上升为Ⅲ期。分段诊刮中假阳性率可为20%～30%，但因对术前诊断Ⅱ期时，术中剖视宫颈中有癌灶而确诊者重视治疗范围，及术后辅助治疗疗效较好，对术前诊断Ⅱ期，术中或术后未发现宫颈内有癌灶，仅有位于宫腔下部癌肿者治疗范围则常不足，生存率低。有作者认为对癌灶位于宫腔下段患者治疗应予重视并应密切随访。

近年来对子宫颈受累对预后的影响是有争议的，有作者认为经手术病理分期确诊为Ⅱ期的内膜癌患者复发的相对危险性为1.6，无统计学显著差异，宫颈及子宫腔下段受累者局部复发率并无明显升高，可能与近代手术－病理分期应用确定病变真实范围（排除有宫外病灶者），术后选择适宜辅助治疗，改善了预后有关。

FIGO手术－病理分期规定，宫颈受累为Ⅱ期，Ⅱ期中仅有腺体受累者为ⅡA期，累及宫颈间质者为ⅡB期，文献报道ⅡA5年生存率为95%，ⅡB期为90%。多数作者认为目前尚无充分资料表明Ⅱ期A、B亚期在预后上有显著差别。其原因可能与术前无法确定子宫颈受累程度（间质有无受累）；较多的Ⅱ期患者术前已接受过放射治疗，使术后难以判断间质受累状况；Ⅱ期患者常可能同时存在组织分级，深肌层受累或子宫外病变可能，对预后更有显著影响的因素同时存在有关。

9. 腹腔冲洗液细胞学检查及附件受累　腹腔细胞学：Disaia报道在临床Ⅰ期167例中26例（15.5）患者腹腔冲洗液阳性，其中13例（50%）在手术－病理探查中可发现有子宫外病灶同时存在（7例复发死亡）；仅有细胞学阳性13例患者中约6例（46%）出现腹腔内复发死亡。Creasman报道12%子宫内膜癌腹腔细胞学为阳性。尽管对腹腔冲洗液之预后价值仍有争议但多数作者认为盆腹腔细胞学阳性预后不良，细胞学阳性说明有子宫外病变存在，即使病变局限于子宫亦为重要预后因素。

附件受累：为内膜癌子宫外播散常见部位之一，临床Ⅰ期腺癌中附件受累约10%，常为卵巢隐匿性转移，与子宫大小，分级无显著相关。与肌层受累深度相关，ⅠA为4%而ⅠC附件受累为24%（手术分期）。GOG 621例报道手术分期34例淋巴转移占5%。当附件为镜下转移时，仅6%有淋巴转移，若已为肉眼转移灶，盆腔及腹主动脉淋巴结转移率升高为51%及23%，腹腔冲洗液细胞学检查阳性为60%，复发率为38%，预后不良。

10. 多个高危因素　近期文献报道经手术病例分期确定癌变局限于子宫的内膜癌患者预后不良的危险因素包括：组织分级差（G3），深肌层受侵，宫颈间质及脉管淋巴间隙受累等。若患者具有≤2个危险因素存在，生存率明显低于仅具有1个高危因素，并有统计学上的差异。患者分别具有1，2或3个以上危险因素时其5年生存率分别为88%及60%。对于术后分期为Ⅰ期或Ⅱ期者，若术后全部接受放射治疗其生存率分别为88%，85%～80%，高危因素的多少则不是影响判断预后的因素。经手术－病理分期确定有子宫外转移者，转移部位的多少与复发有显著的相关性，有1，2或3处转移灶时，相对复发危险性分别为12，18及45。转移灶的部位包括：腹膜后淋巴结（腹主动脉及盆腔淋巴结），阴道及宫旁组织及附件，盆腹膜及腹腔冲洗液，其他经手术探查发现确定的转移灶。经多变量因素分析表明子宫外转移灶的部位与远处或腹腔内复发有显著相关性。

11. 分子生物学指标　现已明确子宫内膜癌可根据其发病机制分为两种类型，Ⅰ型和Ⅱ型子宫内膜癌发生的信号通路改变及癌基因突变有明显的不同，Ⅰ型子宫内膜癌多与 PTEN，K－ras，β－catenin，等基因突变及错配修复基因缺失有关，而Ⅱ型子宫内膜癌多与 p53，p16 和 HER－2/neu 等基因突变有关。癌基因变异与内膜癌恶性生物学状况之间尚无确切相关性结论，但有关各种生物学指标包括 H－ras，mTOR，4E－BP1，MSI，VEGF，CA125，HE4，YKL－40，c－myc 及 c－erb 等与内膜癌相关性研究已有报道。如 c－erBB2 的过度表达与内膜癌组织分化转移时间 c－myc 与低分化癌相关性等。目前尚需更多的大量病例研究方可证实，这些可检测的标记物与预后可能存在着相关性。

（1）组织学指标

1）核分级和 DNA 倍体：Symons 报道指出，内膜癌有转移组中存在着高比例的非整倍数（Aneuploid），其 DNA 指数均大于 1.5，DNA 指数的增加与癌瘤转移成正相关。在 DNA 非整倍数体组中继发转移可能性为同期同级者 2 倍。应用流式细胞分光光度计（flowcytometry，FCM）对 76 例内膜癌患者 253 样本检测后比较 DNA 为二倍体组与非整倍体组的手术分期Ⅰ、Ⅱ、Ⅲ各分期中非整倍体组为 3%、18%、42%（$P<0.01$）；各组织分级 G1、2、3 为 17%、20%、67% 随分期及分级升高而上升（$P<0.05$）；腹腔细胞学阴性及阳性之非整倍体各为 10% 及 50%（$P<0.05$）；淋巴结无转移及有转移为 18% 及 60%（$P<0.01$）。随访 10～50 个月（平均 78 个月），二倍体组生存率为 100% 而非整倍体组仅为 50%（$P<0.01$）。目前多数作者认为 DNA 倍体可作为判断预后的重要因素。非整倍体比例增加，恶化程度高，预后癌肿增值活跃，即处于 S，G2 及 M 期百分率高。近年来已有关于应用 FCM 测定癌瘤 DNA 倍体及增殖状况 S 期细胞比值（S－phase fraction，SpF）来预测癌瘤的恶性程度报道，认为非整倍体（aneuploidy），四倍体（tetraploidy）百分率及 SpF 比值与癌瘤组织分级及预后不良密切相关。在一项前瞻性研究中，174 例子宫内膜癌患者的 10 年生存率在非整倍体肿瘤中为 53.2%，在二倍体肿瘤中为 91%，多因素分析发现非整倍体肿瘤患者死亡危险为二倍体肿瘤的 6.5 倍。而在晚期患者中，二倍体肿瘤患者的预后也明显好于非整倍体肿瘤患者。

有关核的分级文献报道较少，FIGO 分期指出，若核的不典型性与组织分级不相符合时，应将 G1 或 G2 者升高 1 级。多数核分级不典型患者其预后差。在对内膜癌Ⅰ期 G180 例的研究发现复发死亡 8 例癌组织中癌细胞有丝分裂均≥8/10HPF。目前对核分级是否能作为选择辅助治疗及判断预后因素尚需要更多的研究证实。

2）雌、孕激素受体：孕激素受体（PR）在癌组织中检测为阳性，常预示预后良好。有报道在对 309 例内膜癌研究的多变量因素分析中指出，检测 PR 对预后的判断价值高于组织学分级，阳性者孕激素治疗有效率为 68%，阴性者仅 9.9%，总有效率为 32%～40%。一般认为 PR 含量随分化程度而变化，分化高者 PR 含量高，而且 PR 阳性比 ER 更具有预后价值。但 Sivridis 的研究报道 ER 和 PR 与子宫内膜癌预后无关，因此 ER 和 PR 对于子宫内膜癌的预后作用尚有争议，测定甾体激素受体对于确立合理的治疗有一定帮助。

3）p53：p53 基因突变可在 7%～43% 的子宫内膜癌组织中检出，并且与临床病理分期、组织分级、深肌层浸润、非内膜样腺癌和淋巴转移相关，提示有 p53 基因突变过度表达的子宫内膜癌生存时间缩短。Lee 等用免疫组化和 PCR－SSCP 联合检测子宫内膜癌中 p53 基因的表达和预后的关系，结果发现有 p53 基因突变和没有 p53 基因突变的患者其 5 年无疾病生存率分别为 81.1% 和 97.7%，多因素分析显示有 p53 基因突变的患者其疾病相关死亡的危险增加 11 倍，p53 突变和过度表达在Ⅱ型子宫内膜癌中更多，常伴有其他高危因素和 PR 的缺失。

4）PTEN：Risinger 报道 PTEN 突变与早期病变，低 p53 表达等良好预后因素相关，在 115 例子宫内膜癌患者中，有 PTEN 突变者其 8 年总体生存率明显高于无 PTEN 突变者。Mackay 总结加拿大国立肿瘤所的研究发现 PTEN 失活对早期子宫内膜癌的预后没有影响，在晚期和复发病例中 PTEN 失活与预后好有关。

5）MSI：微卫星不稳定是 DNA 错配修复基因缺失的标志，在子宫内膜样腺癌中的发生率为 11%～45%。微卫星不稳定最初是在遗传性非息肉性结肠癌综合征中发现的，是直肠癌预后良好的指标，但在子宫内膜癌，微卫星不稳定与预后的关系还不确定，有研究发现 MSI 常伴有 PTEN 突变而少有 p53 突变、故与预后良好有关，有的报道 MSI 与预后不良有关，也有报道 MSI 与预后无关。

（2）血清学标志物：血清 CA125 水平在 11% ~34% 的子宫内膜癌患者中升高，手术前 CA125 水平与分期、肌层浸润深度、组织分级、宫颈受累和淋巴转移有关，22% 的无淋巴转移的子宫内膜癌患者 CA125 水平 >65U/mL，而 58% 的由淋巴转移的患者 CA125 水平 >65U/mL，用 CA125 预测子宫外病灶的 RR 为 6.5。手术前 CA125 水平还可能与患者的预后有关，Chung 等报道 CA125 ≤28.5U/mL 与 CA125 >65U/mL的子宫内膜癌患者比较其 5 年无瘤生存率分别为 85.6% 和 60.0%。

此外，Diefenbachetal 报道子宫内膜癌患者血清 YKL－40 明显高于正常对照，并且手术前 YKL－40 >80ng/mL 的子宫内膜癌患者 5 年无进展生存率明显低于 YKL－40 阴性的患者（48% vs79%），认为 YKL－40 阳性与预后不良有关。Moore 报道 HE－4 在各期子宫内膜癌患者血清中均升高，比 CA125 敏感，在各期子宫内膜癌中比 CA125 敏感 24.6%，在 I 期子宫内膜癌中的敏感性比 CA125 高 17.1%（37.9% vs20.8%）。HE－4 是否可用于子宫内膜癌的早期诊断或复发监测值得进一步研究。

12. 治疗的影响　对内膜癌患者治疗是否恰当、适宜是影响预后的因素之一。治疗方案的制定，方法的选择应在对癌变播散范围准确了解和对患者全身健康状况全面评估的基础上进行。目前治疗的方法多选用手术或手术与放射联合治疗。对晚期无法手术或有严重内科并发症不宜手术者，可选用适宜的综合治疗（放疗、化疗、激素等）对术后确定有预后不良（高危）因素存在的患者应重视术后辅助治疗的选用，应使患者获得充分的适当的治疗。老年及有严重内科疾病者，则应考虑全身状况，能否承受放射治疗，放射方式、部位、剂量、化疗药物选择等全面考虑，密切观察，并加强全身支持疗法，方可获得最佳疗效。若对有宫外播散或其他影响预后因素未能重视，使患者治疗不充分，或治疗不当将直接影响预后。

（三）随访

子宫内膜癌患者在治疗后应密切定期随访，争取及早发现有无复发，75% ~95% 复发是在术后2 ~3 年内。常规随访应包括详细病史（包括任何新的症状）、盆腔的检查、阴道细胞学涂片、X 线胸片、血清 CA125 检测及血常规、血化学检查等，必要时可作 CT 及 MRI 检查。一般术后 2 ~3 年内每 3 月随访一次，3 年后可每 6 个月 1 次，5 年后 1 年 1 次。95% 复发病例均可经临床检查，阴道细胞学涂片检查及血清 CA125 检查发现。

（许家珍）

第六章

产前阴道大量出血

第一节 流产

流产（abortion）是指妊娠不满28周和（或）胎儿体重≤1 000g终止者，发生在妊娠12周前者称早期流产，发生在12～28周者称晚期流产。本节讲述的是自然发生的非意愿性流产，意愿性流产（患者自愿或医疗诱导）不在本节探讨的范围内。自然流产绝大多数为早期流产，流产的原因包括染色体异常所致受精卵或胚胎发育异常、母体内分泌失调、子宫病变、全身性疾病、手术创伤、母儿血型不合、免疫因素及外界环境因素等。流产的主要症状有阴道流血及腹痛。根据流产的发展过程及临床表现可分为先兆流产、难免流产、不全流产、完全流产、稽留流产、感染流产及反复性流产。

一、流产的急症发病特点

1. 发生率高，并发症多　至今为止，还没有权威性的流产发病率数据。在流行病调查中，有学者认为仅包括早产、足月产，也有学者认为应包括所有妊娠，即早产、足月产、人工流产、异位妊娠、葡萄胎等，故所得到的数据分歧较大。根据既往的临床观察，一般认为1次自然流产发病率为10%～18%，连续发生2次自然流产的发病率为5%，连续3次自然流产的发病率为0.4%～1.0%。但近年较大规模的流行病学研究显示，自然流产发病率远高于15%。有学者应用敏感的放射免疫法在月经后半周期检测已婚妇女的血清β－HCG发现，30%～40%的受精卵在着床后月经前发生流产，称为隐性流产。这类患者仅表现为月经稍延迟，月经量稍多或正常。目前比较一致的看法为，自然流产的发病率在50%～60%。随着人们生活方式的改变和环境因素的重大变化，反复性自然流产的实际发病率也远高于上述数字。流产是育龄期妇女最常见的需手术干预的原因或病症，未及时就诊或处理不当会引起失血性休克、附件炎、继发性不孕症、子宫内膜异位症等严重并发症，需引起育龄期妇女及妇产科医务工作者的高度重视，并给予及时、正确地处理。

2. 对患者及其家人的身心打击较大　绝大多数的流产并非是患者或其家人的主动意愿，因此他们往往在流产发生前后出现紧张、烦躁、焦虑和抑郁等一系列身心应激症状。他们除了因流产导致的胎儿丢失而感觉悲伤外，还会相当担心医疗干预带来的身体痛苦和经济压力，此外，许多患者会对再次妊娠产生恐惧和不安。在经历了流产的痛苦以后，女性会产生抑郁、沮丧、哭泣、烦躁、失眠等一系列精神症状。因此，医务人员除做好流产常规治疗和护理外，还要做到以下几点：①建立良好的医患关系，要尽可能认真地倾听患者的倾诉，并给予必要的理解和安慰。②让患者了解流产的可能病因和防治方法，减轻其焦虑和恐惧。③在保障手术安全的前提下，遵从患者主观意愿，详细说明各种流产方式的利弊，让患者自行选择流产方式。④积极提高护理水平，给予患者充分的心理支持。⑤对于明显存在心理障碍的患者，必要时请心理咨询专家进行身心护理。

3. 病因往往难以确定　事实上，流产只是导致胚胎脱离母体适宜环境的众多病因的结果，除少数遗传学异常和内分泌疾病外，绝大多数的流产病因无法确定。即使是较为常见的染色体异常，若未获得流产胚胎的存活绒毛细胞并进行分析，亦无法得知。而且，由于技术要求较高或条件限制，不可能对每一例流产胚胎均进行染色体分析；另外，许多病因的检测方法还处于实验研究阶段，距离真正应用于临床还需要相当长的探索，这一点需向患者明确交代。

4. 确定性的治疗手段匮乏　病因确定的复杂性为治疗带来了较大困难。目前的处理手段基本还处于对症治疗上，针对性的治疗方法相当匮乏。当前较为合理的治疗方案应根据流产类型、可能病因，结合经验进行制订与选择。

二、各种流产类型的临床特点与鉴别诊断（表6-1）

表6-1　各种流产鉴别表

类型	出血量	下腹痛	组织物排出	宫颈口	子宫大小
先兆	少	轻或无	无	闭合	与妊娠周数相符
难免	中~多	加剧	无	扩张	相符或略小
不全	少~多	减轻	部分排出	扩张，或有组织物堵塞，或闭合	小于妊娠周数
完全	少或无	无	全排出	闭合	相符或略大
稽留	少或无	轻或无	无	闭合	相符或略小
感染	中~多	加剧，伴发热	部分排出	扩张，或有组织物堵塞，或闭合	略大，多有盆腔包块
反复	根据具体情况，可能出现上述任何一种表现				

三、先兆流产的诊断与紧急处理

（一）早期先兆流产

1. 诊断

（1）停经后少量阴道流血，偶有下腹隐痛及腰酸痛，早孕反应仍存在。

（2）妇科检查：宫口未开，宫体大小与停经时间相符。

（3）B超检查：子宫大小符合孕龄，宫腔有球形胚囊。停经7~8周可见胎心跳动；停经10周以上100%看到胎心搏动，并初具人形。

（4）人绒毛膜促性腺激素（HCG）：囊胚植入后8~9天可于尿或血中测得。正常状态下，停经33天时尿HCG应>312U/L，停经40天>2 500U/L，60~90天为高峰期，可达8万~32万U/L，随后逐渐下降。如动态监测早期HCG处于低水平或有下降趋势，提示有流产倾向。但需注意，仅单次血HCG监测对于预测流产预后并无价值。

（5）血孕激素：≤25ng/mL提示异常妊娠的可能性，包括异位妊娠或宫内妊娠胚胎发育不良：≤5ng/mL提示妊娠物死亡。与血HCG一样，需做动态监测。

（6）人胎盘泌乳素（HPL）测定：孕妇血中HPL的生理水平可作为胎盘功能的标志：正常妊娠6~7周HPL应为0.02mg/L，8~9周为0.04mg/L。低于正常水平是早期流产的先兆。

2. 鉴别诊断　见表6-1。

3. 紧急处理　如先兆流产不是由于孕卵或胚胎异常引起，可行保胎治疗，但治疗前必须行B超检查和动态血HCG测定，以判断胚胎是否存活。

（1）卧床休息：禁止性生活，尽量减少不必要的阴道检查。

（2）药物治疗：可用一般镇静剂，如苯巴比妥0.06g，每日3次。应用维生素E（50mg，每日3次）和叶酸（5mg，每日3次口服）有利于受精卵发育。

（3）黄体酮应用：适用于黄体功能不全者。剂量为20mg，肌内注射，每日1次；流血停止后，可改为隔日1次，逐渐停止使用。特别要指出的是，对于非黄体功能不全所致的流产，黄体酮并无治疗作用，且会影响已死亡的胚胎排出，而形成稽留流产。

（4）HCG：1 000~3 000U肌内注射，每天1次；流血停止后，可改为每2~3天1次，逐渐减量；

或使用至停经3个月。

（5）甲状腺功能低下者可口服甲状腺素30～60mg，每日1～2次。

（6）中药辨证施治。

（7）给予精神安慰，解除顾虑。

（8）进食营养丰富、易消化的食物。

（9）定期行B超及尿HCG检测，监测胚胎是否继续发育，如发现胎儿死亡，应在无禁忌证的情况下及时清宫。

（二）晚期先兆流产

1. 诊断　妊娠12周至不足28周出现流产先兆，少量阴道流血伴下腹隐痛，胎动存在，宫口未开，子宫大小与停经月份相符。此症常见于子宫发育畸形、宫颈功能不全、合并内外科疾病、羊水过多、绒毛膜羊膜炎、外伤、吸烟、酗酒等。

2. 鉴别诊断　一般诊断较明确，需注意合并胎盘早剥等隐匿性疾病导致的先兆流产症状。

3. 预防

（1）孕前及早期诊治并发症，如高血压、糖尿病、贫血、甲状腺功能亢进等。

（2）有反复自然流产或早产史者，行子宫碘油造影。如发现先天发育异常（如双角子宫），有学者建议行子宫整形术，但暂无循证医学证据支持。

（3）宫颈功能不全者，可于妊娠14～16周行宫颈内口环扎术。

（4）如有泌尿生殖道感染，应于孕前及时治疗。

（5）避免吸烟、过量饮酒、性生活及外伤。

4. 紧急处理

（1）卧床休息。

（2）25%硫酸镁10mL＋10%葡萄糖溶液20mL静脉推注；继之，以25%硫酸镁40～60mL＋5%葡萄糖1 000mL，约每小时1g硫酸镁的速度静脉滴注，维持血镁浓度在治疗范围内。使用时需监测膝反射、呼吸及尿量。

（3）使用β受体兴奋剂：常用硫酸沙丁胺醇2.4～4.8mg，每天3～4次口服。但因目前药品说明书上将孕期使用列为禁忌，故不建议应用。

（4）可用前列腺素抑制剂：消炎痛25mg，每天3次口服；或阿司匹林0.5～1g，每天3次口服。

（5）治疗过程中，严密观察胎动、胎心、阴道流血或流液等情况，定期行B超复查，避免漏诊重要并发症或并发症。

四、难免流产的诊断与紧急处理

1. 诊断　难免流产意味着流产必定发生，表现为阴道出血增多或有血块，可超过月经量，下腹阵发性隐痛逐渐加剧。妇科检宫口示逐步开大，胎膜已破或宫口可见胚胎组织堵塞，子宫大小与停经月份相符或小于停经月份。B超检查无胎心搏动或胎动，或胚囊下移至子宫内口。

2. 鉴别诊断　见表6－1。

3. 紧急处理　以及时使妊娠物完全排出为原则，并防止出血和感染。

（1）子宫小于12周妊娠者可行吸宫术：在有条件的医疗机构，也可在患者知情同意并住院的情况下行药物流产，我国学者应用后成功率可达92%以上。药物流产方法：第1～2天，分别分次口服米非司酮150mg或20mg；第3天，口服米索前列醇600μg，4小时后无论胚囊是否排出，均加服米索前列醇400μg，若不成功及时清宫。

（2）子宫大小超过12周妊娠者，可用宫缩素静脉点滴，以促进子宫收缩，排出胎儿及胎盘。子宫口已开大者，可行钳刮术；还可试用药物引产。出血不多者还可试用中药：当归9g、川芎6g、红花9g、牛膝9g、车前子12g、益母草30g，煎服。

（3）手术前后均应给予抗生素预防感染：出血过多或休克者应立即输血、输液抢救。

（4）清宫所得组织均需送病理检查：有感染迹象者，可行宫腔或阴道分泌物细菌培养，必要时送血培养。

五、不全流产的诊断与紧急处理

1. 诊断　妊娠物部分排出，部分残留于宫腔，子宫收缩不良，出血不止，甚至发生严重失血性贫血或休克。妇科检查：宫口已张开，见多量血液自宫口流出，有胎盘组织物堵塞宫口，或部分组织已排至阴道内。子宫常小于停经月份，但有因宫腔积血而使子宫大小仍如停经月份，此症常发生于妊娠8周后，可借助B超检查协助诊断。

2. 鉴别诊断　见表6-1。

3. 紧急处理　立即清出宫内残留组织，出血多者应在静脉点滴宫缩素或输血下进行。围术期口服或静脉用抗生素预防感染。

六、完全流产的诊断与紧急处理

完全流产指在短时间内胎儿、胎盘完全排出，阴道出血逐渐停止，腹痛随之消失。妇科检查示宫口已闭，子宫接近正常大小，常发生于妊娠8周之前或妊娠4~6个月。此型流产一般不需特殊处理，但需注意追踪血HCG的动态变化，直至正常。

七、稽留流产的诊断与处理

1. 原因　胚胎或胎儿死亡后未及时排出，而较长期存留子宫腔内，称为稽留流产。造成稽留流产的原因尚不清楚，可能与体内内分泌水平及子宫敏感性有关，但盲目保胎为重要原因之一，并可导致一些并发症。

2. 诊断

（1）曾有先兆流产症状。

（2）妇科检查。子宫不增大或小于停经时间，宫口闭，可有少许阴道流血。

（3）如发生于妊娠中期，孕妇自觉腹部无增大，胎动消失。

（4）借助B超检查可进一步确诊。

3. 鉴别诊断　见表6-1。

4. 紧急处理

（1）确诊后及时处理，并检查血常规及凝血功能，做好输血准备。

（2）发生于中期妊娠的过期流产，胚胎死亡后无阴道流血，且估计死亡已近1个月，唯恐组织机化。手术前给予已烯雌酚5mg，每日1次肌内注射，连用3天，用以提高子宫敏感性，便于手术，减少术中出血。

（3）停经<12周者，可行扩宫和刮宫术，术中使用宫缩素，减少出血。由于胚胎组织可能与宫壁粘连，手术时动作应轻柔。如一次不能彻底刮净，不可勉强追求完全清宫，可在5~7天后行第2次刮宫。注意，术前需做到患者知情同意，并签署同意书。

（4）如为中期妊娠胎儿死亡，可用静脉点滴小剂量宫缩素，诱发宫缩，排出宫腔内容物。若B超检查示宫腔内仍有一定量羊水，可行羊膜腔内注射利凡诺引产，也可用$PGF_{2\alpha}$。羊膜腔外用药，效果良好。羊膜腔外给药方法：消毒阴道、宫颈后，用Foley导尿管经宫颈置于羊膜腔外，充盈气囊，用$PGF_{2\alpha}$7.5mg+生理盐水20mL，首先注入Foley导尿管3mL，以后每30分钟注入1mL，直至流产成功，一般应用总量不超过15mg；也有人将$PGF_{2\alpha}$ 500~800μg一次性注入羊膜腔外，80%于24小时内流产。

八、感染性流产的诊断与紧急处理

感染性流产是指流产合并生殖器感染，多发生于不全流产、手术时无菌操作不严或非法堕胎者。

1. 诊断 有不全流产或人工流产史及感染表现。

（1）体温升高，脉搏增快，发冷，寒战。

（2）下腹疼痛，盆腔检查宫颈举痛，子宫及附件有明显触压痛。严重者可并发腹膜炎、败血症或感染性休克。

（3）白细胞升高，核左移。

2. 鉴别诊断 见表6－1。

3. 紧急处理

（1）抗菌药物：感染性流产的病原菌常不是单一的，是多种厌氧菌及需氧菌的混合感染。常见的厌氧菌有链球菌，需氧菌以大肠杆菌、假单胞菌为多。在细菌培养及药敏试验未明确前，选用革兰阳性菌、阴性菌、厌氧菌，以及需氧菌均有效的广谱抗生素，常用药物有以下几种。

1）每日青霉素G 480万～800万U＋庆大霉素16万～24万U，分别加入5%葡萄糖溶液静脉点滴。

2）每日氨苄青霉素4～6g＋甲硝唑2g，静脉点滴。

3）每日头孢拉定（先锋Ⅵ）4～6g＋甲硝唑2g，静脉点滴。

4）红霉素＋氯霉素每日各2g，静脉点滴（慎用）。

（2）手术治疗

1）刮宫术：在静脉滴注抗生素4～6小时后进行，以防感染扩散。可先用卵圆钳将宫腔内大块组织钳出，用大刮匙轻轻搔刮宫壁。术中肌内注射或静脉滴注宫缩素，以减少出血及避免子宫穿孔。术后继续使用抗生素，待感染控制后。行第2次刮宫，彻底清除宫腔内残留组织。术前必须告知患者及家属手术风险和再次手术的可能性，并签署知情同意书。

2）子宫切除术：个别病例宫腔感染严重、难以控制或合并感染性休克，经积极抢救6小时病情仍无转归趋势，可行子宫切除以挽救患者生命。手术前后必须加强抗感染。

（3）支持疗法：输血、输液纠正水、电解质平衡紊乱，补充热量及维生素，改善患者一般情况，以增强抗病能力及手术耐受能力。

九、反复流产的病因、诊断及其相应处理

最新的国际专家共识确定：同一性伴、连续自然流产发生3次或以上称为反复流产（recurrent spontaneous abortion，RSA）。曾有学者将2次自然流产发生亦列为RSA，但目前的研究已经不支持这一观点。RSA病因和治疗是近10多年来的研究重点。RSA的发生率随着流产次数的增加而上升，影响复发的因素包括：①孕妇年龄＞35岁，复发率明显增加。②流产的胚胎核型正常，无大体畸形的复发率较核型异常或有畸形者高。③有活产史者，复发率低＜30%。④流产发生越晚，复发率越高。⑤月经稀发者，复发率高。⑥紧张型夫妇，容易复发。

以往曾经认为，同一患者多次流产的病因常常是相同的，但国际上并未就此达成一致意见。RSA的病因十分复杂，有遗传性、内分泌性、解剖性、感染性和免疫性等多种因素，病因往往混杂共存。由于RSA是一组病因极其复杂的临床综合征，只有明确病因，才能制定针对性的治疗策略，因此全面的筛查病因极为必要。在全面检查前，需要向患者说明上述情况，取得理解与支持。需要强调的是，大样本的资料显示，不完善的检查和治疗只会导致过度治疗或治疗不足，最终导致治疗失败，甚至促进病情发展。

（一）遗传因素

此因素占3%～8%，包括夫妇染色体异常以及胚胎染色体异常、基因异常等。夫妇染色体异常者，目前尚无有效的治疗方法，可通过遗传咨询、孕早期绒毛或羊水染色体检查等判断胎儿有无异常，必要时进行选择性人工流产，其预后最差，再次妊娠成功率为20%。有些夫妇双方表型及染色体核型均正常，只是在妊娠过程中受某些因素如X线、化学试剂、药物、病毒等影响，导致胎儿染色体出现断裂、缺失、环形或易位等结构变化，使其发育终止而流产。若再妊娠，尤其早期应避免再遭受同样不良因素的影响，预后较人工流产好。需要重点指出的是，与单次自然流产遗传物质异常占绝大多数（有报道

称高达70%～85%）的情况不同。如果夫妇双方外周血染色体核型正常，其RSA的胚胎核型随流产次数的增加而更趋向正常。

（二）内分泌因素

此因素占10%～20%，包括黄体功能不全、多囊卵巢综合征、高泌乳素血症、甲状腺疾病和糖尿病等，以黄体功能缺陷多见。

1. 诊断

（1）基础体温（basal body temperature，BBT）：有双相体温，但高温相<11天提示黄体过早萎缩，或体温上升幅度不足0.4℃提示黄体发育不良。

（2）子宫内膜活检：在行经6小时内刮取子宫内膜进行病程检查，了解有无分泌期改变。若分泌不良，提示黄体功能不足。

（3）尿孕二醇测定：于排卵后6～8天测定24小时尿孕二醇值，如<20mg，则提示黄体功能不足。

（4）孕酮测定：于BBT升高后第4、6、8天，各抽血1次，取其3次平均值，<48mmol/L为异常；或自妊娠后即开始测定，可发现低于正常。由于妊娠血清孕激素水平个体差异较大，即使同一患者在不同时间测定也有较大波动。因为单次测定很难决定是否属孕激素过低，应每周测2次。在同一时间抽血，同一时间检测，以防出现误差。

（5）怀疑有甲状腺疾病或糖尿病者，应测定血清T_3、T_4、TSH（促甲状腺激素刺激激素），行空腹血糖及糖耐量试验。

2. 处理

（1）氯米芬+HCG：于月经第3天开始，给予氯米芬50～100mg，每日1次口服，连用5天；再于月经周期第14天及第19天各加用HCG 5 000U，肌内注射。

（2）孕激素治疗：补充黄体功能不足、有受孕可能者，自BBT升高第10天开始，给予黄体酮20mg，隔天1次，肌内注射；经查尿HCG阳性后，改为每周2次，直至妊娠12周。

（3）HCG治疗：HCG有延长和促进黄体功能的作用。当尿HCG阳性后，可肌内注射HCG 3 000U，隔日1次，视病情逐渐延长间隔时间，至妊娠12周。

（4）甲状腺功能低下合并黄体功能不足者，可补充甲状腺素30mg，每日2～3次口服。

（5）B超监测：了解孕囊及胚胎情况，如发现孕囊枯萎或胎心消失，应立即停药。

（三）解剖因素

此因素占12%～15%，包括先天性子宫发育异常，如子宫中隔、双子宫、单角或双角子宫等；宫腔粘连，可因多次人工流产过度刮宫、宫腔内有妊娠物残留或产褥期宫腔手术引起损伤或感染导致宫腔粘连；子宫肌瘤；子宫腺肌病，如黏膜下子宫肌瘤致宫腔变形、内膜环境不良或机械性梗阻不利胚胎发育而致流产；宫颈功能不全，少数因先天发育不良，多由于分娩时宫颈裂伤所致。刮宫或人流过度扩张宫口、损伤宫颈软组织或宫颈锥形切除后，均可导致宫颈功能不全。

1. 诊断　上述各种类型的子宫病变均可通过子宫输卵管碘油造影、宫腔镜、腹腔镜及三维B超检查协助诊断。宫颈功能不全的诊断可在非孕期通过8号Hegar扩张器检查宫内口得出。

2. 治疗

（1）子宫发育异常：有学者建议经腹部行子宫整形术进行矫治，在宫腔镜下行中隔切除术。但新近的循证医学证据并未证明行子宫整形术有助于改善RSA患者预后。

（2）宫腔粘连：在宫腔镜下分离粘连，放入宫内节育器，同时给予抗生素及雌孕激素序贯人工周期3～6个月，月经正常后取出宫内节育器。

（3）子宫肌瘤：行肌瘤剔出术，术中操作轻柔，缝合细致，层次对合整齐，术后按肌瘤大小及生长部位决定避孕时间。

（4）宫颈功能不全：于妊娠13～16周或既往流产期限前2～3周行宫颈环扎术，术后卧床休息，禁止性生活及负重，也可给予硫酸镁抑制子宫收缩。

（四）感染因素

流产与孕前及孕期微生物感染有关，既往的研究指出引起流产的病原体可能有病毒（有风疹病毒、巨细胞病毒、单纯疱疹病毒等）、弓形体、支原体等。但最近的研究资料显示，除风疹病毒外，其他微生物感染与 RSA 无关，不建议进行相关检查。美国儿科学会已经颁布临床指引，不再鼓励对孕妇进行常规的 TORCH 筛查。

1. 感染途径　病毒感染主要有呼吸道、性接触、输血、人工授精等；弓形体感染途径是由于进食了含有弓形体的未煮熟的肉或被猫狗粪便污染的食物。病原微生物可经胎盘及产道垂直传播进入胎儿体内。

2. 诊断

（1）病毒感染：用血清学方法进行检测，应在孕早期检查，以便发现易感者。目前多用酶联免疫吸附法检查血清病毒 IgG 滴度，若异常增高及病毒 IgM 阳性，提示有新近感染。

（2）弓形体感染：从羊水、体液和淋巴结穿刺活检中分离弓形体可确诊，但较准确的诊断方法是血清学检查，其中有间接血凝试验、间接荧光抗体试验。以酶联免疫吸附试验灵敏度高、特异性强，尤其是对 IgM 的测定，有助于临床诊断及处理。

（3）支原体感染：可有尿频、尿痛症状。宫颈分泌物培养或多聚酶联反应可确诊。

3. 治疗

（1）病毒感染：目前尚无满意的预防及治疗方法，可在妊娠早期进行病毒监测，如风疹病毒 IgG 和 IgM 测定。如 IgG 滴度异常升高或 IgM 阳性，为新近感染或复发感染，有引起胎儿畸形、听力损害、智力低下等危险，应行早期人工流产并及时接种疫苗。

（2）弓形体感染：应在孕前进行检查及治疗。方法有：①乙胺嘧啶：25mg，每日 2 次，7 天为一疗程，隔 10 天再行第二疗程，与磺胺合用能提高疗效。②磺胺嘧啶 1g，每日 3～4 次，可与乙胺嘧啶同时口服，7 天为一疗程。③复方磺胺对甲氧嘧啶 1g，每日 2 次，连用10～14 天为一疗程，隔 10 天后再行第二疗程。

孕期如发现有弓形体感染，可用螺旋霉素 0.4～0.6g，每日 4 次，10～14 日为一疗程，可间断重复应用 2～3 个疗程。

（3）支原体感染：可引起不孕，有学者认为确诊后应及早治疗。①强力霉素 200mg，每日 2 次，连服 14 天。②罗红霉素 150mg，每日 2 次，连服 14 天。③美满霉素 100mg，每日 2 次，连服 10 天。④红霉素 500mg，每日 4 次，连服 14 天。⑤如已妊娠，暂不予药物治疗，可于妊娠晚期服用红霉素或罗红霉素。对于是否应对无症状的支原体感染进行治疗，目前依然存在较大争议，但越来越多的证据表明，支原体是构成女性生殖道的正常微生物群之一，对无症状者似乎无须特殊处理。

（五）免疫因素

20 世纪 80 年代以来，随着生殖免疫学的进展，许多原因不明的 RSA 已经可用免疫学因素解释，研究最多的因素包括组织相容性抗原、滋养细胞抗原、保护性抗体、ABO 血型抗原、抗精子抗体、自身抗体等。有研究认为，上述某些抗体的异常可导致胚胎死亡而流产。

1. 检查　根据欧洲人类生殖与胚胎学会和美国生殖医学会最近共同颁布的《反复流产诊治专家共识》，南方医科大学南方医院生殖医学中心对 RSA 夫妇制定了病因筛查的全套检查。

（1）双方外周血染色体核型分析。如有妊娠产物，有必要行胚胎染色体核型分析。

（2）女方对男方血清中混合淋巴细胞培养封闭抗体分析。

（3）女方宫颈黏液及男方精浆中抗精子抗体，包括 IgG、IgM 和 IgA。

（4）女方抗磷脂抗体谱（需隔 3～6 周复查一次）、抗双链 DNA 抗体、抗 Smith 抗体、抗核抗体、快速血浆反应素试验、抗子宫内膜抗体、抗卵巢抗体、抗 HCG 抗体、抗 β_2－糖蛋白 I 抗体、T 细胞亚群与 NK 细胞亚群检测。

（5）女方狼疮抗凝物（需隔 3～6 周复查一次）、部分活化凝血酶原时间、血浆蛋白 C 系统活性、血浆蛋白S系统活性、血浆抗凝血酶Ⅲ活性、血浆D－二聚体定量检测。

（6）女方早卵泡期性激素检查和黄体中期孕激素检查，必要时行糖耐量检查。

（7）女方甲状腺功能检查。

（8）男方精液常规检查。

（9）女方血清风疹病毒抗体检查，包括IgG、IgM。

2. 治疗　RSA的处理必须针对患者的情况进行个体化治疗，否则极易带来对患者和胚胎的不利影响。

（1）主动免疫治疗：主要是通过输入同种异体白细胞增加相容抗原或次要组织相容抗原的不相容性，以刺激母体对相容抗原及滋养层淋巴细胞交叉反应抗原的适当免疫反应，产生保护性抗体，从而维持妊娠，保护胎儿。目前应用较多的是丈夫/第三者外周血淋巴细胞注射，每2～4周一次，妊娠前应用2～4次，妊娠后应用2～3次。尽管循证医学的证据指出，对所有不区分病因的患者进行主动免疫治疗无效，甚至有害；但我们的经验证明，经检查确定为夫妇间相容性过高且排除其他病因的RSA经过治疗后可获得满意的治疗结局。

（2）被动免疫治疗：主要是通过静脉输注免疫球蛋白，以降低患者血中自身抗体滴度、调整独特型－抗独特型免疫网络、降低局部内膜NK细胞毒性等诸多环节，获得妊娠成功。但是，应用前应注意向患者交代费用昂贵和导致血源性疾病传播的可能性，并签署知情同意书。

（3）抗精子抗体阳性：如双方或一方抗精子凝抗体或制动抗体阳性（抗体滴度＞1∶32），可用避孕套避孕半年至1年，使抗体含量减低或消失。如抗体滴度持续不降，应采用小剂量免疫制剂，如泼尼松5mg，每日2次口服。此外，某些中药效果也不错。

（4）抗自身抗体谱阳性：自身抗体（如抗心磷脂抗体、狼疮抗凝抗体）阳性者，从妊娠初期即应开始使用泼尼松及小剂量阿司匹林治疗，均有改善胎盘功能的作用。泼尼松每日30～60mg口服；阿司匹林每日75～225mg口服。需要指出的是，自身抗体阳性的患者不应进行主动免疫治疗。

（5）血栓前状态：血栓前状态是最近发现的导致RSA的主要病因之一，我们的资料显示占华南地区RSA患者病因的27%～39%。对此类患者应用阿司匹林、普通肝素或者低分子肝素治疗有确切的疗效，有利于滋养细胞的生长发育和有节制侵入。

到目前为止，学者们对免疫因素与RSA的相互影响及其发病机理、患者的全身免疫状况如何等问题尚存在许多不同看法，治疗方法存在很多不明确之处，治疗条件及技术要求高、不易推广、治疗方案的个体化要求高，治疗对机体的免疫防御功能及稳定性是否有远期效果亦未能确定，这些均有待深入研究。

（贺艳飞）

第二节　前置胎盘

胎盘在正常情况下附着于子宫体部的后壁、前壁或侧壁。妊娠28周后，若胎盘附着于子宫下段，甚至胎盘下缘达到或覆盖宫颈内口，其位置低于胎先露部，称前置胎盘（placenta previa）。18世纪以前，人们相信胎盘总是正常地位于胎儿上方；1877年，Bagby才首先指出胎盘早期剥离所造成的出血与前置胎盘所造成的不同，并将前者称为“意外出血”，将后者称为“不可避免出血”。前置胎盘是妊娠中期至妊娠晚期的严重并发症，也是最常见的妊娠晚期出血原因，是最常见的产前出血疾病，处理不当会危及母儿生命。所以，它是引起孕产妇和围生儿死亡的重要原因之一。

一、急症发病特点

1. 发生率不高　前置胎盘的发生率因不同历史时期、各地的生活习俗等因素而有所不同，主要与妇女年龄、妊娠次数和分娩方式有关，近年发现其与吸烟史亦有关联。在国外，其发生率约在0.20%～1.0%。1997年，Ananth等人对1950—1996年有关前置胎盘的英文文献中有关剖宫产及流产与前置胎盘发生率关系的问题进行了荟萃分析，在36篇文献中的360万名孕妇中，有13 992例前置胎盘，其发生率为0.280%～2.0%。国内报道在0.24%～1.57%。近几年来，前次剖宫产史对前置胎盘的影响是研究的热点之一。

2. 并发症多孕产妇风险大

（1）出血：前置胎盘可以引起产前出血，严重的出血可导致孕妇贫血，继而影响胎儿的发育。产后由于子宫下段肌组织菲薄，肌层收缩力较差，既不能使附着于此处的胎盘完全剥离，又不能有效收缩压迫血窦而闭合止血，故常发生产后出血，出血量多且难于控制。在前置胎盘患者中，约有10%合并胎盘粘连，从而使产后出血发生率增高。

（2）胎盘植入：在前置胎盘患者中，有1%～5%同时并发胎盘植入，极少数还可能侵犯膀胱。胎盘全部植入者少见，在胎儿娩出前后出血均不多，但部分植入者可发生致命性产后出血。胎盘植入，尤其伴有膀胱侵犯时，子宫切除率明显增高。

（3）产褥感染：前置胎盘的胎盘剥离面位于子宫下段接近宫颈外口处，使细菌易于从阴道上行侵入胎盘剥离面，加之多数产妇因反复失血而致贫血、体质虚弱、免疫力差，易于发生产褥感染。

3. 早产及围生儿病死率高　前置胎盘致胎儿并发症增加，主要包括早产（约46.56%）、先天性疾病、呼吸窘迫综合征和贫血。与正常妊娠相比，胎儿生长受限的发生率明显增加，且新生儿出生体重多与其孕龄相符。由于早产发生率高，早产儿成活率低，使新生儿病死率增加。此外，妊娠晚期孕妇大量出血，生前供氧不足，出生时手术操作可能损伤胎盘小叶而发生新生儿失血，均可致新生儿死亡。综上所述，前置胎盘早产率高，围生儿病死率也高。

二、分类

前置胎盘的分类有2种。

1. 四级分类法　完全性前置胎盘（complete placenta previa），又称中央性前置胎盘（central placenta previa），子宫颈内口完全为胎盘组织所覆盖；部分性前置胎盘（partial placental previa），子宫颈内口部分为胎盘组织所覆盖；边缘性前置胎盘（marginal placental previa），胎盘的边缘恰位于子宫颈内口旁；胎盘低置（low－lying placental），胎盘种植于子宫下段，其边缘虽未达子宫颈内口，但与其相靠近。

2. 三级分类法　完全性前置胎盘（complete placenta previa），又称中央性前置胎盘（central placenta previa），胎盘组织完全覆盖宫颈内口；部分性前置胎盘（partial placental previa），胎盘组织部分覆盖宫颈内口；边缘性前置胎盘（marginal placental previa），胎盘附着于子宫下段，边缘到达宫颈内口，未覆盖宫颈内口。

因胎盘低置在临床上影响较小，且易与边缘性前置胎盘混淆，因此目前常用三级分类法。由于晚期妊娠临产后宫颈口的扩张可以使宫颈口与胎盘的关系发生改变，例如临产前的边缘性前置胎盘于临产后宫颈口扩大而成为部分性前置胎盘，因此其分类应根据处理前的最后一次检查而定。

三、诊断

近40年来，前置胎盘的诊断有了极大的进步。B超的临床应用能及早诊断出前置胎盘，使患者得到及时处理。

1. 病史　对既往有多次刮宫、分娩史、子宫手术史、吸烟或滥用麻醉药物史或高龄孕妇、双胎等病史的患者，如出现相应临床症状及体征，可对前置胎盘的类型做出初步判断。

2. 阴道检查　对于已明确诊断的前置胎盘患者，不必做阴道检查。如果没有可以确诊的仪器而必须通过阴道检查，仅适用于终止妊娠前为明确诊断并决定分娩方式的情况，且必须在有输液、输血及手术的条件下方可进行。若诊断已明确或流血过多，不应再行阴道检查。

严格消毒外阴后，用阴道窥器检查，排除阴道壁静脉曲张、宫颈息肉、宫颈糜烂、宫颈癌等出血。窥诊后再行扪诊，但不宜行颈管内指诊，以防附着于宫颈内口处的胎盘进一步剥离大出血，应以一手食、中两指在宫颈周围的阴道穹窿部轻轻触诊。若感觉在手指与胎先露部之间有较厚软组织（胎盘），应考虑为前置胎盘；如可清楚扪及先露，可排除前置胎盘。如宫口已部分扩张，无活动性出血，可将示指轻轻伸入宫颈，检查有无海绵样组织（胎盘）。若为血块，触之易碎，可判断与宫颈的关系，以确定前置胎盘类型；若触及胎膜并决定破膜，则行人工刺破胎膜，观察羊水性状，并使先露部下降，压迫止血。

阴道检查切忌粗暴或将胎盘附着处进一步分离。如在检查过程中发生大出血，应立即停止阴道检查，并行手术结束分娩。

3. 辅助检查　B 超检查可清楚显示子宫壁、胎盘、胎先露部及宫颈的位置，并可根据胎盘下缘与宫颈内口的关系确定前置胎盘的类型。操作应轻柔，避免出血，并预防感染。B 超检查诊断前置胎盘时必须注意妊娠周数。妊娠中期胎盘占据宫壁一半面积，因此胎盘贴近或覆盖宫颈内口的机会较多；妊娠晚期胎盘占据宫壁面积减少到 1/3 或 1/4，子宫下段的形成及伸展增加了宫颈内口与胎盘边缘之间的距离，故原似在子宫下段的胎盘可随宫体上移而改变成正常位置胎盘。所以许多学者认为，若妊娠中期 B 超检查发现胎盘前置者，不宜诊断为前置胎盘，而应称胎盘前置状态。膀胱过度充盈可压迫子宫下段，子宫下段收缩可造成“前置胎盘”的假象。

国内有报道称，超声是目前胎盘定位的首选方法，超声诊断的关键是清晰显示子宫壁、胎盘、胎先露部及宫颈内口的关系。当胎盘附着在前壁或侧壁偏前时，在适当充盈膀胱后，经腹探查能显示子宫颈内口与胎盘的关系；但胎盘附着于后壁或侧后壁时，胎盘常被胎体掩盖，胎盘下缘往往显示模糊，尤其是边缘性前置胎盘和低置性前置胎盘，不易清晰显示胎盘下缘位置。经阴道检查能显示宫颈内口与胎盘关系，但易导致出血，应尽量避免应用。经阴道探查不仅能避开胎体的掩盖，清晰显示宫颈内口、内口周边各侧宫壁及前置胎盘下缘的位置，而且能避开经阴道检查导致的损害，能准确及时诊断后壁、侧后壁前置胎盘。

在下列情况经腹超声检查后，还应行阴道超声检查：①中晚期妊娠，临床有阴道大出血或反复多次阴道无痛性出血，经腹探查未发现有前置胎盘者。②中期妊娠要求引产者，经腹超声显示胎盘位置较低，但不能清晰显示宫颈内口。③低位帆状胎盘或胎盘位于子宫下段扩张处，有副胎盘时脐带或联结主胎盘与副胎盘间的血管可能横越子宫颈内口而形成血管前置者，应用彩色多普勒超声经会阴部检查，在子宫颈内口上方可显示横越的血管并可记录到血流信号。

4. 产后检查胎盘和胎膜　对产前出血患者，产后应仔细检查胎盘，以明确诊断。胎盘前置部分有黑紫色陈旧血块附着。如胎膜破口距胎盘边缘距离 < 7cm，则为前置胎盘。如行剖宫产，则术中即可了解胎盘位置，此时胎膜破口失去诊断意义。

多数学者认为，在孕 28 周后，经 B 超检查、阴道检查、剖宫产或经阴道产后确定胎盘附着部位异常者，方可诊断为前置胎盘；孕 28 周前属流产范畴，通常不诊断前置胎盘，但在孕中期引产者，要注意胎盘位置不正常的问题。

四、鉴别诊断

前置胎盘主要应与轻型胎盘早剥、脐带帆状附着、前置血管破裂、胎盘边缘血窦破裂、宫颈病变产前出血相鉴别。结合病史，通过 B 超检查及分娩后胎盘检查，一般不难鉴别。

五、紧急处理和确定性治疗

前置胎盘病情变化多端，产前难以估计其结局，处理原则是抑制宫缩、止血、纠正贫血和预防感染，根据阴道流血量、有无休克、妊娠周数、产次、胎位、胎儿是否存活、是否临产及前置胎盘的类型等综合做出决定。

1. 及早确诊和转诊　对未明确诊断的妊娠晚期出血患者，应在有输血、抢救、剖宫产条件的医院进行确诊性检查和处理。在患者阴道大量流血而当地无条件处理时，应在输液、输血的条件下，消毒外阴，以无菌纱布条填塞阴道以压迫止血，迅速护送至上级医院。

2. 期待疗法 目的是在保证母体安全的情况下，通过积极治疗等待胎儿生长、延长孕龄、提高围生儿存活率，适用于妊娠<36周、胎儿体重<2 300g、胎儿存活、阴道流血不多、一般情况良好而无须紧急分娩的孕妇。期待治疗时，应住院观察以备随时应付紧急情况。尽管国外有资料证明，住院与门诊治疗对前置胎盘孕妇的妊娠结局并无明显影响，但我国仍强调应住院治疗。

（1）一般处理：患者应绝对卧床休息，取左侧卧位，以改善子宫胎盘循环，增加胎儿氧供。同时注意阴道流血情况。禁止灌肠及肛查。如孕妇血红蛋白≤80g/L，或红细胞压积<30%，或心率>110次/min，或收缩压下降15~20mmHg，应输血维持正常血容量。孕妇应间断吸氧，每次1小时，每日3次。常规对胎儿进行监护，包括胎心率、胎动计数、NST。

在期待治疗过程中，对于出现宫缩者，为防止胎盘进一步剥离，使胎儿宫内生长的时间延长，或为促胎肺成熟，可酌情使用宫缩抑制剂，常用的药物有利托君、硫酸镁、舒喘灵；估计孕妇近日需终止妊娠者，若胎龄<34周，应促胎肺成熟。地塞米松5~10mg/次，每日2次，连用2~3天，有利于减少产后新生儿呼吸窘迫综合征的发生。情况紧急时，可在羊膜腔内注入地塞米松10mg。期待过程中可使用B超监测胎盘与宫颈内口的关系。

35周以后，子宫生理性收缩频率增加，前置胎盘的出血率随之上升，因此，期待治疗至36周，且各项指标均说明胎儿已成熟者，可适时终止妊娠。资料表明36周以后主动结束妊娠的围生儿结局要明显好于等待至36周以上自然临产者。

（2）宫颈环扎术：Tessarolo曾报道，对其管理的6例前置胎盘患者在孕24~30周实行宫颈环扎术，使孕龄平均延长8.2周，以剖宫产结束妊娠，未发现胎儿新生儿并发症，无一例孕妇需要输血，从而又一次说明妊娠中期的宫颈环扎术可能对某些前置胎盘病例是可靠和实用的。但是，对患者缝扎时间、剖宫产手术时机的选择仍有待于大量资料分析确定。山东省立医院从1987年开展改良宫颈环扎术治疗中央性前置胎盘20多例，使平均胎龄达37周，无围生儿死亡。

3. 终止妊娠 如保守治疗成功，仍应适时终止妊娠，与自然分娩及大出血紧急手术时处理相比，此时围生儿病死率明显下降。

（1）终止妊娠指征：一般认为完全性前置胎盘应在妊娠34~35周时处理；边缘性前置胎盘应在妊娠37周时考虑结束妊娠；而部分性前置胎盘可根据胎盘覆盖宫颈内口的面积，适时终止妊娠。但如果孕妇阴道出血量多或有休克征象时，无须顾虑孕龄大小，为保证母体安全，应果断终止妊娠。此外，胎龄达36周以后，胎儿成熟度检查提示胎儿肺成熟者，胎龄未达36周而出现胎儿窘迫征象或胎儿电子监护发现胎心异常者，也应终止妊娠。

（2）剖宫产：剖宫产可在短时间内娩出胎儿，迅速结束分娩，对母儿相对安全，是目前处理前置胎盘的急救措施和适时分娩的主要手段。剖宫产的指征应包括：①完全性前置胎盘，持续大量阴道流血。②部分性和边缘性前置胎盘，出血量较多，先露高浮，短时间内不能结束分娩。③胎心异常等。

术前应积极纠正贫血，预防感染、备血，做好处理产后出血和抢救新生儿的准备。子宫切口的选择应避开胎盘，可参考产前B超检查的胎盘定位。若胎盘附着于子宫后壁，选子宫下段横切口；附着于侧壁，可选择偏向对侧的子宫下段横切口；附着于前壁，则根据胎盘边缘所在，选择子宫体部纵切口、子宫下段纵切口娩出胎儿。

胎儿娩出后立即于子宫肌壁注射宫缩剂，如麦角新碱（0.2~0.4mg）、宫缩素（10~20U），迅速徒手剥离胎盘，并配以按摩子宫，以减少子宫止血。宫缩剂不能奏效时，可选用前列腺素$F_{2\alpha}$ 600mg子宫肌壁注射，亦可采用以下方法：在吸收性明胶海绵上放凝血酶或巴曲酶，快速置胎盘附着部位，再加湿热纱布垫压迫，应持续10分钟；用可吸收线局部“8”字缝合开放血窦；宫腔及下段填纱条压迫，24小时后经阴道取出。上述方法无效时，可行子宫动脉、髂内动脉结扎术；经上述处理胎盘剥离面仍出血不止，应考虑行子宫切除术。行剖宫产开腹后，注意检查子宫下段，若有局限性怒张血管，应高度怀疑植入性前置胎盘。此时不应急于切开宫壁，应备好大量血液和液体，做好一切抢救产妇和新生儿的准备，再次向家属交代病情，选子宫体部纵切口取出胎儿，仔细检查胎盘是否植入。若为部分植入可行梭形切口切除部分子宫肌组织，用可吸收线缝合止血；若大部分植入、活动性出血无法纠正时，应行子宫次全或全切术。同时，应积极抢救出血与休克，并以中心静脉压监测血容量，注意纠正心衰、酸中毒，并给予抗生素预防感染。

(3) 阴道分娩：边缘性前置胎盘、枕先露、阴道流血不多、估计在短时间内能结束分娩者，可予试产。人工破膜后，胎头下降压迫胎盘前置部位而止血，并可促进子宫收缩，加快产程。若破膜后胎先露部下降不理想，仍有出血或分娩进展不顺利，应立即改行剖宫产术。

(4) 紧急转送的处理：患者大量阴道流血而当地没有条件处理者，先输液、输血，在消毒条件下用无菌纱布进行阴道填塞、腹部加压包扎，以暂时压迫止血，并迅速转送到上级医院治疗。

（贺艳飞）

第三节　胎盘早剥

妊娠20周以后或分娩期正常位置的胎盘在胎儿娩出前，部分或全部从子宫壁剥离，称胎盘早剥。胎盘早剥是妊娠晚期严重并发症，具有起病急、发展快的特点，若处理不及时，可危及母儿生命。胎盘早剥的发病率：国外平均为1% ~2%，国内平均为0.46% ~2.1%。其确切的病因及发病机制不清，可能与以下因素有关：

1. 孕妇血管病变　孕妇患重度子痫前期、慢性高血压、慢性肾脏疾病或全身血管病变时，胎盘早剥的发生率增高。妊娠合并上述疾病时，当底蜕膜螺旋小动脉痉挛或硬化，引起远端毛细血管变性坏死甚至破裂出血，血液流至底蜕膜层与胎盘之间形成血肿，致使胎盘与子宫分离。

2. 机械性因素　外伤，尤其是腹部直接受到撞击或挤压；脐带过短（<30cm）或因脐带绕颈、绕体等相对过短时，分娩过程中胎儿下降牵拉脐带造成胎盘剥离；羊膜腔穿刺时，刺破前壁胎盘附着处，血管破裂出血，引起胎盘剥离。

3. 宫腔内压力骤减　双胎分娩时第一胎娩出过速、羊水过多时人工破膜后羊水流出过快，均使宫腔内压力骤减，子宫骤然收缩，胎盘与子宫壁发生错位剥离。

4. 子宫静脉压突然升高　妊娠晚期或临产后孕妇长时间取仰卧位，巨大妊娠子宫压迫下腔静脉，回心血量减少，血压下降，此时静脉瘀血，静脉压升高，蜕膜静脉床瘀血或破裂，形成胎盘后血肿，导致部分或全部胎盘剥离。除上述因素外，近年发现一些高危因素，如吸烟、可卡因滥用、孕妇代谢异常、孕妇有血栓形成倾向、子宫肌瘤（尤其是胎盘附着部位）等，与胎盘早剥发生有关。有胎盘早剥史的孕妇再次发生胎盘早剥的危险性比无胎盘早剥史者高10倍。

一、急症发病特点

1. 起病急，严重威胁母儿健康　胎盘早剥对母儿预后影响极大，使剖宫产率、贫血、产后出血率、DIC发生率均升高。由于胎盘早剥出血引起胎儿急性缺氧，新生儿窒息率、早产率明显升高，围生儿病死率约为25%，是无胎盘早剥者的15倍。

2. 积极预防、早期治疗处理可降低发生率和母儿病死率　建立健全的孕产妇三级保健制度，积极防治妊娠期高血压疾病、慢性高血压、肾脏疾病；行外转胎位术纠正胎位时，动作应轻柔；羊膜腔穿刺应在B超引导下进行，以免误穿胎盘；妊娠晚期或分娩期，应鼓励孕妇进行适当的活动，避免长时间仰卧；避免腹部外伤等。

二、诊断与鉴别诊断

根据病情严重程度，Sher将胎盘早剥分为3度（表6-2）。

表6－2 胎盘早剥分度

	Ⅰ度	Ⅱ度	Ⅲ度
出血	外出血为主	内出血和混合性出血为主	内出血和混合性出血为主
剥离面	<1/3	1/3～1/2	>1/2
阴道流血	较多	少或无	少或无
腹痛	轻或无	持续性加重	持续性加重
子宫	软，宫缩有间歇	较硬，宫缩有间歇	硬板状，宫缩无间歇
胎位及胎心	清楚	胎位可扪及	不清

1. B超检查 典型声像图显示胎盘与子宫壁之间出现边缘不清楚的液性低回声区，胎盘异常增厚或胎盘边缘"圆形"裂开，同时可见胎儿的宫内状况（有无胎动或胎心搏动），并可排除前置胎盘：Ⅰ度胎盘早剥者若血液已流出而未形成血肿，则见不到上述典型图像。

2. 实验室检查 包括全血细胞计数及凝血功能检查。Ⅱ度及Ⅲ度患者应检测肾功能及二氧化碳结合力，若并发DIC，应行筛选试验（血小板计数、凝血酶原时间、血纤维蛋白原测定）。结果可疑者，可做纤溶确诊试验（凝血酶时间、优球蛋白溶解时间和血浆鱼精蛋白副凝试验），以期及时发现，积极治疗。血纤维蛋白原<250mg/L为异常，如果<150mg/L，对凝血功能障碍有诊断意义。情况紧急时，可抽取肘静脉血于一试管中，轻叩管壁，7～10分钟后观察是否有血块形成。若无血块或血块质量差，说明有凝血障碍。

依据病史、症状、体征，结合实验室检查结果，做出临床诊断并不困难。Ⅰ度临床表现不典型，主要与前置胎盘相鉴别，依据B型超声检查可确诊（表6－3）。Ⅱ度及Ⅲ度胎盘早剥症状与体征比较典型，诊断多无困难，主要与先兆子宫破裂相鉴别（表6－4）。

表6－3 前置胎盘与胎盘早剥的鉴别

	前置胎盘	胎盘早剥
诱因	无原因	有
胎盘位置	产宫下段	宫体
阴道出血	显性	有或无
临床表现	无腹痛，腹部张力不高；胎位清楚，先露高浮；贫血与外出血符合	突发持续腹痛，腹部呈板状，压痛；胎位不清；贫血与外出血不符
治疗	可期待	立即终止妊娠
B超	附着于子宫下段	胎盘后血肿

表6－4 先兆子宫破裂与胎盘早剥的鉴别

	重型胎盘早剥	先兆子宫破裂
诱因	妊娠高血压疾病史	梗阻性分娩及剖宫产史
腹痛	发病急，剧烈	强烈宫缩，阵发性腹痛
出血	隐性或阵发性出血，贫血程度与出向量不成正比	少量阴道出血，出现血尿
子宫	硬如板状，有压痛，较孕周大，宫底持续升高	下段有压痛，出现病理缩复环
胎儿	出现窘迫或死亡	多有窘迫
胎盘	胎盘母体面有凝血块及压迹	无特殊变化
化验	血红蛋白进行性降低	无特殊变化
B超	胎盘位置正常，有胎盘后血肿	无特殊变化

3. 并发症

（1）DIC 和凝血机制障碍：胎盘早剥是妊娠期发生凝血功能障碍最常见的原因，伴有死胎时，约 1/3 的患者可发生。患者临床表现为皮肤、黏膜及注射部位出血，子宫出血不凝或凝血块较软，甚至发生血尿、咯血和呕血。一旦发生 DIC，病死率较高，应积极预防。

（2）产后出血：胎盘早剥发生子宫胎盘卒中时，可影响子宫肌层收缩，致产后出血，经治疗多可好转。若并发 DIC，产后出血的可能性更大，且难以纠正。

（3）急性肾功能衰竭：胎盘早剥多伴发妊娠期高血压疾病、慢性高血压、慢性肾脏疾病等，加之失血过多、DIC 等因素，严重影响肾血流量，导致肾皮质或肾小管缺血坏死，出现急性肾功能衰竭。

（4）羊水栓塞：胎盘早剥时，羊水可经剥离面开放的子宫血管进入母体血循环，羊水中的有形成分形成栓子栓塞肺血管，致羊水栓塞。

三、紧急处理和确定性治疗

若胎盘早剥处理不及时，会严重危及母儿生命，故应及时诊断，积极治疗。

1. 纠正休克　对处于休克状态的危重患者，应积极开放静脉通道，迅速补充血容量，改善血液循环。休克抢救成功与否取决于补液量和速度，最好输新鲜血液，既可补充血容量，又能补充凝血因子，使血细胞比容提高到 0.30 以上，使尿量 >30mL/h。

2. 及时终止妊娠　胎儿娩出前胎盘剥离有可能继续加重，因此，一旦确诊重型胎盘早剥，应及时终止妊娠。根据孕妇病情轻重、胎儿宫内状况、产程进展、胎产式等因素，决定终止妊娠的方式。

（1）阴道分娩：Ⅰ度患者，以外出血为主，一般情况良好，宫口已扩张，估计短时间内能结束分娩，则可经阴道分娩。人工破膜使羊水缓慢流出，缩小子宫容积，用腹带裹紧腹部，压迫胎盘，使其不再继续剥离，必要时静脉滴注宫缩素以缩短第二产程。产程中应密切观察心率、血压、宫底高度、阴道流血量以及胎儿宫内情况，一旦发现病情加重或出现胎儿窘迫征象，应行剖宫产结束分娩。

（2）剖宫产：适用于：①Ⅰ度胎盘早剥，出现胎儿窘迫征象，必须抢救胎儿者适用。②Ⅱ度胎盘早剥，特别是初产妇，不能在短时间内结束分娩者适用。③Ⅲ度胎盘早剥，产妇病情恶化，胎儿已死，不能立即分娩者适用。④破膜后产程无进展者适用。剖宫产取出胎儿与胎盘后，立即注射宫缩剂并按摩子宫。如发现有子宫胎盘卒中，配以按摩子宫和热盐水纱垫湿热敷子宫，多数子宫收缩可转佳。若发生难以控制的大量出血，可在输新鲜血、新鲜冰冻血浆及血小板的同时行子宫次全切除术。

3. 并发症的处理

（1）凝血功能障碍：必须在迅速终止妊娠、阻断促凝物质继续进入母体血循环的基础上，纠正凝血机制障碍。

1）补充凝血因子：及时、足量输入新鲜血及血小板是补充血容量和凝血因子的有效措施；输纤维蛋白原更佳，补充 4g 可使患者血浆纤维蛋白原浓度提高 1g。1L 新鲜冰冻血浆含纤维蛋白原 3g。

2）肝素的应用：DIC 高凝阶段主张及早应用肝素。禁止在有显著出血倾向或纤溶亢进阶段应用。

3）抗纤溶药物的应用：应在肝素化和补充凝血因子的基础上，应用抗纤溶药物。常用的药物有氨基己酸、氨甲环酸、氨甲苯酸等。

（2）肾功能衰竭：若尿量 <30mL/h，提示血容量不足，应及时补充血容量；若血容量已补足而尿量 <17mL/h，可给予 20% 的甘露醇 500mL 快速静脉滴注，若呋塞米 20～40mg 静脉推注，必要时可重复用药，通常应用 1～2 日尿量可以恢复。若短期内尿量不增，血清尿素氮、肌酐、血钾进行性升高，并且二氧化碳结合力下降，提示肾衰竭。出现尿毒症时，应及时行透析治疗，以挽救孕妇生命。

（3）产后出血：胎儿娩出后，立即给予子宫收缩药物，如宫缩素、麦角新碱、米索前列醇等。胎儿娩出后，行人工剥离胎盘，持续子宫按摩等。若仍有不能控制的子宫出血或血不凝、凝血块较软，应快速输入新鲜血以补充凝血因子，同时行子宫次全切除术。

（贺艳飞）

第七章

妊娠并发症

第一节 妊娠并发心脏病

妊娠并发心脏病是孕产妇死亡的重要原因。在我国孕产妇死因顺位中高居第2位，占非直接产科死因的首位。妊娠并发心脏病的发病率各国报道为1%～4%，我国1992年报道为1.06%。

一、妊娠并发心脏病的种类及其对妊娠的影响

在妊娠并发心脏病的患者中，先天性心脏病占35%～50%，位居第一。随着广谱抗生素的应用，以往发病率较高的风湿性心脏病的发病率逐年下降。妊娠高血压性心脏病、围生期心肌病、心肌炎、各种心律失常、贫血性心脏病等在妊娠并发心脏病中也占有一定比例。而二尖瓣脱垂、慢性高血压心脏病、甲状腺功能亢进性心脏病等较少见。不同类型心脏病的发病率随不同国家及地区的经济发展水平差异较大。在发达国家及我国沿海经济发展较快的地区，风湿热已较少见。而在发展中国家及贫困、落后的边远地区仍未摆脱风湿病的困扰，风湿性心脏病并发妊娠者仍很多见。

1. 先天性心脏病

（1）左向右分流型先天性心脏病

房间隔缺损：是最常见的先天性心脏病。对妊娠的影响取决于缺损的大小。缺损面积 $<1cm^2$ 者多无症状，仅在体检时被发现，多能耐受妊娠及分娩。若缺损面积较大，在左向右分流基础上并发肺动脉高压，右心房压力增加，可引起右至左分流出现发绀，有发生心力衰竭的可能。房间隔缺损 $>2cm^2$ 者，最好在孕前手术矫治后再妊娠。

室间隔缺损：对于小型缺损（缺损面积 $\leqslant 1cm^2$），若既往无心力衰竭史，也无其他并发症者，妊娠期很少发生心力衰竭，一般能顺利度过妊娠与分娩。室间隔缺损较大，常伴有肺动脉高压，妊娠期发展为右向左分流，出现发绀和心力衰竭。后者妊娠期危险性大，于孕早期宜行人工流产终止妊娠。

动脉导管未闭：较多见，在先心病中占20%～50%，由于儿童期可手术治愈，故妊娠并发动脉导管未闭者并不多见。若较大分流的动脉导管未闭，孕前未行手术矫治者，由于大量动脉血流向肺动脉，肺动脉高压使血流逆转出现发绀诱发心力衰竭。若孕早期已有肺动脉高压或有右向左分流者，宜人工终止妊娠。未闭动脉导管口径较小，肺动脉压正常者，妊娠期一般无症状，可继续妊娠至足月。

（2）右向左分流型先天性心脏病：临床上最常见的有法洛四联征及艾森曼格综合征等。一般多有复杂的心血管畸形，未行手术矫治者很少存活至生育年龄。此类患者对妊娠期血容量增加和血流动力学改变的耐受力极差，妊娠时母体和胎儿死亡率可高达30%～50%。若发绀严重，自然流产率可高达80%。这类心脏病妇女不宜妊娠，若已妊娠也应尽早终止。经手术治疗后心功能为Ⅰ～Ⅱ级者，可在严密观察下继续妊娠。

（3）无分流型先天性心脏病

肺动脉口狭窄：单纯肺动脉口狭窄的预后较好，多数能存活到生育期。轻度狭窄者能度过妊娠及分娩期。重度狭窄（瓣口面积减少60%以上）宜于妊娠前行手术矫治。

主动脉缩窄：妊娠者并发主动脉缩窄较少见。此病预后较差，并发妊娠时20%会发生各种并发症，死亡率为3.5%～9.0%。围生儿预后也较差，胎儿死亡率为10%～20%。轻度主动脉缩窄，心脏代偿功能良好，患者可在严密观察下继续妊娠。中、重度狭窄者即使经手术矫治，也应劝告避孕或在孕早期终止妊娠。

马方（Marfan）综合征：表现为主动脉中层囊性退变。一旦妊娠，死亡率为4%～50%，多因血管破裂。胎儿死亡率超过10%。患本病的妇女应劝其避孕，已妊娠者若超声心电图见主动脉根部直径>40mm时，应劝其终止妊娠。本病于妊娠期间应严格限制活动，控制血压，必要时使用β受体阻滞剂以降低心肌收缩力。

2. 风湿性心脏病　以单纯性二尖瓣狭窄最多见，占2/3～3/4。部分为二尖瓣狭窄并发关闭不全。主动脉瓣病变少见。心功能Ⅰ～Ⅱ级，从未发生过心力衰竭及并发症的轻度二尖瓣狭窄孕妇，无明显血流动力学改变，孕期进行严密监护，可耐受妊娠。二尖瓣狭窄越严重，血流动力学改变越明显，妊娠的危险性越大，肺水肿和低排量性心力衰竭的发生率越高，母体与胎儿的死亡率越高。尤其在分娩和产后死亡率更高。病变严重伴有肺动脉高压的患者，应在妊娠前纠正二尖瓣狭窄，已妊娠者宜在孕早期终止。

3. 妊娠高血压性心脏病　指既往无心脏疾病史，在妊娠期高血压疾病的基础上，突然发生以左心衰竭为主的全心衰竭者。妊娠期高血压疾病并发肺水肿的发生率为3%，这是由于冠状动脉痉挛，心肌缺血，周围小动脉阻力增加，水、钠潴留及血黏度增加等，加重了心脏负担而诱发急性心力衰竭。妊娠期高血压疾病并发中、重度贫血时更易引起心肌受累。这类心脏病在发生心力衰竭之前，常有干咳，夜间更明显，易被误诊为上呼吸道感染或支气管炎而延误诊疗时机，产后病因消除，病情会逐渐缓解，多不遗留器质性心脏病变。

4. 围生期心肌病（Peripartum Cardiomyopathy，PPCM）　指既往无心血管系统疾病史，于妊娠期最后3个月至产后6个月内发生的扩张型心肌病。这种特定的发病时间是与非特异性扩张型心肌病的区别点。确定围生期心肌病必须排除其他任何原因的左室扩张和收缩功能失常。确切病因还不十分清楚，可能与病毒感染、自身免疫因素、多胎妊娠、多产、高血压、营养不良及遗传等因素有关。与非特异性扩张型心肌病的不同点在于发病较年轻，发病与妊娠有关，再次妊娠可复发，50%的病例于产后6个月内完全或接近完全恢复。围生期心肌病对母儿均不利，胎儿死亡率可达10%～30%。临床表现不尽相同，主要表现为呼吸困难、心悸、咳嗽、咯血、端坐呼吸、胸痛、肝大、水肿等心力衰竭的症状。25%～40%的患者出现相应器官栓塞症状，轻者仅有心电图的T波改变而无症状。胸部X线摄片见心脏普遍增大、心脏搏动减弱，肺瘀血。心电图示左室肥大、ST段及T波异常改变，常伴有各种心律失常。超声心电图显示心腔扩大、搏动普遍减弱、左室射血分数减低。一部分患者可因心力衰竭、肺梗死或心律失常而死亡。治疗宜在安静、增加营养和低盐饮食的同时，针对心力衰竭可给强心利尿剂及血管扩张剂，有栓塞征象可以适当应用肝素。曾患围生期心肌病、心力衰竭且遗留心脏扩大者，应避免再次妊娠。

5. 心肌炎（Myocarditis）　近年病毒性心肌炎呈增多趋势，急慢性心肌炎并发妊娠的比例在增加，妊娠期并发心肌炎的诊断较困难。主要表现为既往无心瓣膜病、冠心病或先心病，在病毒感染后1～3周内出现乏力、心悸、呼吸困难和心前区不适。检查可见心脏扩大，持续性心动过速、心律失常和心电图ST段及T波异常改变等。急性心肌炎病情控制良好者，可在密切监护下继续妊娠。

二、妊娠并发心脏病对孕妇的影响

妊娠期子宫增大、胎盘循环建立、母体代谢率增高，母体对氧及循环血液的需求量增加。妊娠期血容量增加可达30%，致心率加快，心排出量增加，32～34周时最为明显。分娩期子宫收缩，产妇屏气用力及胎儿娩出后子宫突然收缩，腹腔内压骤减，大量血液向内脏灌注，进一步加重心脏负担。产褥期组织间潴留的液体也开始回到体循环，血流动力学发生一系列急剧变化。因此，在妊娠32～34周、分娩期及产后3日内是血液循环变化最大、心脏负担最重的时期，有器质性心脏病的孕产妇常在此时因心脏负担加重，极易诱发心力衰竭，临床上应给予高度重视。

三、妊娠并发心脏病对胎儿的影响

不宜妊娠的心脏病患者一旦妊娠，或妊娠后心功能恶化者，流产、早产、死胎、胎儿生长受限、胎儿窘迫及新生儿窒息的发生率均明显增高。心脏病孕妇心功能良好者，胎儿相对安全，但剖宫产概率增加。某些治疗心脏病的药物对胎儿也存在潜在的不良反应，如地高辛可以自由通过胎盘到达胎儿体内。一部分先天性心脏病与遗传因素有关，国外报道，双亲中任何一方患有先天性心脏病，其后代先心病及其他畸形的发生机会较对照组增加 5 倍，如室间隔缺损、肥厚性心肌病、马方综合征等均有较高的遗传性。

四、妊娠并发心脏病的诊断

由于妊娠期生理性血流动力学的改变、血容量及氧交换量增加，可以出现一系列酷似心脏病的症状和体征，如心悸、气短、踝部水肿、乏力、心动过速等。心脏检查可以有轻度心界扩大、心脏杂音。妊娠还可使原有心脏病的某些体征发生变化，如二尖瓣或主动脉瓣关闭不全的患者，妊娠期周围血管阻力降低，杂音可以减轻甚至不易听到；妊娠血容量增加可使轻度二尖瓣狭窄或三尖瓣狭窄的杂音增强，以致过高估计病情的严重程度，增加明确诊断的难度。因此妊娠期心脏病和心力衰竭的诊断必须结合妊娠期解剖和生理改变仔细分析，再做出正确判断。以下为有意义的诊断依据：

妊娠前有心悸、气急或心力衰竭史，或体检曾被诊断有器质性心脏病，或曾有风湿热病史。

有劳力性呼吸困难、经常性夜间端坐呼吸、咯血、经常性胸闷或胸痛等临床症状。

有发绀、杵状指、持续性颈静脉怒张。心脏听诊有舒张期杂音或粗糙的Ⅲ级以上全收缩期杂音。有心包摩擦音、舒张期奔马律、交替脉。

心电图有严重的心律失常，如心房颤动、心房扑动、三度房室传导阻滞、ST 段及 T 波异常改变等。

超声心电图检查显示心腔扩大、心肌肥厚、瓣膜运动异常、心脏结构异常。

X 线检查心脏显著扩大，尤其个别心腔扩大者。

五、心功能分级

衡量心脏病患者的心功能状态，纽约心脏病协会（NYHA）采用两种并行的心功能分级方案。

第一种是依据患者对一般体力活动的耐受程度，将心脏病患者心功能分为Ⅰ~Ⅳ级。

Ⅰ级：进行一般体力活动不受限制。

Ⅱ级：进行一般体力活动稍受限制，活动后心悸、轻度气短，休息时无症状。

Ⅲ级：一般体力活动显著受限制，休息时无不适，轻微日常工作即感不适、困难，或既往有心力衰竭史。

Ⅳ级：不能进行任何体力活动，休息时仍有心悸、呼吸困难等心力衰竭表现。

此方案的优点是简便易行，不依赖任何器械检查来衡量患者的主观心功能量，因此多年来一直应用于临床。其不足之处是，主观症状和客观检查不一定一致，有时甚至差距很大。

第二种是根据心电图、负荷试验、X 线、超声心电图等客观检查结果评估心脏病的严重程度。此方案将心脏功能分为 A~D 级。

A 级：无心血管病的客观依据。

B 级：客观检查表明属于轻度心血管病患者。

C 级：属于中度心血管病患者。

D 级：属于重度心血管病患者。

其中轻、中、重没有做出明确规定，由医生根据检查进行判断。两种方案可单独应用，也可联合应用，如心功能Ⅱ级 C、Ⅰ级 B 等。

六、妊娠并发心脏病的主要并发症

心力衰竭：原有心功能受损的心脏病患者，妊娠后可因不能耐受妊娠各期的血流动力学变化而发生心力衰竭。风湿性心脏病二尖瓣狭窄的孕产妇，由于心排血量增加，心率加快或生理性贫血，增加了左房的负担而使心房纤颤的发生率增加，心房纤颤伴心率明显加快使左室舒张期充盈时间缩短，引起肺血容量及肺动脉压增加，而发生急性肺水肿和心力衰竭。先天性心脏病心力衰竭多见于较严重的病例，由于心脏畸形种类的不同，心力衰竭的发生机制及表现也不同。

亚急性感染性心内膜炎：妊娠各时期发生菌血症的危险性增加，如泌尿道或生殖道感染，此时已有缺损的心脏则易发生亚急性感染性心内膜炎。是心脏病诱发心力衰竭的原因之一。

缺氧和发绀：发绀型先心病平时已有缺氧和发绀，妊娠期周围循环阻力下降，可使发绀加重。左至右分流的无发绀型先心病，如并发肺动脉高压，分娩时失血等原因引起血压下降，可发生暂时性右至左分流，引起缺氧和发绀。

静脉栓塞和肺栓塞：妊娠时血液呈高凝状态，心脏病患者静脉压增高及静脉血液淤积易引起栓塞。静脉血栓形成和肺栓塞发生率较非孕妇女高5倍，是孕产妇死亡的主要原因之一。

七、心力衰竭的早期诊断

心脏病孕产妇的主要死亡原因是心力衰竭，早期发现心力衰竭和及时做出诊断极为重要。若出现下述症状与体征，应考虑为早期心力衰竭：①轻微活动后即出现胸闷、心悸、气短。②休息时心率每分钟超过110次，呼吸每分钟超过20次。③夜间常因胸闷而坐起呼吸，或到窗口呼吸新鲜空气。④肺底部出现少量持续性湿啰音，咳嗽后不消失。

八、心脏病患者对妊娠耐受能力的判断

能否安全度过妊娠期、分娩期及产褥期，取决于心脏病的种类、病变程度、是否手术矫治、心功能级别及具体医疗条件等因素。

可以妊娠：心脏病变较轻，心功能Ⅰ～Ⅱ级，既往无心力衰竭史，亦无其他并发症者，妊娠后经密切监护，适当治疗多能耐受妊娠和分娩。

不宜妊娠：心脏病变较重、心功能Ⅲ～Ⅳ级、既往有心力衰竭史、有肺动脉高压、左室射血分数≤0.6、心搏量指数每分钟≤$3.0L/m^2$、右向左分流型先心病、严重心律失常、活动风湿热、联合瓣膜病、心脏病并发细菌性心内膜炎、急性心肌炎的患者，孕期极易发生心力衰竭，不宜妊娠。年龄在35岁以上，发生心脏病病程较长者，发生心力衰竭的可能性极大，不宜妊娠。若已妊娠，应在妊娠早期行治疗性人工流产。

九、妊娠并发心脏病的围生期监护

心脏病孕产妇的主要死亡原因是心力衰竭和感染。心脏病育龄妇女应行孕前咨询，明确心脏病类型、程度、心功能状态，并确定能否妊娠。允许妊娠者一定要从孕早期开始，定期进行产前检查。未经系统产前检查的心脏病孕产妇心力衰竭发生率和孕产妇死亡率，较经产前检查者约高出10倍。在心力衰竭易发的三段时期（妊娠32～34周、分娩期及产后3日内）需重点监护。

1. 妊娠期

（1）终止妊娠：凡不宜妊娠的患心脏病的孕妇，应在孕12周前行人工流产。若妊娠已超过12周，终止妊娠需行较复杂手术，其危险性不亚于继续妊娠和分娩，应积极治疗心力衰竭，使之度过妊娠与分娩为宜。对顽固性心力衰竭病例，为减轻心脏负荷，应与内科、麻醉医生配合，严格监护下行剖宫取胎术。

（2）定期产前检查：能及早发现心力衰竭的早期征象。在妊娠20周前，应每两周行产前检查1次。20周后，尤其是32周以后，发生心力衰竭的机会增加，产前检查应每周1次。发现早期心力衰竭

征象应立即住院治疗。孕期经过顺利者，亦应在孕 36 ~ 38 周提前住院待产。

（3）防治心力衰竭。

避免过劳及情绪激动：保证充分休息，每日至少睡眠 10 小时。

孕期应适当控制体重：整个孕期体重增加不宜超过 10kg，以免加重心脏负担。高蛋白、高维生素、低盐、低脂肪饮食。孕 16 周后，每日食盐量不超过 4 ~ 5g。

治疗各种引起心衰的诱因：预防感染，尤其是上呼吸道感染；纠正贫血；治疗心律失常，孕妇心律失常发病率较高，对频发的室性期前收缩或快速室性心率，须用药物治疗；防治妊娠期高血压疾病和其他并发症。

心力衰竭的治疗：与未孕者基本相同。但孕妇对洋地黄类药物的耐受性较差，需注意不良反应。为防止产褥期组织内水分与强心药同时回流入体循环引起不良反应，常选用作用和排泄较快的制剂，如地高辛 0. 25mg，每日 2 次口服，2 ~ 3 日后可根据临床效果改为每日 1 次。妊娠晚期心力衰竭的患者，原则是待心力衰竭控制后再行产科处理，应放宽剖宫产指征。如为严重心力衰竭，经内科各种措施均未能奏效，若继续发展将导致母儿死亡时，也可边控制心力衰竭边紧急剖宫产，取出胎儿，减轻心脏负担，以挽救孕妇生命。

2. 分娩期　妊娠晚期应提前选择好适宜的分娩方式。

（1）分娩方式的选择：心功能Ⅰ ~ Ⅱ级，胎儿不大，胎位正常，宫颈条件良好者，可考虑在严密监护下经阴道分娩。胎儿偏大，产道条件不佳及心功能Ⅲ ~ Ⅳ级者，均应择期剖宫产。剖宫产可减少产妇因长时间宫缩所引起的血流动力学改变，减轻心脏负担。由于手术及麻醉技术的提高，术中监护措施的完善及高效广谱抗生素的应用，剖宫产已比较安全，故应放宽剖宫产指征。以选择连续硬膜外阻滞麻醉为宜，麻醉剂中不应加肾上腺素，麻醉平面不宜过高。为防止仰卧位低血压综合征，可采取左侧卧位 15°，上半身抬高 30°。术中、术后应严格限制输液量。不宜再妊娠者，应建议同时行输卵管结扎术。

（2）分娩期处理。

第一产程：安慰及鼓励产妇，消除紧张情绪。适当应用地西泮、哌替啶等镇静剂。密切注意血压、脉搏、呼吸、心率。一旦发现心衰征象，应取半卧位，高浓度面罩吸氧，并给毛花苷 C 0. 4mg 加 25% 葡萄糖液 20mL 缓慢静脉注射，必要时 4 ~ 6 小时重复给药 0. 2mg。产程开始后即应给予抗生素预防感染。

第二产程：要避免屏气增加腹部压力，应行会阴后一侧切开、胎头吸引或产钳助产术，尽可能缩短第二产程。

第三产程：胎儿娩出后，产妇腹部放置砂袋，以防腹部压力骤降而诱发心力衰竭。要防止产后出血过多而加重心肌缺血，诱发先心病发生发绀及心力衰竭。可静脉滴注或肌内注射缩宫素 10 ~ 20IU，禁用麦角新碱，以防静脉压增高。产后出血过多者，应适当输血、输液，但需注意输液速度。

3. 产褥期　产后 3 日内，尤其 24 小时内仍是发生心力衰竭的危险时期，产妇须充分休息并密切监护。应用广谱抗生素预防感染，直至产后 1 周左右，无感染征象时停药。心功能Ⅲ级以上者不宜哺乳。

4. 心脏手术的指征　妊娠期血流动力学的改变使心脏储备能力下降，影响心脏手术后的恢复，加之术中用药及体外循环对胎儿的影响，一般不主张在孕期手术，尽可能在幼年、孕前或延至分娩后再行心脏手术。如果妊娠早期出现循环障碍症状，孕妇不愿做人工流产，内科治疗效果又不佳且手术操作不复杂，可考虑手术治疗。手术时期宜在妊娠 12 周以前进行，手术前注意保胎及预防感染。

（贺艳飞）

第二节　妊娠并发病毒性肝炎

病毒性肝炎是孕妇并发的最常见的肝脏疾病，妊娠期感染可严重地危害孕妇及胎儿，病原发病率约为非妊娠期妇女的 6 ~ 9 倍，急性重型肝炎发生率为非孕期妇女的 65. 5 倍。常见的病原体有甲型（HAV）、乙型（HBV）、丙型（HCV）、丁型（HDV）、戊型（HEV）等肝炎病毒。近年来还提出己型

(HFV)、庚型病毒性肝炎（HGV）以及输血传播病毒（TTV）感染等。这些病毒在一定条件下都可造成严重肝功能损害甚至肝功能衰竭。对病毒性肝炎孕妇的孕期保健及阻止肝炎病毒的母儿传播已成为围生医学研究的重要课题。

一、病因和分类

甲型病毒性肝炎（Viral Hepatitis A）：由甲型肝炎病毒（HAV）引起，HAV是一种直径27～28nm、20面立体对称的微小核糖核酸病毒，病毒表面无包膜，外层为壳蛋白，内部含有单链RNA。病毒基因组由7 478个核苷酸组成，分子量为2.25×10^{8}。病毒耐酸、耐碱、耐热、耐寒能力强，经高热100℃，紫外线照射1小时、1：400，37℃甲醛浸泡72小时等均可灭活。甲型肝炎主要经粪－口直接传播，病毒存在于受感染的人或动物的肝细胞浆、血清、胆汁和粪便中。在甲型肝炎流行地区，绝大多数成人血清中都有甲肝病毒，因此，婴儿在出生后6个月内，由于血清中有来自母体的抗－HAV而不易感染甲型肝炎。

乙型病毒性肝炎（Viral Hepatitis B）：由乙型肝炎病毒（HBV）引起，孕妇中HBsAg的携带率为5%～10%。妊娠并发乙型肝炎的发病率为0.025%～1.600%，70.3%产科肝病是乙型肝炎，乙型肝炎表面抗原携带孕妇的胎儿宫内感染率为5%～15%。乙型肝炎病毒又称Dane颗粒，因系Prince 1968年在澳大利亚发现，也称澳大利亚抗原。乙型肝炎病毒是一种直径42nm、双层结构的嗜肝DNA病毒，由外壳蛋白和核心成分组成。外壳蛋白含有表面抗原（HBsAg）和前S基因的产物；核心部分主要包括核心抗原（HBcAg）、e抗原（HBeAg）、DNA及DNA多聚酶，是乙型肝炎病毒复制部分。乙型肝炎的传播途径主要有血液传播和母婴垂直传播。人群中40%～50%的慢性HBsAg携带者是由母婴传播造成的。母婴垂直传播的主要方式有宫内感染、产时传播和产后传播。

丙型病毒性肝炎（Viral Hepatitis C）：由丙型肝炎病毒（HCV）引起，HCV与乙肝病毒的流行病学相似，感染者半数以上发展成为慢性，可能是肝硬化和肝癌的原因。HCV属披盖病毒科，有包膜，基因组9.5kb，是单股正链RNA病毒。HCV经血液和血液制品传播，是我国丙型肝炎的主要传播途径，据国外报道，90%以上的输血后肝炎是丙型肝炎，吸毒、性混乱、肾透析和医源性接触都是高危人群，除此之外，仍有40%～50%的HCV感染无明显的血液及血液制品暴露史，其中母婴传播是研究的热点。

丁型病毒性肝炎（Viral Hepatitis D）：又称δ病毒，是一种缺陷的嗜肝R、A病毒。病毒直径38nm，含1 678个核苷酸。HDV需依赖HBV才能复制，常与HBV同时感染或在HBV携带情况下重叠发生，导致病情加重或慢性化。国内各地的检出率为1.73%～25.66%。HDV主要经输血和血制品、注射和性传播，也存在母婴垂直传播，研究发现，HBV标记物阴性，HDV阳性母亲的新生儿也可能有HDV感染。

戊型病毒性肝炎（Viral Hepatitis E）：又称流行性或肠道传播的非甲非乙型肝炎。戊型肝炎病毒（HEV）直径23～37nm，病毒基因组为正链单股RNA。戊型病毒性肝炎主要通过粪－口途径传播，输血可能也是一种潜在的传播途径，目前尚未见母婴垂直传播的报道。

其他病毒性肝炎：除以上所列病毒性肝炎外，还有10%～20%的肝炎患者病原不清，这些肝炎主要有己型病毒性肝炎、庚型病毒性肝炎、单纯疱疹病毒性肝炎和巨细胞病毒性肝炎等。己型病毒性肝炎病情和慢性化程度均不如输血后肝炎严重，目前缺少特异性诊断方法。庚型病毒性肝炎主要通过输血等肠道外途径传播，也可能经母婴和性传播，有待进一步证实。单纯疱疹病毒性肝炎和巨细胞病毒性肝炎文献报道少见。

二、病毒性肝炎对妊娠的影响

(一) 对母体的影响

妊娠早期发生病毒性肝炎可使妊娠反应如厌食、恶心、呕吐等症状加重。妊娠晚期由于肝病使醛固酮灭活能力下降，较易发生妊娠高血压综合征，发生率可达30%。分娩时，由于肝功能受损，凝血因子合成功能减退，易发生产后出血。如为重症肝炎，极易并发 DIC，导致孕产妇死亡。HCV 感染较少增加产科并发症的危险，戊型肝炎暴发流行时，孕妇感染后，可导致流产、死胎、产后出血。妊娠后期易发展为重症肝炎、肝衰竭，病死率可达 30%。

（二）对胎儿的影响

目前尚无 HAV 致畸的报道。

妊娠早期患病毒性肝炎，胎儿畸形率约增高两倍。患乙型肝炎和慢性无症状 HBV 携带者的孕妇，均可能导致胎儿畸形、流产、死胎、死产，新生儿窒息率、病死率明显增加，也可能使新生儿成为 HBV 携带者，部分导致慢性肝炎、肝硬化和肝癌。妊娠晚期并发病毒性肝炎时，早产率和围生儿死亡率亦明显增高。

（三）母婴传播

1. 甲型肝炎　无宫内传播的可能性，分娩时由于吸入羊水可引起新生儿感染及新生儿监护室甲型肝炎的暴发流行。

2. 乙型肝炎　乙型肝炎母婴传播可分为宫内感染、产时传播、产后传播。

（1）宫内感染：主要是子宫内经胎盘传播，是母婴传播中重要的途径。脐血 HBV 抗原标志物阳性则表示可能有胎儿受感染。Shaima 等报道单纯 HBsAg 阳性的孕妇胎儿受感染率约 50% ~60%，并发 HBeAg 阳性和抗 HBc 阳性孕妇，胎儿受感染率可达 88% ~90%。

HBV 经胎盘感染胎儿的机制可能有：①HBV 使胎盘屏障受损或通透性改变，通过细胞与细胞间的传递方式实现的母血 HBV 经蜕膜毛细血管内皮细胞和蜕膜细胞及绒毛间隙直接感染绒毛滋养层细胞，然后进一步感染绒毛间质细胞，最终感染绒毛毛细血管内皮细胞而造成胎儿宫内感染的发生。②HBV 先感染并复制于胎盘组织。③HBV 患者精子中存在 HBV DNA，提示 HBV 有可能通过生殖细胞垂直传播，父系传播不容忽视。

（2）产时传播：是 HBV 母婴传播的主要途径，约占 50%。其机制可能是分娩时胎儿通过产道吞咽或接触了含有 HBV 的母血、羊水和阴道分泌物，也有学者认为分娩过程中，胎盘绒毛血管破裂，少量血渗透入胎儿血中，引起产时传播。

（3）产后传播：主要与接触母亲唾液、汗液和乳汁有关。HBV 可侵犯淋巴细胞和精细胞等，而早期母乳中有大量淋巴细胞，所以不能排除 HBV DNA 在母乳中整合和复制成 HBV 的可能。当新生儿消化道任何一处黏膜因炎症发生水肿、渗出，导致通透性增加或黏膜直接受损时，母乳中该物质就可能通过毛细血管网进入血液循环而引起乙肝感染。研究发现，当 HBsAg 阳性母亲唾液中 HBsAg 也阳性时，其婴儿的感染率为 22%。母血中乙肝三项阳性者和 HBeAg 及抗 - HBc 阳性者因其初乳中 HBV DNA 的阳性率为 100%，故不宜哺乳；血中 HBsAg 及 HBeAg、HBsAg 及抗 - HBc 和 HBeAg 阳性者其初乳中排毒率达 75% 以上，所以应谨慎哺乳。如果初乳中单纯抗 - HBs 和/或抗 - HBe 阳性者，因其排毒率为零，可以哺乳。

3. 丙型肝炎　有关 HCV 母婴传播的感染率各家报道不一（0 ~100%），可能与母体血中 HCV RNA 水平不同、研究方法不同、婴儿追踪观察的时间不同等有关。研究证实，孕妇的抗 HCV 可通过胎盘到达婴儿体内，母婴感染的传播可发生于产前妊娠期，即 HCV 感染子宫内胎儿，并定位于胎儿肝脏。白钢钻等研究发现，抗 HCV 或 HCV RNA 任意一项阳性孕妇所分娩的新生儿 HCV 感染率极高，有输血史和丙型肝炎病史者，发生宫内传播的危险性更大。HCV 可能通过宫内感染、分娩过程中感染，也可于产后母乳喂养的过程中感染。

4. 其他类型的肝炎　HDV 存在母婴传播，其传播机制可能是经宫内感染，也有可能类似某些 RNA 病毒经生殖细胞传播。目前尚未见 HEV 母婴传播的报道。庚型病毒性肝炎可经母婴传播和性传播，其途径可能是分娩过程或产后哺乳。

三、妊娠对病毒性肝炎的影响

肝脏代谢在妊娠期有别于非妊娠期，一旦受到肝炎病毒侵袭，其损害就较为严重，原因是：①妊娠期新陈代谢旺盛，胎儿的呼吸排泄等功能均需母体完成。②肝脏是性激素代谢及灭活的主要场所，孕期内分泌变化所产生的大量性激素需在肝内代谢和灭活，加重肝脏的负担。③妊娠期机体所需热量较非妊娠期高 20%，铁、钙、各种维生素和蛋白质需求量大大增加，若孕妇原有营养不良，则肝功能减退，加重病情。④妊娠期高血压疾病可引起小血管痉挛，使肝、肾血流减少，而肾功能损害，代谢产物排泄受阻，可进一步加重肝损害，若并发肝炎，易致肝细胞大量坏死，诱发重症肝炎。⑤由于妊娠期的生理变化和分娩、手术创伤、麻醉影响、上行感染等因素，不可避免地对已经不健康的肝脏造成再损伤，使孕妇患肝炎较普通人更易发生严重变化。⑥为了适应妊娠的需要，循环系统血液再分配使孕期的肝脏处于相对缺血状态，使原本不健康的肝脏更加雪上加霜甚至不堪重负。所以，肝炎产妇更易加重肝损害，甚至诱发重症肝炎。国内外的资料显示，约 8% 的妊娠肝炎患者发展为重症肝炎，大大高于非孕人群乙型肝炎诱发重症肝炎的发生率（1% ~5%）。

四、临床表现

甲型肝炎临床表现均为急性，好发于秋冬季，潜伏期为 2 ~6 周。前期症状可有发热、厌油、食欲下降、恶心呕吐、乏力、腹胀和肝区疼痛等，一般于 3 周内好转。此后出现黄疸、皮肤瘙痒、肝大，持续 2 ~6 周或更长。多数病例症状轻且无黄疸。

乙型肝炎分急性乙型肝炎、慢性乙型肝炎、重症肝炎和 HBsAg 病毒携带者。潜伏期一般为 1 ~6 个月。

急性期妊娠并发乙肝的临床表现出现不能用妊娠反应或其他原因解释的消化道症状，与甲肝类似，但起病更隐匿，前驱症状可能有急性免疫复合物样表现，如皮疹、关节痛等，黄疸出现后症状可缓解。乙型肝炎病程长，5% 左右的患者转为慢性。极少数患者起病急，伴高热、寒战、黄疸等，如病情进行性加重，演变为重症肝炎则黄疸迅速加深，出现肝性脑病症状，凝血机制障碍，危及生命。妊娠时更易发生重症肝炎，尤其是妊娠晚期多见。

其他类型的肝炎临床表现与乙型肝炎类似，症状或轻或重。丙型肝炎的潜伏期为 2 ~26 周，输血引起者为 2 ~16 周。丁型肝炎的潜伏期为 4 ~20 周，多与乙型肝炎同时感染或重叠感染。戊型肝炎与甲肝症状相似，暴发流行时，易感染孕妇，妊娠后期发展为重症肝炎，导致肝衰竭，病死率可达 30%。有学者报道散发性戊型肝炎并发妊娠，起病急，症状轻，临床预后较好，不必因此终止妊娠。

五、诊断

妊娠并发病毒性肝炎的前驱症状与妊娠反应类似，容易被忽视，诊断需要根据病史、症状、体征和实验室检查等综合分析。

（一）病史

要详细了解患者是否有与肝炎患者密切接触史，是否接受输血、血液制品、凝血因子等治疗，是否有吸毒史。

（二）症状和体征

近期内有无其他原因解释的消化道症状、低热、肝区疼痛、不明原因的黄疸。体格检查肝大、压痛，部分患者可有脾大。重症肝炎出现高热、烦躁、谵妄等症状，黄疸迅速加深，伴有肝性脑病，可危及生命。查体肝浊音界明显减小，有腹腔积液形成。

（三）实验室检查

1. 周围血常规　急性期白细胞多减低，淋巴细胞相对增多，异常淋巴细胞不超过 10%。急性重型肝炎白细胞总数及中性粒细胞百分比均可显著增多。并发弥散性血管内凝血时，血小板急骤减少，血涂片中可发现形态异常的红细胞。

2. 肝功能检查

（1）血清酶活力测定：血清丙氨酸氨基转移酶（ALT），即谷丙转氨酶（GPT）及血清门冬氨酸氨基转移酶（AST），即谷草转氨酶（GOT）是临床上常用的检测指标。肝细胞有损害时，ALT增高，为急性肝炎早期诊断的敏感指标之一，其值可高于正常十倍至数十倍，一般于3~4周下降至正常。若ALT持续数月不降，可能发展为慢性肝炎。急性重型肝炎ALT轻度升高，但血清胆红素明显上升，为酶胆分离现象，提示有大量肝细胞坏死。当肝细胞损害时AST亦增高，急性肝炎升高显著，慢性肝炎及肝硬化中等升高。急性黄疸出现后很快下降，持续时间不超过3周，乙肝则持续较长。AST/ALT的比值对判断肝细胞损伤有较重要意义。急性重型肝炎时AST/ALT<1，提示肝细胞有严重坏死。

（2）胆色素代谢功能测定：各类型黄疸时血清胆红素增高，正常时小于17μmol/L，重型肝炎、瘀胆型肝炎均明显增高，大于170μmol/L，以结合胆红素为主，黄疸消退时胆红素降低。急性肝炎时尿胆红素先于黄疸出现阳性，在黄疸消失前转阴。尿胆原在黄疸前期增加，黄疸出现后因肝内胆红素排出受阻，尿胆原则上减少。

（3）慢性肝炎时白/球比例倒置或丙种球蛋白增高：麝香草酚浊度及絮状试验，锌浊度试验反映肝实质病变，重症肝炎时氨基酸酶谱中支链氨基酸/芳香族氨基酸克分子比值降至1.0~1.5以下。病毒性肝炎并发胆汁淤积时碱性磷酸酶（AKP）及胆固醇测定明显升高。有肝细胞再生时甲胎球蛋白（AFP）增高。

3. 病原学检查　对临床诊断、治疗、预后及预防等方面有重要意义。最常用且敏感的为酶联免疫法（EIA）及放射免疫法（RIA）检测抗原和抗体。

（1）甲型肝炎：急性期抗-HAV IgM阳性，抗HAV IgG阳性表示既往感染。一般发病第1周抗-HAV IgM阳性，1~2个月后抗体滴度下降，3~6个月后消失。感染者粪便免疫电镜可检出HAV颗粒。

（2）乙型肝炎：有多种抗原抗体系统。临床常用有乙型肝炎表面抗原HBsAg、e抗原HBeAg和核心抗原HBcAg及其抗体系统。HBsAg阳性是乙型肝炎的特异性标志，急性期其滴度随病情恢复而下降，慢性及无症状携带者HBsAg可长期阳性。HBeAg阳性表示HBV复制，这类患者临床有传染性，抗HBe出现则表示HBV复制停止。HBcAg阳性也表示HBV复制，慢性HBV感染者，抗HBcAg可持续阳性。有条件者测前S_1、前S_2和抗前S_1、抗前S_2，对早期诊断乙型肝炎和判断转归有重要意义。

（3）丙型肝炎：抗-HCV阳性出现于感染后期，即使抗体阳性也无法说明现症感染还是既往感染，需结合临床。判断困难时可用反转录聚合酶链反应（RT-PCR）检测HCV-RNA。

（4）丁型肝炎：血清抗-HD或抗-HD IgM阳性，或HDAg阳性，一般出现在肝炎潜伏期后期和急性期早期；亦可测HDV RNA，均为HDV感染的标志。

（5）戊型肝炎：急性期血清抗-HEV IgM阳性或发病早期抗-HEV阴性，恢复期转为阳性。患者粪便内免疫电镜可检出HEV颗粒。

4. 其他检测方法　B超诊断对判断肝硬化、胆管异常、肝内外占位性病变有参考价值，肝活检对确定弥散性肝病变及区别慢性肝炎临床类型有重要意义。

六、鉴别诊断

妊娠剧吐引起的肝损害：妊娠剧吐多发生在妊娠早期，由于反复呕吐，可造成脱水、尿少、酸碱失衡、电解质失调、消瘦和黄疸等。实验室检查血胆红素和转氨酶轻度升高、尿酮体阳性。与病毒性肝炎相比，妊娠剧吐引起的黄疸较轻，经过治疗如补足液体、纠正电解质紊乱和酸中毒后，症状迅速好转。

妊娠高血压综合征引起的肝损害：重度妊高征子痫和先兆子痫常并发肝功能损害，恶心、呕吐、肝区疼痛等临床症状与病毒性肝炎相似。但妊高征症状典型，除有高血压、水肿、蛋白尿和肾损害及眼底小动脉痉挛外，还可有头痛、头晕、视物模糊与典型子痫抽搐等，部分患者转氨酶升高，但妊娠结束后可迅速恢复。如并发HELLP综合征，应伴有溶血、肝酶升高及血小板减少。妊娠期肝炎并发妊高征时，两者易混淆，可检测肝炎病毒抗原抗体帮助鉴别诊断。

妊娠期急性脂肪肝：临床罕见，多发生于妊娠28~40周，妊娠高血压综合征、双胎等多见。起病急，以忽然剧烈、持续的呕吐开始，有时伴上腹疼痛及黄疸。1~2周后，病情迅速恶化，出现弥散性血管内凝血、肾衰竭、低血糖、代谢性酸中毒、肝性脑病、休克等。其主要病理变化为肝小叶弥漫性脂肪变性，但无肝细胞广泛坏死，可与病毒性肝炎鉴别。实验室检查转氨酶轻度升高，血清尿酸、尿素氮增高，结合胆红素明显升高，尿胆红素阴性。B 超为典型的脂肪肝表现，肝区内弥漫的密度增高区，呈雪花状，强弱不均；CT 为肝实质呈均匀一致的密度减低。

妊娠期肝内胆汁淤积综合征：又称妊娠期特发性黄疸、妊娠瘙痒症等，是发生于妊娠中、晚期，以瘙痒和黄疸为特征的疾病。其临床特点为先有皮肤瘙痒，进行性加重，黄疸一般为轻度。分娩后 1～3 天黄疸消退，症状缓解。患者一般情况好，无病毒性肝炎的前驱症状。实验室检查转氨酶正常或轻度升高，血胆红素轻度增加。肝组织活检无明显的实质性肝损害。

药物性肝炎：妊娠期易引起肝损害的药物主要有氯丙嗪、异烟肼、利福平、对氨基水杨酸钠、呋喃妥因、磺胺类、四环素、红霉素、地西泮和巴比妥类药物等。酒精中毒、氟烷、氯仿等吸入也可能引起药物性肝炎。有时起病急，轻度黄疸和转氨酶升高，可伴有皮疹、皮肤瘙痒、蛋白尿、关节痛和嗜酸性粒细胞增多等，停药后可自行消失。诊断时应详细询问病史，尤其是用药史。妊娠期禁用四环素，因其可引起肝脏急性脂肪变，出现恶心呕吐、黄疸、肌肉酸痛、肝衰竭和肾衰竭，并可致死胎、早产等。

七、治疗

原则上与非孕期病毒性肝炎治疗相同，目前尚缺乏特效治疗，治疗应以中西医药结合为主，对没有肯定疗效的药物，应慎重使用，尽量少用药物，以防增加肝脏负担。

（一）一般处理

急性期应充分卧床休息，减轻肝脏负担，以利于肝细胞的修复。黄疸消退症状开始减轻后，逐渐增加活动。合理安排饮食，以高糖、高蛋白和高维生素“三高饮食”为主，对有胆汁瘀积或肝性脑病者应限制脂肪和蛋白质。禁用可能造成肝功能损害的药物。

（二）保肝治疗

以对症治疗和辅助恢复肝功能为原则。给予大量的维生素和葡萄糖，口服维生素以维生素 C、复合 B 族维生素或酵母为主。如黄疸较重、凝血酶原时间延长或有出血倾向，可给予维生素 K；黄疸持续时间较长者还应增加维生素 A。病情较重、食欲较差或有呕吐不能进食者，可以静脉滴注葡萄糖、维生素 C、三磷腺苷（ATP）、辅酶 A 和细胞色素等可促进肝细胞的代谢，新鲜血、血浆和人体清蛋白等可改善凝血功能，纠正低蛋白血症起到保肝作用。另外，一些药物，如二异丙胺、肝宁、肌苷等也有保肝作用。

（三）免疫调节药物

免疫调节药物糖皮质激素目前仅用于急性重型肝炎、瘀胆型肝炎及慢性活动性肝炎。常用药物为地塞米松。疗程不宜过长，急性者 1～2 周；慢性肝炎疗程较长，用药过程中应注意防止并发感染或骨质疏松等，停药时需逐渐减量。转移因子、左旋咪唑、白细胞介素－2（IL－2）、干扰素及干扰素诱导剂等免疫促进剂，效果均不肯定。

（四）抗病毒制剂

近年国外应用白细胞干扰素或基因重组 α、β 或 γ 干扰素或阿糖腺苷或单磷酸阿糖腺苷、阿昔洛韦或去氧阿昔洛韦，单独或与干扰素合用，可使血清 HBV－DNA 及 HBeAg 缓慢下降，同时肝内 DNA 形成及 HBeAg 减少，病毒停止复制，肝功能渐趋正常。

（五）中医治疗

根据症状辨证施治，以疏肝理气、清热解毒、健脾利湿、活血化瘀的重要治疗为主。黄疸型肝炎需清热、佐以利湿者，可用茵陈蒿汤加味。需利湿佐以清热者可用茵陈五苓散加减。如慢性肝炎、胆汁瘀积型肝炎后期等，应以温阳去寒，健脾利湿，用茵陈术附汤。如急性、亚急性重型肝炎应以清热解毒，凉血养阴为主，用犀角地黄汤加味等。另外，联苯双酯、强力宁、香菇多糖等中成药也有改善肝细胞功能的作用。

（六）产科处理

1. 妊娠期　早期妊娠并发急性甲型肝炎，因HAV无致畸依据，也没有宫内传播的可能性，如病程短、预后好，则原则上可继续妊娠，但有些学者考虑到提高母婴体质，建议人工流产终止妊娠。并发乙型肝炎者，尤其是慢性活动性肝炎，妊娠可使肝脏负担加重，应积极治疗，病情好转后行人工流产。中晚期妊娠并发肝炎则不主张终止妊娠，因终止妊娠时创伤、出血等可加重肝脏负担，使病情恶化，可加强孕期监护，防止妊娠高血压综合征。对个别重症患者，经各种保守治疗无效，病情继续发展时，可考虑终止妊娠。

2. 分娩期及产褥期　重点是防治出血和感染。可于妊娠近预产期前一周左右，每日肌内注射维生素K 20～40mg，临产后再加用20mg静脉注射。产前应配好新鲜血，做好抢救休克及新生儿窒息的准备，如可经阴分娩，应尽量缩短第二产程，必要时可行产钳或胎头吸引助产。产后要防止胎盘剥离面严重出血，及时使用宫缩剂，必要时给予补液和输血。产时应留脐血做肝功能及抗原的测定。如有产科指征需要行剖宫产时，要做好输血准备。选用大剂量静脉滴注对肝脏影响小的广谱抗生素如氨苄西林、三代头孢类抗生素等防止感染，以免病情恶化。产褥期应密切检测肝功变化，给予相应的治疗。

3. 新生儿的处理　新生儿出生后应隔离4周，产妇为甲型肝炎传染期的新生儿，可于出生时及出生后1周内各接受1次丙种球蛋白注射。急性期禁止哺乳。乙肝等存在垂直传播的肝炎不宜哺乳。

（七）急性重型肝炎的治疗

1. 限制蛋白质　尤其是动物蛋白摄入，每日蛋白质摄入量限制在0.5g/（kg·d）以下。给予大量葡萄糖和适量B族维生素、维生素C、维生素K、维生素D、维生素E及ATP、辅酶A等。口服新霉素、庆大霉素、头孢菌素类抗生素或甲硝唑抑制肠道内细菌，盐水清洁灌肠和食醋保留灌肠清除肠道内积存的蛋白质或血液，减少氨的吸收。

2. 促进肝细胞再生保护肝脏

（1）人血清蛋白或血浆：有助于肝细胞再生，提高血浆胶体渗透压，减轻腹腔积液和脑水肿，清蛋白还可结合胆红素，减轻黄疸。每次5～10g，每周2～3次。输新鲜血浆可补充调理素、补体及多种凝血因子，增强抗感染能力，可与清蛋白交替，每日或隔日1次。

（2）胰高血糖素－胰岛素疗法：有防止肝细胞坏死，促进肝细胞再生，改善高氨血症和调整氨基酸代谢失衡的作用。用法：胰高血糖素1～2mg加胰岛素6～12个单位，溶于5%或10%葡萄糖溶液250～500mL中静脉滴注，2～3周为一疗程。

（3）其他：近年国内有些医院用新鲜制备的人胎肝细胞悬液治疗重症肝炎，有一定效果。选用精氨酸或天门冬氨酸钾镁，可促进肝细胞再生，控制高胆红素血症。剂量400mL的天门冬氨酸钾镁溶液，加入葡萄糖液中静脉滴注，每日1～2次。

3. 控制脑水肿、降低颅内压、治疗肝性脑病　糖皮质激素应用可降低颅内压，改善脑水肿。用20%甘露醇或25%山梨醇静脉滴注，脱水效果好。应用以支链氨基酸为主要成分的复合氨基酸液可防止肝性脑病，提供肝细胞的营养素。如6氨基酸－520 250mL与等量10%葡萄糖液，内加L－乙酰谷氨酰胺500mg，缓慢滴注，5～7天为一疗程，主要用于急性重型肝炎肝性脑病。14氨基酸－800 500mL每天应用可预防肝性脑病。左旋多巴可通过血脑屏障，进入脑组织内衍化为多巴胺，提供正常的神经传递介质，改善神经细胞的功能，促进意识障碍的恢复。可用左旋多巴100mg加多巴脱羧酶抑制剂卡比多巴20mg，静脉滴注，每天1～2次。

4. 出血及DIC的治疗　出血常因多种凝血因子合成减少或DIC凝血因子消耗过多所致。可输新鲜血液、血浆；给予维生素K_1、凝血酶复合因子注射。一旦发生DIC，应用肝素要慎重，用量一般为25mg静脉点滴，根据患者病情及凝血功能再调整剂量，使用过程应加强凝血时间监测，以防肝素过量出血加剧。临产期间及产后12小时内不宜应用肝素，以免发生致命的创面出血。有消化道出血时可对症服云南白药或西咪替丁（甲氰咪胍）、奥美拉唑等。

5. 改善微循环，防止肾衰竭　可用肝素、654－2等，能明显改善微循环，减轻肝细胞损伤。川芎嗪注射液有抑制血小板聚集，扩张小血管及增强纤维蛋白溶解等作用；双嘧达莫可抑制血小板聚集及抑制免疫复合物形成的作用；低分子右旋糖酐可改善微循环。

八、预防

病毒性肝炎尚无特异性治疗方法，除乙肝外其他型肝炎也尚无有效主动免疫制剂，故采取以切断传播途径为主的综合防治措施极为重要。

加强宣教和围生期保健：急性期患者应隔离治疗。应特别重视防止医源性传播及医院内感染，产房应将 HBsAg 阳性者床位、产房、产床及器械等严格分开；肝炎流行区孕妇应加强营养，增加抵抗力预防肝炎的发生。对最近接触过甲型肝炎的孕妇应给予丙种球蛋白。患肝炎妇女应于肝炎痊愈后半年、最好两年后怀孕。HBsAg 及 HBeAg 阳性孕妇分娩时应严格实行消毒隔离制度，缩短产程、防止胎儿窘迫、羊水吸入及软产道裂伤。

免疫预防：甲型肝炎灭毒活疫苗可对 1 岁以上的儿童或成人预防接种，如注射过丙种球蛋白，应于 8 周后再注射。

乙型肝炎免疫球蛋白（HBIG）是高效价的抗 HBV 免疫球蛋白，可使母亲或新生儿获得被动免疫，是预防乙肝感染有效的措施。产前 3 个月每月给 HBsAg 携带孕妇肌内注射 HBIG，可使其新生儿的宫内感染明显减少，随访无不良反应。新生儿注射时间最好在生后 24 小时以内，一般不超过 48 小时。注射次数多效果好，可每月注射一次，共 2～3 次，剂量每次 0.5mL/kg 或每次 1～2mL。意外暴露者应急注射一般为 1～2mL。最后 1 次同时开始注射乙肝疫苗。乙肝疫苗有血源疫苗及基因重组疫苗两种。基因重组疫苗免疫原性优于血源性疫苗。两种疫苗的安全性、免疫原性、保护性及产生抗体持久性相似。疫苗的免疫对象以 HBV 携带者、已暴露于 HBV 的易感者及其新生儿为主，保护率可达 80%。对 HBsAg 及 HBeAg 均阳性母亲的新生儿联合使用 HBIG 可提高保护率达 95%。全程免疫后抗体生成不好者可再加强免疫一次。HCV DNA 疫苗的研制尚停留在动物实验基础上，但可用来源安全可靠的丙种球蛋白对抗－HCV 阳性母亲的婴儿在 1 岁前进行被动免疫。丁、戊等型肝炎尚无疫苗。

（章　品）

第三节　妊娠并发糖尿病

妊娠期间的糖尿病包括两种情况：一种妊娠前已有糖尿病的患者妊娠，称为糖尿病并发妊娠；另一种为妊娠后首次发现或发病的糖尿病，又称妊娠期糖尿病（Gestational Diabetes Mellitus，GDM）。患糖尿病孕妇中 80% 以上为 GDM。GDM 的发生率因种族和地区差异较大，近年有发病率增高趋势，我国 1997 年报道为 2.9%。大多数 GDM 患者产后糖代谢异常能恢复正常，但将来患糖尿病的机会增加。妊娠糖尿病的临床经过复杂，对母儿均有较大危害，应引起重视。GDM 的研究已经有 40 余年的历史，其间各国学者对 GDM 的诊断方法和标准、应对哪些人群进行干预、对何种程度的糖代谢异常进行管理等问题争议不断。为此，美国国立卫生研究院（National Institutes of Health，NIH）组织进行了全球多中心、前瞻性关于高血糖与妊娠不良结局的关系的研究（The Hyperglycemia and Add Adverse Pregnancy Outcome Study，HAPOS)，已解决 GDM 诊疗标准中长期以来的争议，并探讨孕妇不同血糖水平对妊娠结局的影响。2010 年国际妊娠并发糖尿病研究组织（International Association of Diabetic Pregnancy Study Group，IADPSG）推荐的 75g 糖耐量试验（Oral Glucose Tolerance Test，OGTT）成为最新的研究成果，2011 年美国糖尿病协会（American Diabetes Association，ADA）修改了 GDM 的诊治指南。

一、妊娠对糖尿病的影响

妊娠后，母体糖代谢的主要变化是葡萄糖需要量增加、胰岛素抵抗和分泌相对不足。妊娠期糖代谢的复杂变化使无糖尿病者发生 GDM、隐性糖尿病呈显性或原有糖尿病的患者病情加重。

葡萄糖需要量增加：胎儿能量的主要来源是通过胎盘从母体获取葡萄糖；妊娠时母体适应性改变，

如雌、孕激素增加母体对葡萄糖的利用、肾血流量及肾小球滤过率增加，而肾小管对糖的再吸收率不能相应增加，都可使孕妇空腹血糖比非孕时偏低。在妊娠早期，由于妊娠反应、进食减少，严重者甚至导致饥饿性酮症酸中毒或低血糖昏迷等。

胰岛素抵抗和分泌相对不足：胎盘合成的胎盘生乳素、雌激素、孕激素、胎盘胰岛素酶及母体肾上腺皮质激素都具有拮抗胰岛素的功能，使孕妇体内组织对胰岛素的敏感性下降。妊娠期胰腺功能亢进，特别表现为胰腺β细胞功能亢进，增加胰岛素分泌，维持体内糖代谢。这种作用随孕期进展而增加。应用胰岛素治疗的孕妇如果未及时调整胰岛素用量，部分患者可能会出现血糖异常。产后随胎盘排出体外，胎盘所分泌的抗胰岛素物质迅速消失，胰岛素用量应立即减少。

二、糖尿病对妊娠的影响

其取决于血糖量、血糖控制情况、糖尿病的严重程度及有无并发症。

（一）对孕妇的影响

1. 孕早期自然流产发生率增加　达15%～30%。多见于血糖未及时控制的患者。高血糖可使胚胎发育异常甚至死亡，所以糖尿病妇女宜在血糖控制正常后再怀孕。

2. 易并发妊娠期高血压综合征　为正常妇女的3～5倍。糖尿病患者可导致血管广泛病变，使小血管内皮细胞增厚及管腔变窄，组织供血不足。尤其糖尿病并发肾病变时，妊娠期高血压病的发生率高达50%以上。糖尿病一旦并发妊娠期高血压，病情极复杂，临床较难控制，对母儿极为不利。

3. 糖尿病患者抵抗力下降　易并发感染，以泌尿系感染最常见。

4. 羊水过多　发生率较非糖尿病孕妇多10倍。其发生与胎儿畸形无关，原因不明，可能与胎儿高血糖，高渗性利尿致胎尿排出增多有关。

5. 巨大儿　因巨大儿发生率明显增高，难产、产道损伤、手术产的概率高。产程长易发生产后出血。

6. 易发生糖尿病酮症酸中毒　由于妊娠期复杂的代谢变化，加之高血糖及胰岛素相对或绝对不足，代谢紊乱进一步发展到脂肪分解加速，血清酮体急剧升高。在孕早期血糖下降，胰岛素未及时减量也可引起饥饿性酮症。酮酸堆积导致代谢性酸中毒。糖尿病酮症酸中毒对母儿危害较大，不仅是糖尿病孕产妇死亡的主要原因，酮症酸中毒发生在孕早期还有致畸作用，发生在妊娠中、晚期易导致胎儿窘迫及胎死宫内。

（二）对胎儿的影响

1. 巨大胎儿发生率高达25%～40%　由于孕妇血糖高，通过胎盘转运，而胰岛素不能通过胎盘，使胎儿长期处于高血糖状态，刺激胎儿胰岛β细胞增生，产生大量胰岛素，活化氨基酸转移系统，促进蛋白、脂肪合成和抑制脂解作用，使胎儿巨大。

2. 胎儿宫内生长受限发生率为21%　见于严重糖尿病伴有血管病变时，如肾脏、视网膜血管病变。

3. 早产发生率为10%～25%　早产的原因有羊水过多、妊娠期高血压、胎儿窘迫及其他严重并发症，常需提前终止妊娠。

4. 胎儿畸形率为6%～8%　其发生率高于非糖尿病孕妇，主要原因是孕妇代谢紊乱，尤其是高血糖与胎儿畸形有关。其他因素有酮症、低血糖、缺氧及糖尿病治疗药物等。

（三）对新生儿的影响

1. 新生儿呼吸窘迫综合征发生率增加　孕妇高血糖持续经胎盘到达胎儿体内，刺激胎儿胰岛素分泌增加，形成高胰岛素血症。后者具有拮抗糖皮质激素促进肺泡Ⅱ型细胞表面活性物质合成及释放的作用，使胎儿肺表面活性物质产生及分泌减少，胎儿肺成熟延迟。

2. 新生儿低血糖　新生儿脱离母体高血糖环境后，高胰岛素血症仍存在，若不及时补充糖，易发生低血糖，严重时危及新生儿生命。

3. 低钙血症和低镁血症　正常新生儿血钙为2.0～2.5mmol/L，生后72小时血钙小于1.75mmol/L

为低钙血症。出生后 24 ~ 72 小时血钙水平最低。糖尿病母亲的新生儿低钙血症的发生率为 10% ~ 15%。一部分新生儿还同时并发低镁血症（正常新生儿血镁为 0.6 ~ 0.8mmol/L，生后 72 小时血镁 < 0.48mmol/L 为低镁血症）。

4. 其他　高胆红素血症、红细胞增多症等的发生率均较正常妊娠的新生儿高。

三、诊断

孕前糖尿病已经确诊或有典型的糖尿病“三多一少”症状的孕妇，于孕期较易确诊。但 GDM 孕妇常无明显症状，有时空腹血糖可能正常，容易漏诊、延误治疗。

GDM 的诊断：根据 2011 年 ADA 的 GDM 诊断指南，妊娠 24 ~ 28 周直接进行 75g OGTT，不需要先进行 50g 葡萄糖筛查试验（Glucose Challenge Test，GCT）。判断标准为空腹血糖 5.1mmol/L，餐后 1 小时为 10.0mmol/L，餐后 2 小时为 8.5mmol/L。三项中任何一项升高诊断为 GDM。

糖尿病并发妊娠的诊断：具有 DM 高危因素者，需在确诊妊娠后的第一次孕期保健时进行孕前糖尿病的筛查。高危因素包括：肥胖（尤其高度肥胖）；一级亲属患 2 型糖尿病；GDM 史或大于胎龄儿分娩史；PCOS；反复尿糖阳性。

符合下列条件之一者诊断为妊娠并发糖尿病。①GHbA1c≥6.5%（采用 NGSP DCCT 标化的方法）；②FPG≥7.0mmol/L（126mg/dl）；③OGTT 2 小时血糖或随机血糖≥11.1mmol/L（200mg/dl）；④伴有典型的高血糖或高血糖危象症状，同时任意血糖≥11.1mmol/L（200mg/dl）。

如果没有明确的高血糖症状，第① ~ ③项需要在另一天进行复测核实。

四、妊娠并发糖尿病的分期

目前，国内外学者比较认同的是修正的 White 分级法，影响母婴安全的主要因素是糖尿病的发病年龄及血管并发症，有助于估计病情的严重程度及预后。

A 级：妊娠期出现或发现的糖尿病。

A1 级：经饮食控制，空腹血糖 < 5.8mmol/L，餐后 2 小时血糖 < 6.7mmol/L。

A2 级：经饮食控制，空腹血糖≥5.8mmol/L，餐后 2 小时血糖≥6.7mmol/L。

B 级：显性糖尿病，20 岁以后发病，病程 < 10 年。

C 级：发病年龄在 10 ~ 19 岁，或病程达 10 ~ 19 年。

D 级：10 岁以前发病，或病程≥20 年，或并发单纯性视网膜病。

F 级：糖尿病性肾病。

R 级：眼底有增生性视网膜病变或玻璃体出血。

H 级：冠状动脉粥样硬化性心脏病。

T 级：有肾移植史。

五、处理

维持血糖正常范围，减少母儿并发症，降低围生儿死亡率。

（一）妊娠期处理

包括血糖控制及母儿安危监护。

1. 血糖控制　妊娠期血糖控制目标为：①GDM：餐前血糖 5.3mmol/L；餐后 1 小时血糖 7.8mmol/L；餐后 2 小时血糖 6.7mmol/L。②糖尿病并发妊娠患者：餐前、睡前及夜间血糖 3.3 ~ 5.6mmol/L；餐后血糖峰值 5.4 ~ 7.8mmol/L；糖化血红蛋白 6.0%。

（1）饮食治疗。

GDM：75% ~ 80% 的 GDM 患者仅需要控制饮食量与种类即能维持血糖在正常范围。根据体重计算每日需要的热量：体重为标准体重 80% ~ 120% 患者需 30kcal/（kg·d），120% ~ 150% 标准体重的为 24kcal/（kg·d），> 150% 的为 12 ~ 15kcal/（kg·d）。热量分配：①糖类占 50% ~ 60%，蛋白质

15%～20%，脂肪25%～30%。②早餐摄入10%的热量，午餐和晚餐各30%，点心（3次）为30%。

糖尿病并发妊娠：体重≤标准体重10%者需36～40kcal/（kg·d），标准体重者30kcal/（k·d），120%～150%标准体重者24kcal/（kg·d），>150%标准体重者12～18kcal/（kg·d）。热卡分配：①糖类40%～50%，蛋白质20%，脂肪30%～40%。②早餐摄入10%的热量，午餐和晚餐各30%，点心（3次）为30%。

（2）胰岛素治疗：一般饮食调整1～2周后，在孕妇不感到饥饿的情况下，测定孕妇24小时的血糖及相应的尿酮体。如果夜间血糖>6.7mmol/L，餐前血糖≥5.1mmol/L或者餐后2小时血糖>6.7mmol/L应及时加用胰岛素治疗；以超过正常的血糖值计算，每4g葡萄糖需1单位胰岛素估计，力求控制血糖达到上述水平。

孕早期由于早孕反应可产生低血糖，胰岛素有时需减量。随孕周增加，体内抗胰岛素物质产生增加，胰岛素用量应不断增加，可比非孕期增加50%～100%甚至更高。胰岛素用量高峰时间在孕32～33周，一部分患者孕晚期胰岛素用量减少。产程中孕妇血糖波动很大，由于体力消耗大，进食少，易发生低血糖；同时由于疼痛及精神紧张可导致血糖过高，从而引起胎儿耗氧增加、宫内窘迫及出生后低血糖等。因此产程中停用所有皮下注射胰岛素，每1～2小时监测一次血糖，依据血糖水平维持小剂量胰岛素静脉滴注。产褥期随着胎盘排出，体内抗胰岛素物质急骤减少，胰岛素所需量明显下降。胰岛素用量应减少至产前的1/3～1/2，并根据产后空腹血糖调整用量。多在产后1～2周胰岛素用量逐渐恢复至孕前水平。

糖尿病并发酮症酸中毒时，主张小剂量胰岛素持续静脉滴注，血糖浓度>13.9mmol/L应将胰岛素加入生理盐水，每小时5IU静脉滴注；血糖浓度≤13.9mmol/L，开始用5%葡萄糖盐水加入胰岛素，酮体转阴后可改为皮下注射。

2004年美国妇产科医师学会（ACOG）关于GDM和糖尿病并发妊娠的胰岛素治疗指南较为具体，可供参考：①GDM经饮食治疗后，若间隔2周≥2次空腹血糖≥5mmol/L、餐后1小时血糖≥6.67mmol/L，可启动胰岛素治疗。常采用速效胰岛素，如低精蛋白（NPH）胰岛素，睡前注射。常用剂量：初次剂量0.15IU/kg；仅餐后血糖高者：早餐前1.5IU/10g糖类，中餐和晚餐前1IU/10g糖类；餐前和餐后血糖都高者：孕6～18周者0.7IU/（kg·d）分4次注射，孕19～26周者0.8IU/（kg·d）分4次注射，孕27～36周者0.9IU/（kg·d）分4次注射，孕≥37周者1.0IU/（kg·d）分4次注射。可联合应用不同胰岛素制剂，如NPH胰岛素（45%，其中30%早餐前、15%睡前）和普通胰岛素（55%，其中22%早餐前、16.5%午餐前、16.5%晚餐前）合用。②糖尿病并发妊娠。1型糖尿病：孕早期0.7IU/（kg·d）；孕12～26周0.8IU/（kg·d）；孕27～36周0.9IU/（kg·d）；≥37周1.0IU/（kg·d）。2型糖尿病：孕早中期同1型，孕晚期需要量增加。联合应用不同胰岛素制剂：NPH胰岛素（45%，早餐前）和普通胰岛素（用法同GDM）。

2. 孕妇监护　除注意一般情况外，一些辅助检查有利于孕妇安危的判断，如血、尿糖及酮体测定，眼底检查，肾功能检查，糖化血红蛋白等测定。

3. 胎儿监护　孕早、中期采用B超或血清甲胎蛋白测定了解胎儿是否畸形。孕32周起可采用NST（2次/周）、脐动脉血流测定及胎动计数等判断胎儿宫内安危。

（二）产时处理

包括分娩时机选择及分娩方式的决定。

1. 分娩时机　原则上在加强母儿监护、控制血糖的同时，尽量在38周后分娩。有下列情况应提前终止妊娠：糖尿病血糖控制不满意，伴血管病变，并发重度子痫前期，严重感染，胎儿宫内生长受限，胎儿窘迫等。胎肺尚未成熟者静脉应用地塞米松促胎肺成熟需慎重，因后者可干扰糖代谢。可行羊膜腔穿刺，了解胎肺成熟情况并同时注入地塞米松10mg促进胎儿肺成熟，必要时每3～5天可重复一次。

2. 分娩方式　妊娠并发糖尿病本身不是剖宫产指征。有巨大儿、胎盘功能不良、胎位异常或其他产科指征者，应行剖宫产。糖尿病并发血管病变等，多需提前终止妊娠，并常需剖宫产术前3小时停用胰岛素。连续硬膜外麻醉和局部浸润麻醉对糖代谢影响小。乙醚麻醉可加重高血糖，应慎用。

阴道分娩时，产程中应密切监测宫缩、胎心变化，避免产程延长，应在12小时内结束分娩，产程>16小时易发生酮症酸中毒。产程中血糖浓度不低于5.6mmol/L（100mg/dl）以防发生低血糖，也可按每4g糖加1IU胰岛素比例给予补液。

（三）新生儿处理

新生儿出生时应留脐血检查血糖。无论体重大小均按早产儿处理。注意保温、吸氧，提早喂糖水，早开奶。新生儿娩出后30分钟开始定时滴服25%葡萄糖液。注意防止低血糖、低血钙、高胆红素血症及NRDS发生。

六、预后

妊娠期糖尿病患者在分娩后一定时期血糖可能恢复正常。但GDM患者中一半以上将在未来的20年内最终成为2型糖尿病患者，而且有越来越多的证据表明其子代有发生肥胖与糖尿病的可能。

（章　品）

第四节　妊娠并发贫血

一、概述

外周血血红蛋白（Hb）浓度因性别、居住地区、怀孕与非孕或怀孕时服用与未服用铁剂的不同而有差异，因此，妊娠期贫血的定义很难简单地加以界定。

在孕妇可观察到血红蛋白略有下降，妊娠的早期及接近足月时，血红蛋白浓度通常为110g/L或更高，而妊娠中期血容量增加更快，故血红蛋白浓度较低。但没有铁和叶酸的下降，其是因为自妊娠第6周起，由于胎盘分泌催乳素，促使醛固酮增加，加之胎盘组织类似动静脉瘘，使血容量逐步增加，到妊娠32~34周血容量扩充达高峰，可增加40%~50%，为1 200~1 800mL，而红细胞容量仅增加18%~20%，两者不相平衡，形成血液相对稀释。此种红细胞与血浆在血液循环中增加量不成比例，特别是妊娠中期使血液稀释以及血容量的增加，可降低周围循环的阻力，改善微循环，增加子宫胎盘的灌注，无疑有利于妊娠和胎儿的发育。但此生理过程常与病理性贫血的诊断容易混淆。由于妊娠期间血液被稀释，单位体积内的红细胞、血色素下降，实际上绝对值不但不减，反而增加，所以对铁剂和叶酸治疗也无明显反应，尤其妊娠末期血浆容量的增加停止而血红蛋白量继续增加，产后血红蛋白可迅速回升。因此，根据世界卫生组织的标准，妊娠期贫血的标准定为Hb低于110g/L或血细胞比容<30%。美国疾病控制中心定的贫血标准为妊娠早期或晚期Hb低于110g/L，中期Hb低于105g/L。国内一般主张以Hh低于110g/L或血细胞比容低于30%为妊娠贫血。

正常情况下，产后血红蛋白浓度与分娩前比较没有明显下降。分娩后血红蛋白浓度可适度地波动几天，然后恢复到未孕时浓度。产后血红蛋白浓度主要是由怀孕时血红蛋白增加量、分娩时血液丢失量和分娩后血浆容量下降情况来决定。

（一）发生率及分度

贫血是妊娠期常见的并发症，多见于贫困地区的妊娠妇女。妊娠期贫血发生率差异相当大，主要取决于妊娠期是否补充铁剂。世界卫生组织20世纪90年代公布的资料表明，妊娠妇女贫血发生率为60%。我国统计妊娠并发贫血的发生率为10%~20%。根据贫血不同程度划分轻、中、重度和极重度。

（二）病因

在生育期妇女的贫血性疾病均可使妊娠复杂性，构成高危妊娠。贫血主要依据病因学分类。

1. 后天性（获得性）

（1）缺铁性贫血。

（2）急性失血性贫血。

（3）感染或恶性肿瘤引起贫血。

（4）巨幼红细胞贫血。

（5）获得性溶血性贫血。

（6）再生障碍性贫血。

2. 遗传性

（1）海洋性贫血。

（2）镰状细胞血红蛋白病。

（3）其他血红蛋白病。

（4）遗传性溶血性贫血。

（三）对妊娠的影响

轻度贫血对妊娠和分娩的影响不大。重度贫血对孕妇及胎婴儿均有明显的影响，妊娠期孕妇患有贫血，可使早产的危险性增加。妊娠中、晚期出现的一些轻度的贫血，反映了母体血容量预期的（和必要的）扩增，通常不伴有早产危险性。但是，妊娠晚期血红蛋白浓度、血细胞比容和血清铁蛋白水平的增加反映了母体血容量没有足量地增加，因而对胎盘的血液供应减少，反而可致胎儿发育受限、供氧不足或早产等。根据 WHO 统计在发展中国家因贫血所致的孕产妇死亡可达到40%。孕产妇在分娩或产褥早期 Hb 低于60g/L 时，死亡率为12.8%，而 Hb 升至60～80g/L 时，死亡率降至2.9%。

1. 对孕妇的影响

（1）贫血孕妇发生妊娠高血压疾病的比例较高：据报道妊娠高血压疾病发生于贫血者较正常孕产妇高2倍；另有报道，给予贫血妇女铁剂及维生素治疗后，妊高征发生率显著下降（由14.6%降至4.8%）。贫血与妊娠高血压疾病的关系尚不清楚。但妊娠高血压疾病的发病机制中子宫缺血起重要作用，而贫血病员引起子宫缺血的机会较正常孕产妇多。也有作者认为两者可能同时存在，或同时由某一病因引起，如营养不良，我们也发现，妊娠高血压疾病患者并发重度贫血往往与低蛋白血症有关。

（2）重度贫血使心肌供氧不足而导致心力衰竭：当血红蛋白下降时，为了维持周围组织的氧供应，机体产生一系列代偿性改变，当超过一定的时限与程度时，则机体可失去代偿而引起心力衰竭，当 Hb 降至40～50g/L 时常可并发贫血性心脏病，也有可能出现心力衰竭；如同时并发感染、产时过度劳累等因素，则导致心力衰竭机会更多。目前，据 WHO 统计，在世界上某些地区贫血仍是引起孕产妇死亡的主要原因之一。

（3）贫血患者对出血的耐受性差：贫血者血液的氧合能力本已降低，如再失去一部分血液，则更减少了对周围组织氧的供应而使休克发生率较正常孕妇升高。在临床上常见到贫血产妇，在失血量尚未达到产后出血标准时却已出现休克症状，甚至导致心力衰竭、死亡。

（4）贫血与感染：贫血患者的抵抗力低下，容易发生产褥感染。有研究发现，Hb 低于90g/L 者较 Hb 高于106g/L 者的感染发生率要高5～6倍，Hb 低于80g/L 者则发生感染的概率更高，轻度贫血孕妇与正常孕妇的感染发生率相比差别不大。

（5）贫血对孕产妇生活工作能力的影响：严重贫血和缺铁的孕妇不仅影响红细胞生成，且影响淋巴细胞内锌的含量，进而降低机体免疫功能。此外，贫血本身的症状可明显影响孕、产妇的工作能力和生活能力。

2. 对胎、婴儿的影响　过去研究认为，孕妇的铁营养状况不影响胎儿按其自身需要从母体摄取铁，但近年的研究有较大不同。在对胎盘转铁蛋白的研究显示，无论是足月妊娠胎盘还是孕中期胎盘，其转铁蛋白受体在轻度缺铁性贫血时均明显增高，重度贫血时则降至正常水平。对胎盘铁蛋白受体的研究也有相似的改变。表明母胎间的铁转运在孕妇严重缺铁性贫血时会受到影响，使供给胎儿的铁减少。但在隐性缺铁及轻度缺铁性贫血时，由于胎盘转铁蛋白受体、铁蛋白受体数量明显的优势，可保证胎儿铁代谢不受母体铁状况的影响。国外研究发现，贫血孕妇足月分娩时其脐带血中血红蛋白、血清铁、转铁蛋白饱和度、铁蛋白均低于正常，提示胎儿铁供应下降，并且胎儿铁吸收与母体可利用铁成正比。

大量贫血病例对妊娠的影响分析表明，妊娠期中、重度贫血孕妇导致的子宫缺血缺氧，胎盘灌注及氧供应不足引起死胎、死产、早产、低出生体重儿及新生儿病率均明显增加。如及时纠正贫血，则胎婴儿的预后会有明显改善。

妊娠期贫血中以缺铁性贫血最常见，巨幼红细胞性贫血较少见，再生障碍性贫血更少见。

二、妊娠并发缺铁性贫血

缺铁性贫血（Iron Deficiency Anemia，IDA）占妊娠期贫血的95%，发展中国家更为多见。妊娠期对铁的需要量增加、胎儿的生长发育也需要铁，因此在摄取不足或患慢性疾病、妊娠期高血压疾病、肝肾等疾病导致吸收不良时出现贫血。一般在妊娠20周前发生率不高，在妊娠中后期发生率明显增加。

（一）妊娠期缺铁的发生机制

由于妊娠期对铁的需求增加而摄入不足或妊娠期疾病致吸收障碍时可导致贫血。妊娠期因血容量增加而需要的铁为650~700mg，胎儿的生长发育需要铁250~350mg，妊娠期总需求铁约1 000mg。食物中铁的吸收有限，仅为5%~10%，在妊娠末期对铁的需求达高峰，虽然吸收率增加至40%，但仍不能满足需求，在孕期如不及时补充可以出现缺铁性贫血。

（二）缺铁性贫血对妊娠的影响

1. 对孕妇的影响　贫血对孕妇的影响取决于贫血的严重程度、孕妇的基础状况，轻度贫血影响不大，重度贫血（红细胞计数小于1.5×10^{12}/L、血红蛋白低于60g/L、血细胞比容小于0.13）因心肌缺氧导致贫血性心脏病；胎盘缺氧导致妊娠期高血压疾病，产时、产后出现失血性休克、产褥期感染等，危及母婴安全。

2. 对胎儿的影响　由于胎儿具有自我调节和通过胎盘单向从母体主动摄取铁的能力，一般情况下，胎儿缺铁程度不会严重，但可以因为严重贫血使胎盘的氧分和营养物质不足以补充胎儿生长所需，造成胎儿宫内生长受限、胎儿窘迫、早产或死胎。

（三）诊断

1. 病史　既往有月经过多等慢性失血性疾病史或长期偏食、妊娠呕吐、胃肠功能紊乱导致的营养不良等病史。

2. 临床表现　轻者无明显症状，可有皮肤、口唇、睑结膜苍白。重者可有乏力、头晕、心悸、气短、食欲缺乏、腹胀腹泻。

3. 实验室检查

（1）外周血常规：为小细胞低血红蛋白性贫血：血红蛋白低于100g/L；红细胞计数小于3.5×10^{12}/L；血细胞比容小于0.30；红细胞平均体积（MCV）小于80fl，红细胞平均血红蛋白浓度（MCHC）小于0.32。白细胞计数及血小板计数均在正常范围。

（2）铁代谢检查：血清铁小于5.37μmol/L，总铁结合力大于64.44μmol/L，转铁蛋白饱和度小于15%。血清铁下降在血红蛋白下降之前出现，是缺铁性贫血的早期表现。

（3）骨髓检查：诊断困难时通过骨髓穿刺，骨髓象为红细胞系统增生活跃，中、晚幼红细胞增多。

（四）治疗

1. 补充铁剂　血红蛋白高于60g/L以上者，可以口服给药，硫酸亚铁0.3g，每日3次，服后口服维生素C 0.3g，以保护铁不被氧化，胃酸缺乏的孕妇可同时口服10%稀盐酸0.5~2.0mL，使铁稳定在亚铁状态，促进铁的吸收。力蜚能不良反应少，150mg，每日1~2次口服。对于妊娠后期重度贫血或因严重胃肠道反应不能口服铁剂者，可用右旋糖酐铁或山梨醇铁，深部肌内注射，使用后吸收较好，但注射部位疼痛，首次肌内注射50mg，如无反应增加至100mg，每日一次，15~20天为一疗程，至血红蛋白恢复正常，每注射300mg后，血红蛋白可提高10g/L。为预防复发，需补足储备铁，继续服用铁剂治疗3~6个月。如血红蛋白无明显提高时，应考虑以下因素：药量不足、吸收不良、继续有铁的丢失等。

2. 输血　当血红蛋白低于60g/L、接近预产期或短期内需行剖宫产者，应少量多次输血，警惕发现左心力衰竭，有条件者输浓缩红细胞。

3. 预防产时并发症

（1）临产后备血，酌情给予维生素 K_1、卡巴克络、维生素 C 等。

（2）严密监护产程，防止产程过长，阴道助产以缩短第二产程。

（3）当胎儿前肩娩出后，肌内注射或静脉滴注缩宫素或当胎儿娩出后阴道或肛门置入卡前列甲酯栓 1mg，以防产后出血。

（4）产程中严格无菌操作，产后给予广谱抗生素预防感染。

（五）预防

（1）妊娠前积极治疗失血性疾病如月经过多等，增加铁的储备。

（2）孕期加强营养，鼓励进食含铁丰富的食物，如猪肝、鸡血、豆类等。

（3）妊娠 4 个月起常规补充铁剂，每日口服硫酸亚铁 0.3g。

（4）加强产前检查，适时检查血常规。

三、妊娠并发急性失血性贫血

妊娠期的急性失血性贫血多由产科出血性因素引起，出现明显贫血。

（一）病因

（1）胎盘早期剥离及前置胎盘引起产前产后大出血。

（2）妊娠早期急性失血所造成的贫血通常由不完全流产、输卵管妊娠、葡萄胎引起。

（3）羊水栓塞、重度妊娠期高血压疾病、死胎、感染性流产及羊水感染综合征等可并发 DIC 和纤溶活力亢进，造成急性大出血而引起贫血。

（4）因产后子宫收缩乏力、软产道裂伤、胎盘胎膜残留及子宫内翻后凝血功能障碍可引起急性失血性贫血。

（二）治疗

严重的急性失血需要明确病因对症处理，及时娩出妊娠组织、胎盘组织、纠正 DIC、抗感染等，并立即补充血液，以恢复并维持主要器官的灌注，之后的贫血需要以铁剂来纠正。

四、妊娠并发巨幼红细胞性贫血

巨幼红细胞性贫血（Megaloblastic Anemia）又称为营养性巨幼红细胞性贫血，较为少见，占所有贫血的 7% ~8%，是由于叶酸或维生素 B_{12} 缺乏引起 DNA 合成障碍所致的贫血，可累及神经、消化、循环、免疫及内分泌系统，表现为全身性疾病。其外周血呈大细胞高血红蛋白性贫血，发病率国外为 0.5% ~2.6%，国内报道为 0.7%。

（一）病因

妊娠期本病有 95% 是由于叶酸缺乏，维生素 B_{12} 缺乏较为少见。

1. 摄入不足或吸收不良　人体不能合成叶酸，必须从食物中供给，叶酸和维生素 B_{12} 存在于植物或动物性食物中，绿叶蔬菜中含量较多，此外，肝脏、肉类、酵母、豆类、花生中含量也较多。长期偏食、营养不良等可发病。孕妇有慢性消化道疾病可影响吸收加重贫血。

2. 妊娠期需要量增加　正常成年妇女每日需叶酸 50 ~100μg，而孕妇每日需要食物叶酸 500 ~600μg 以供给胎儿需求和保持母体正常的叶酸储存，双胎的需求量更多。但胎儿和胎盘可以从母体获取较多叶酸，即使母亲缺乏叶酸有严重贫血时，其胎儿却不贫血。有报道新生儿的血红蛋白 18g/L 后更高，而母亲的血红蛋白却低于 36g/L。

3. 排泄增加　孕妇肾脏血流量增加，加快了叶酸的代谢，重吸收减少。

（二）对孕妇及胎儿的影响

轻度贫血影响不大，严重贫血时可出现贫血性心脏病、妊娠期高血压性疾病、胎盘早剥、早产、产褥感染。叶酸缺乏可导致胎儿神经管缺陷、胎儿生长受限、死胎。

（三）临床表现与诊断

该病多发生于妊娠中、晚期，以产前4周及产褥感染最为多见。发生于妊娠30周前的贫血，多与双胎、感染、摄入不足或应用影响叶酸吸收的药物造成叶酸缺乏有关。叶酸和（或）维生素 B_{12} 缺乏的临床症状、骨髓象及血常规的改变均相似，但维生素 B_{12} 缺乏常有神经系统症状，而叶酸缺乏无神经系统症状。

1. 血液系统表现　贫血起病较急，多为中重度贫血。其表现有乏力、头晕心悸、气短、皮肤黏膜苍白等。部分患者因同时有白细胞及血小板的减少，出现感染或明显的出血倾向。

2. 消化系统表现　食欲缺乏、恶心、呕吐、腹泻腹胀、舌炎、舌乳头萎缩等。

3. 神经系统表现　末梢神经炎常见，出现手足麻木、针刺、冰冷等感觉异常，少数病例可出现锥体束征、共济失调及行走困难等。

4. 其他　低热、水肿、脾大等，严重者出现腹腔积液或多浆膜腔积液。

5. 实验室检查

（1）外周血常规：大细胞性贫血，血细胞比容下降，MCV 大于 100fl，MCH 大于 32pg，大卵圆形红细胞增多，中性粒细胞核分叶过多，网织红细胞大多减少，约20%的患者同时伴有白细胞和血小板的减少。

（2）骨髓象：红细胞系统呈巨幼细胞增多，巨幼细胞系列占骨髓总数的30%～50%，核染色质疏松，可见核分裂。

（3）叶酸和维生素 B_{12} 的测定：血清叶酸值小于6.8mmol/L，红细胞叶酸值小于227nmol/L提示叶酸缺乏；若叶酸值正常，应测孕妇血清维生素 B_{12} 如小于74pmol/L提示维生素 B_{12} 缺乏。

（四）治疗

叶酸10～20mg口服，每日3次，吸收不良者每日肌内注射叶酸10～30mg，至症状消失，血常规恢复正常，改用预防性治疗量维持疗效。如治疗效果不显著，应检查有无缺铁，并同时补给铁剂。有神经系统症状者，单独用叶酸有可能使神经系统症状加重，应及时补充维生素 B_{12}。

维生素 B_{12} 100μg每日一次肌内注射，连用14天，以后每周2次。

血红蛋白小于60g/L时，可间断输血或浓缩红细胞。

分娩时避免产程延长，预防产后出血，预防感染。

（五）预防

加强孕期指导：改变不良饮食习惯，多食用新鲜蔬菜、水果、瓜豆类、肉类、动物肝肾等。

对有高危因素的孕妇，从妊娠3个月起每日口服叶酸5～10mg，连续8～12周。

预防性叶酸治疗：妊娠20周每日起给予叶酸5mg，如为双胎等消耗增加者，给予5mg/d。

（章　品）

第五节　妊娠并发急性胰腺炎

妊娠并发急性胰腺炎（Acute Pancreatitis）是常见的外科急腹症之一，国内外报道其发生率为1/12 000～1/1 000，与非孕期相同，妊娠的各个时期均可发生，以晚期妊娠和产褥期多见。妊娠并发急性胰腺炎分为轻型和重型，轻型容易治疗，但重型患者病情凶险，孕产妇病死率和围生儿病死率高达20%～50%，严重威胁母儿健康。

一、病因和发病机制

急性胰腺炎是胰腺的消化酶被异常激活后，对胰腺及其周围器官产生消化作用导致的炎症性疾病。机体正常状态下，胰腺通过一系列的保护机制使其腺细胞中的大部分消化酶以未活化的酶原形式存在。

若任何原因造成酶原的提前激活即可诱发急性胰腺炎。其高危因素主要包括以下方面。

胆管结石导致胆汁反流：妊娠期雌孕激素的变化对胆囊的功能有很大的影响。孕激素的增加使得胆囊的收缩力和活动性降低，造成胆囊空腹时的容量和排空后的残余容量增加；此外，受雌激素的影响，妊娠期胆固醇浓度增高，胆汁的分泌受抑制，胆石症的发生率增加。国内外研究表明妊娠并发急性胰腺炎的病因中胆管疾病最为多见，约占50%，其中胆石症占67%～100%。78%的正常人群中，胰管与胆总管进入十二指肠降段之前，先形成共同通道。当胆管结石阻塞共同通道远端时，造成胆汁反流入胰管，由于细菌的作用使得胆汁中的结合胆汁酸转化为游离胆汁酸，对胰腺有很强的损伤作用，并可激活胰酶中的磷脂酶原A，产生激活状态的磷脂酶 A_2，反作用于胆汁中的卵磷脂，使其转化为有细菌毒性的溶血卵磷脂，导致胰腺组织的坏死。有些患者急性胰腺炎的发生与十二指肠液返流入胰管有关。

高脂血症：高脂血症诱发急性胰腺炎的机制尚不十分明确，最有可能的是在胰脂酶的作用下三酰甘油变成游离脂肪酸，直接损伤胰腺所致。在妊娠早、中期，大量的孕激素、皮质醇及胰岛素促进脂肪生成和储存，抑制其降解利用；而至妊娠晚期，受胎盘生乳素升高的影响，脂肪分解增加，释放过量的游离脂肪酸，导致胰腺的腺泡直接损伤，并加速胰蛋白酶的激活，引起胰腺细胞急性脂肪浸润，并可引起胰腺毛细血管内皮损伤，甚至形成微血栓，严重破坏胰腺微循环，导致胰腺缺血、坏死。

机械压迫：妊娠期高血脂、高蛋白饮食可使胆汁和胰液分泌增加，同时孕激素增加能导致胆管平滑肌松弛，Oddis括约肌痉挛，使胰液反流。随着孕周增大的子宫可机械性压迫胆管和胰管，使胆汁和胰液排出受阻，还可与肠液反流进入胰腺，除了直接作用于胰腺外，还可激活胰蛋白酶。胰腺在上述各种病因作用下，产生自溶，胰管内压力亦增高，胰腺组织发生充血、水肿和渗出。

其他因素：妊娠期甲状旁腺功能增强，甲状旁腺激素分泌增加，对胰腺有直接的不良反应，还可引起高钙血症刺激胰酶分泌，活化胰蛋白酶，增加胰管结石的形成机会。妊娠高血压疾病子痫前期时，胰腺血管长期痉挛、感染也可诱发胰腺炎的发生。酒精对胰腺有直接的损伤作用，但我国孕妇大多数并不酗酒。

二、临床病理分型

急性胰腺炎可分为急性水肿性胰腺炎（轻型）、急性坏死性胰腺炎（重型），但两者不能截然分开。

轻型：主要表现为胰腺水肿、肿胀，光镜下可见腺泡及间质水肿，炎性细胞浸润，可有散在出血坏死灶，此型预后良好，占88%～97%。

重型：外观上胰腺腺体增大、高度水肿，呈暗紫色。灰黑色坏死灶散在或片状分布，坏疽时为黑色。镜下可见胰腺组织结构被破坏，大量炎性细胞浸润，大片坏死灶。患者腹腔内有血性渗液，液体内有大量淀粉酶。网膜和肠系膜上可见小片皂化斑。急性胰腺炎继发感染可形成脓肿，导致全身脓毒血症。

三、妊娠并发急性胰腺炎对母儿的影响

妊娠并发急性胰腺炎对母亲的影响：急性水肿型胰腺炎病情平稳，死亡率低；急性坏死性胰腺炎患者病情凶险，可出现全身各系统的损害，出现多器官功能衰竭，尤其以心血管、肺、肾脏、肝脏更为明显，患者出现水电解质代谢紊乱、休克、DIC、腹膜炎、败血症，甚至发病数小时之内死亡。

妊娠并发急性胰腺炎对胎儿的影响：孕早期发病可导致流产、胎儿畸形；孕中、晚期可发生流产、胎儿窘迫、死胎、胎儿生长受限及早产等。

四、临床表现

恶心、呕吐伴上腹疼痛为妊娠并发急性胰腺炎的三大典型症状，可有发热、黄疸、消化道出血、肠梗阻和休克等表现。

急性腹痛：为急性胰腺炎的主要症状，表现为突发性上腹部剧烈疼痛，持续性、阵发性加重，多为饱餐或进食油腻食物后发作，但有的患者无明显诱因。疼痛多位于上腹部偏左，向左肩部和左腰部放

射，严重时双侧腰背部均有放射痛。弯腰时减轻，进食后加重。

恶心、呕吐：发病早，呕吐频繁，呕吐后不能缓解腹痛。

腹胀：为大多数患者的共同症状，腹胀一般都极严重。

发热：在妊娠并发急性胰腺炎的早期，只有中度发热，体温不超过38℃；胰腺有坏死时，则出现高热；有胆管梗阻时，表现为高热、寒战。

其他症状：部分患者可有黄疸，但一般较轻。重症急性胰腺炎时患者可能出现休克和多器官功能衰竭等症状。

体格检查时患者中上腹压痛，肌紧张，反跳痛不明显。其并发弥漫性腹膜炎时患者腹部胀气、膨隆，听诊肠鸣音减弱或消失。重症患者可有板状腹，患者腰部水肿，皮肤呈青紫色改变，脐周部皮肤也呈青紫色改变，这种改变是由于胰液外溢至皮下组织间隙，溶解皮下脂肪及毛细血管破裂出血引起。但妊娠晚期时由于子宫增大，腹部膨隆，胰腺位置较深，体征可不明显。

五、诊断和鉴别诊断

（一）详细询问病史

了解有无诱因，根据恶心、呕吐、上腹部疼痛典型症状，结合查体可初步诊断。

（二）实验室和其他检查

1. 实验室检查

（1）血、尿淀粉酶测定：尽管特异性差，但仍不失为诊断急性胰腺炎的主要手段之一。血清淀粉酶一般在发病后两小时开始升高，24 小时达高峰，持续 4～5 天，尿淀粉酶在发病 24 小时后开始升高，下降缓慢，可持续 1～2 周。其他疾病如胃十二指肠穿孔、小肠穿孔、肠梗阻、胆石症、病毒性肝炎、急性肠系膜血栓形成等疾病也可导致淀粉酶升高，但一般不超过正常值两倍。因而，当血、尿淀粉酶升高明显，通常认为超过正常值上限的 3 倍才有诊断价值，测定值越高越有意义。必要时可行腹腔穿刺检测腹腔积液中的淀粉酶，此方法简单、快速且准确率更高。

（2）血清脂肪酶的测定：胰管阻塞可致血清脂肪酶升高，发生后 4～8 小时开始升高，24 小时达峰值，持续 10～15 天，升高的程度可达参考值的 2～40 倍。脂肪酶联合淀粉酶的检测，可大大提高急性胰腺炎的诊断准确率。

（3）血钙测定：发病后 2～3 天血钙开始降低，若血钙明显降低，低于 2mmol/L（8mg/dl）提示病情严重。血钙降低与脂肪组织坏死、组织内钙皂沉积有关。

（4）血糖测定：早期血糖轻度升高，系肾上腺皮质应激反应所致。后期则因胰岛细胞破坏，导致胰岛素分泌不足引起。若长期禁食，血糖仍超过 11mmol/L（200mg/dl），提示胰腺坏死严重，预后不良。

（5）动脉血气分析：是目前急性胰腺炎治疗过程中一个很重要的观察指标，但需动态观察，当动脉血氧分压 PaO_2，降至 60mmHg（7.98kPa）以下时，预示可能发生急性呼吸窘迫综合征（ARDS）。

（6）其他检查：血清三酰甘油、白细胞计数、血细胞比容、血清胆红素、血脂、乳酸脱氢酶等均可升高。最近有学者提出巨噬细胞移动抑制因子（MIF）有诊断价值。

2. 影像学检查

（1）B 超检查：可显示胰腺弥漫性肿大，实质结构不均匀。可了解胆囊及胆管的情况，对胆石症诊断明确，也有利于胰腺脓肿及假性囊肿的诊断。由于 B 超检查受肠胀气的影响，对胰腺坏死感染的诊断价值差。

（2）CT 和 MRI 检查：CT 增强检查有利于判断急性胰腺炎的严重程度、是否累及周围器官。轻型胰腺炎表现为胰腺弥漫性增大，密度不均，边界模糊，包膜被掀起和胰周渗出。重型胰腺炎在肿大的胰腺内出现肥皂泡状的密度减低区，伴不同程度的胰腺坏死。MRI 有助于鉴别胰腺坏死液化、胰腺假性囊肿和胰腺脓肿等。尽管 CT 增强扫描使胎儿暴露在 X 线下，但病情危重时仍需进行。

（三）鉴别诊断

妊娠早期的急性胰腺炎有1/3常被误认为妊娠剧吐。此外尚需与其他产科并发症如流产、早产临产、胎盘早剥及重度子痫前期并发HELLP综合征鉴别。本病还需与急性胆囊炎、消化性溃疡穿孔、肠梗阻、肠系膜血管栓塞等外科急腹症鉴别。

六、治疗

妊娠并发急性胰腺炎的治疗原则与非孕期基本相似。制订治疗方案时要考虑轻型和重型胰腺炎的不同；对妊娠并发重症胰腺炎还要区分急性胆源性胰腺炎和急性非胆源性胰腺炎。根据分型和病情的不同制订个体化治疗方案。处理及时、正确可使母儿获得良好结局。

（一）妊娠并发轻型急性胰腺炎的治疗

以保守治疗为主，减少胰腺分泌，防止感染，防止向重症发展。

1. 禁食和胃肠减压　可减少胰腺分泌，亦可减轻肠胀气和肠麻痹。

2. 抑制胰腺分泌和抗胰酶药物的应用　生长抑素可显著减少胰液分泌，但对胎儿的潜在影响目前尚不明确。抗胰酶药物最常用抑肽酶，第1、2天每天给予8万～12万KIU缓慢静脉注射（每分钟不超过2mL），以后每天2万～4万KIU静脉滴注，病情好转后减量，维持10天。同时给予氢气（H_2）受体阻滞剂以抑制胃酸的分泌，进而抑制胰酶的分泌，最常用西咪替丁口服或静脉滴注。

3. 抗休克和纠正水电解质失衡　应根据每日液体出入量及热量需求计算输液量，一般每日补液3 000～4 000mL，其中1/4～1/3采用胶体液。积极补充液体和电解质可恢复有效循环血量，从而改善胰腺循环和维持胎盘灌注。

4. 镇痛和解痉　首选盐酸哌替啶，给予50～100mg，2～6小时肌内注射1次，必要时还可静脉滴注。盐酸哌替啶导致Oddis括约肌痉挛的不良反应比吗啡要轻，但吗啡止痛效果好。如果选用吗啡，则需联合应用阿托品或山莨菪碱（654－2）解痉。

5. 抗生素的应用　有感染征象是使用抗生素的重要依据，急性胰腺炎感染最常见的病原菌是革兰阴性杆菌、厌氧菌和真菌。应采用广谱、高效、易通过血胰屏障的抗生素，同时还要考虑对胎儿的影响。一般选用第三代头孢菌素，加用甲硝唑或用亚胺培南0.5g，每8小时1次。

6. 营养支持　非手术治疗同时，应尽早给予静脉营养支持，满足母胎需要。对高脂血症者应给予特殊的支持治疗。

7. 中药治疗　目前国内已经将中药治疗广泛用于非妊娠期急性胰腺炎的治疗，并取得了很好的疗效。四川大学华西医院和华西第二医院采用中药灌肠治疗了48例妊娠并发急性胰腺炎患者，其中包括18例重症，均取得了良好的疗效，但例数较少，需进一步研究。

（二）妊娠并发重症胰腺炎的治疗

1. 妊娠并发重症急性胆源性胰腺炎　治疗以妊娠合并轻型急性胰腺炎为基础，根据临床表现以胆管疾病为主还是胰腺疾病为主而不同：胆管无梗阻并以胆管疾病为主时主要采用保守治疗，同急性轻型胰腺炎的治疗；胆管有梗阻并以胆管疾病为主时，应尽早手术解除胆管梗阻，如有条件可经内镜治疗；临床症状以胰腺炎为主时，患者往往属于妊娠并发重症急性胰腺炎并发感染，需要手术治疗，在处理胰腺病变后，应探查胆总管，做胆管引流。

2. 妊娠并发重症急性非胆源性急性胰腺炎的治疗　在非手术治疗的基础上，根据病情不同而采取相应治疗措施。

（1）急性反应期：先行保守治疗，密切监护血循环及各器官的功能变化，纠正血流动力学的异常，积极防止休克、肺水肿、ARDS、急性肾脏功能障碍及脑病等严重并发症。如72小时内出现多器官功能衰竭，应重症监护的同时，进行手术引流。

（2）全身感染期：首先选择广谱、高效、能通过血胰屏障的抗生素，动态CT加强扫描监测，对感染灶行手术处理，同时加强全身营养支持。

七、预后

妊娠并发急性胰腺炎的预后与病情轻重有关，20 世纪 70 年代初文献报道产妇死亡率高达 37.0%，围生儿死亡率达 37.7%。近年来，随着诊断及技术水平的提高，母儿死亡率明显下降，但死亡率仍高于一般产科人群，早期诊断和及时治疗是改善妊娠期急性胰腺炎孕妇及围生儿结局的基础。

（章　品）

第六节　妊娠并发支气管哮喘

一、概述

妊娠并发哮喘的发病率为 0.4% ~1.3%。轻者或控制理想者不影响妊娠，重者尤其是哮喘持续状态或不适当中断治疗引起的病情恶化，可导致低氧血症，导致流产、早产、FGR、胎儿缺氧等，围生儿死亡率及患病率增加。

二、诊断要点

（一）病史

有哮喘反复发作史，常与季节、接触致敏源、上呼吸道感染、情绪激动有关。

（二）临床表现

咳嗽、气喘、呼气性呼吸困难、不能平卧、两肺布满哮鸣音。

口唇青紫、脸色青紫灰暗。

如伴发热，提示并发呼吸道感染。

胸部有过度充气的表现。

（三）辅助检查

血嗜酸性粒细胞增多，血免疫抗体检测如 IgE 水平高低与病情也有关。

哮喘发作时，喷二次 β－受体兴奋剂吸入后，1 分钟用力呼气量增加≥15%可确诊。

肺功能检查和血气分析：可判断缺氧程度和肺功能状况，肺活量和最大呼气速度意义较大。以下指标提示肺功能衰竭。

动脉血氧饱和度（SaO_2）<70%。

PO_2 <8.13kPa（60mmHg）。

PCO_2 >6.67kPa（50mmHg）。

pH <7.32。

三、治疗原则

（一）预防发作

妊娠期哮喘处理的重点是预防发作而非发作时的治疗。孕期哮喘的治疗目标是预防母体哮喘发作导致的低氧血症，从而防止胎儿缺氧。药物的不良反应远远小于哮喘发作本身的危害。

避免刺激物。避免接触过敏源和烟草等刺激物，并防止呼吸道感染。

患者教育。自我监测病情和自我治疗的技巧，并对患者进行宣教药物孕期使用是安全的。

根据哮喘的严重程度，用最小有效剂量控制哮喘。随着哮喘严重程度增加，逐级增加治疗的强度，并由呼吸内科医生协助诊治。常用药物包括如下：吸入性 $β_2$ 受体兴奋剂，如沙丁胺醇、特布他林、沙美特罗，这些药物很少进入血循环，孕期使用是安全的，产程中也可使用；吸入性甾体激素，如倍氯米松（必可酮）、氟替卡松、布得松（丁地去炎松）；吸入性色甘酸钠和抗胆碱能药物，孕期使用是安全的；口服皮质类固醇，如泼尼松，多数药物被胎盘代谢，故对胎儿的影响小。

（二）孕期监测

监测孕妇症状。

长期哮喘者应做心肺功能监测：包括肺活量、最大呼气速度和 1 秒用力呼气量。

（三）孕期哮喘发作的处理

同非孕期哮喘发作的治疗：吸入性糖皮质激素是一线用药。

（四）分娩及产褥期

病情稳定，近期无哮喘发作，肺功能正常者，可阴道分娩，缩短第二产程，并放宽助产。

若哮喘严重频繁发作，或肺功能障碍者，选择性剖宫产。

吸氧，适当应用镇静剂（如地西泮）。

需麻醉者麻醉科会诊，麻醉止疼剂、硬膜外麻醉、NO 是安全的，慎用全身麻醉，禁用前列腺素制剂和吗啡类以免呼吸抑制。

产后抗生素预防感染，并维持原有哮喘的治疗。

有肺功能衰竭者及时用呼吸机纠正呼吸衰竭及酸中毒。

哺乳药物通过胎盘浓度很低，因此可以哺乳。

（章　品）

参考文献

[1] 张玉泉，王华．妇产科学［M］．北京：科学出版社，2016.

[2] 陈倩，时春艳，赵扬玉．妇产科疾病超声诊断路径［M］．北京：北京大学医学出版社，2016.

[3] 杨冬梓．生殖内分泌疾病检查项目选择及应用［M］．北京：人民卫生出版社，2016.

[4] 杨慧霞，狄文．妇产科学［M］．北京：人民卫生出版社，2016.

[5] 杨菁，徐望明，孙莹璞．宫腔镜诊断与手术图谱［M］．北京：人民卫生出版社，2015.

[6] 薛敏．实用妇科内分泌诊疗手册［M］．北京：人民卫生出版社，2015.

[7] 刘琦．妇科肿瘤诊疗新进展［M］．北京：人民军医出版社，2015.

[8] 孔玲芳，张素莉，刘军敏，李季滨．妇产科疾病诊疗程序［M］．北京：科学出版社，2015.

[9] 谭文绮．妇产科护理技术［M］．武汉：华中科技大学出版社，2015.

[10] 徐丛剑，郭孙伟．子宫内膜异位症［M］．北京：人民卫生出版社，2015.

[11] 李光仪．实用妇科腹腔镜手术学［M］．北京：人民卫生出版社，2015.

[12] 黎梅，周惠珍．妇产科疾病防治［M］．北京：人民卫生出版社，2015.

[13] 冯力民，廖秦平．妇产科疾病学［M］．北京：高等教育出版社，2014.

[14] 张艳玲．现代妇产科疾病治疗学［M］．西安：西安交通大学出版社，2014.

[15] 林仲秋．宫颈癌手术难点与技巧图解［M］．北京：人民卫生出版社，2014.

[16] 李颖川，黄亚绢．产科危重症监护及处理［M］．北京：科学出版社，2014.

[17] 朱晶萍．实用妇产科疾病诊疗常规［M］．西安：西安交通大学出版社，2014.

[18] 曹泽毅．中华妇产科学［M］．北京：人民卫生出版社，2014.

[19] 王爱华，丁郭平．妇产科护理学［M］．北京：化学工业出版社，2016.

[20] 朱壮彦．妇产科护理学［M］．北京：科学出版社，2016.